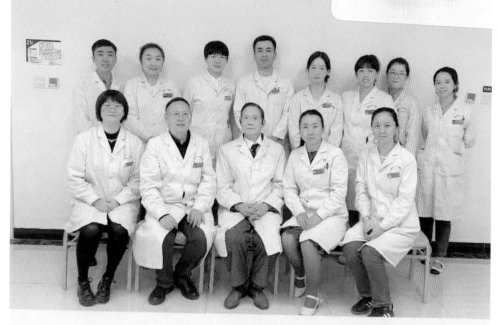

科室医师合影

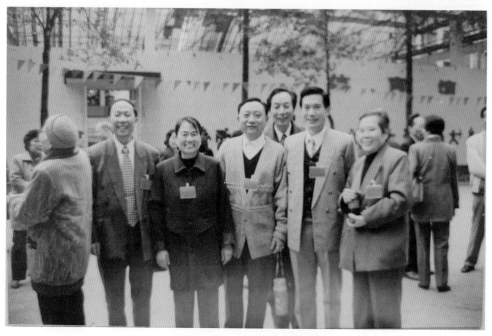

成都中医药大学 40 华诞同窗合影

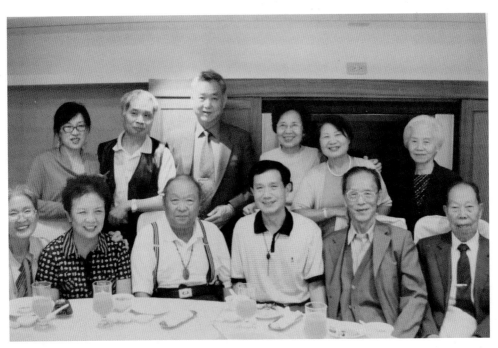

李兴培为台湾同胞看病后留影

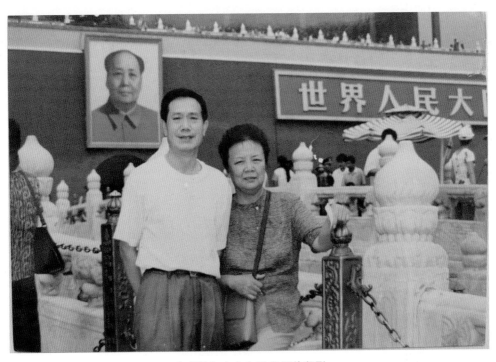

李兴培与夫人在天安门前留影

首批全国名老中医

# 李兴培 医论医案

主　审　李兴培

主　编　李永强　秦　毅　陈　阳

中国健康传媒集团

中国医药科技出版社

## 内 容 提 要

本书收录了首批全国名老中医李兴培及其学生撰写的论文、讲稿，包括医论精选、杂病经验、医案精选、医话精选、教学经验 5 个部分，全面反映了李兴培教授从医 60 多年的学术思想及临床经验。全书内容丰富，理、法、方、药俱全，能启迪后学，适合中医工作者阅读参考。

**图书在版编目（CIP）数据**

首批全国名老中医李兴培医论医案 / 李永强，秦毅，陈阳主编 . — 北京：中国医药科技出版社，2024.8

ISBN 978-7-5214-4649-4

Ⅰ . ①首⋯ Ⅱ . ①李⋯ ②秦⋯ ③陈⋯ Ⅲ . ①医论−汇编−中国−现代 ②医案−汇编−中国−现代 Ⅳ . ① R249.7

中国国家版本馆 CIP 数据核字（2024）第 100569 号

**美术编辑** 陈君杞

**版式设计** 也 在

出版 **中国健康传媒集团** | 中国医药科技出版社

地址 北京市海淀区文慧园北路甲 22 号

邮编 100082

电话 发行：010−62227427 邮购：010−62236938

网址 www.cmstp.com

规格 710×1000mm $^{1}/_{16}$

印张 18 $^{1}/_{4}$

字数 348 千字

版次 2024 年 8 月第 1 版

印次 2024 年 8 月第 1 次印刷

印刷 河北环京美印刷有限公司

经销 全国各地新华书店

书号 ISBN 978-7-5214-4649-4

**定价 49.00 元**

获取新书信息、投稿、为图书纠错，请扫码联系我们。

# 编委会

# 王　序

　　回溯百年中医遭遇不幸的历史，令人感慨万千。1929年"废止旧医案"直指中医不能办学校时，激起中医界奋力抗争，可歌可泣。然而，真正改变中医命运是中华人民共和国成立以后，毛泽东主席领导的党中央制定了肯定和发展中医的政策。至今，随着国家、民族的复兴，政府、百姓与科学家们对于中医与中医学的认识发生了重大改变，中医受歧视的状态正在转变，科学和人文的融合已成为时代的主题，中医学理论，诸如"恬淡虚无，真气从之"；"五脏藏五志，五志配五脏"；"燮理阴阳，以平为期"等，源于实践，指导临床，具有原创思维与原创优势。国人信任中医，喜欢中医，新时代的中医与中医学将为生命科学的进步与人类的健康事业做出更大的贡献。

　　中医重视临床医学，更重视临床思维方法。"悟性"是抚育名医的要素之一，鲜活的临床诊疗经验是最为可贵的。辨证论治与形神一体是中医临床医学的精髓，对防治常见病、身心疾病、现代难治病都是重要的理念、方法与途径，其生命力在于疗效。

　　兴培学长是我之挚友，同龄同届就读中医六年制本科，学成后主动要求支援祖国边疆，从医执教于新疆医科大学数十年，成就斐然，奉献社会，令人敬佩。他潜心岐黄，刻苦攻读，求真务实，真乃吾辈良师益友，堪称学习楷模。我与兴培教授自全国中医内科学会成立以后共事多年，其学术上敏锐的洞察力，爽朗的性格，敦实的作风，还有以身作则、提携后进、教学相长、助人为乐的品格，颇受同行赞誉。我们这代人成长在红旗下，遇有困难互相勉励，追求真理，共同感悟人生真谛。近闻兴培学长撰著《首批全国名老中医李兴培医论医案》一书，甚感欣慰。是书包含医论医话、杂病经验、医案精选、方药考证、文献综述、中医药发展战略探讨等，内容搜罗宏富，尤其治疗各科疑难病证，善思敏悟，集理法方药于一体，系防治现代难治病之门径，寓思维思辩于辨治之中，颇受启迪，值得临证参考。值此书稿杀青，即将付梓，邀余赠言，乐观厥成，爰为之序。

中国工程院院士

中国中医科学院名誉院长、首席专家

王永炎

2024 年 3 月于北京

# 前　言

　　吾师李兴培先生，四川彭州市人，1939 年 8 月生，中共党员。1962 年 12
月毕业于成都中医学院（现成都中医药大学）首届医学系六年制本科，毕业
时主动要求支援边疆建设，分配至新疆军区生产建设兵团第一医院（体制归
属几经变更，改用现名）从事医、教、研、管工作迄今。1992 年经人事部、卫
生部和国家中医药管理局审定为全国首批 462 名老中医学术经验继承工作指导
老师之一。曾任原中国中医研究院（现中国中医科学院）专题咨询专家，新疆
中医高级技术职称评审委员会委员，新疆中医药学会副会长兼学术工作委员会
主任委员，新疆医科大学学术委员会委员。现任中华中医药学会内科学会常务
理事，新疆中医药学会顾问。

　　李老 1993 年和 1998 年两次赴美学术交流获国际金奖两项（1993 年 5 月
在美国洛杉矶"第五届世界中医及针灸学术交流大会"上评为金奖，1998 年
5 月在美国旧金山"第 4 届世界传统医学大会暨科技成果大奖赛会"上获国
际金像一等奖），获省级科技进步奖二、四等奖各 1 项，省级成果 1 项，主编
《蒲辅周研究》获中华中医药学会学术著作优秀奖，在国家级和省级刊物发表
学术文章 100 余篇，主编和参编专著 25 部，生平事略、学术思想和临床经验
为 30 余部专著收载。多次被评为省级优秀专业技术工作者，先进医学工作者。
1992 年经国务院审定为"对我国医疗卫生事业有突出贡献"专家，享受国务
院政府特殊津贴。为办好《新疆中医药》杂志，积极组织中医名家学术稿源；
增辟"港台中医"专栏，并组稿写稿；甘为人梯，常通宵达旦精心审改大量
稿件，为繁荣中医药学术和培养人才尽心尽力，屡获同行的肯定与赞誉。他

培养的学生，遍布国内，有的远赴欧美、澳大利亚及加拿大执业，扩大了中医和中国文化对国外的影响力。他还数次应多位台湾同胞邀请，分别到上海、青岛、海南、台北等地，为他们看病。由于疗效上乘，台胞们深为感动之余，悄然在台北制作"仁心仁术，妙手回春"两帧台座式金匾，以志谢忱，增进了两岸同胞"血浓于水"的骨肉亲情。在建党100周年之际，李老交了2万元特殊党费，同时又捐赠2万元给予和田地区教育局作为困难大学生赴校路费补贴，体现了老一辈医学工作者的爱心。

斗转星移，我们的老师，去年初迎来了从医60周年值得怀念的日子。他深情地说："我生长在毛泽东时代，解放初期，百废待兴，是党和人民把我从一个不懂事的孩子，精心培养成为一个有理想、有抱负，掌握一定中西医知识和专业技能的白衣战士。"1975年在兵团首长亲自过问下，兵团卫生部领导具体联系，保送李教授去北京在卫生部中医研究院（现中国中医科学院）西苑医院，跟随王文鼎、岳美中、赵锡武、钱伯煊和赵心波等当代泰斗级中医前辈学习深造，使其中医学术与临床水平，有较大提高。返院后，重新规划人生与事业，李老带领的团队，爱科如家，整天不知疲累、夜以继日地忘我工作着，在医疗、教学、科研、行政管理及社会化服务各方面上，不断开拓进取，患者数量和治疗病种不断增加，医疗质量不断提高。据不完全粗略估计，60余年来经他诊治的患者在35万人次以上，科研上在心脑及周围血管、肝胆肾、妇科、肿瘤中等疾病的治疗上不断有所突破，他为了最钟爱的中医事业的快速发展，曾几度撰文著书向中央和自治区领导进言，有不少建议，已被接受采纳。因于上述，中医科和他本人为科室、医院、学院和他的母校争得了许多荣誉，科室迄今仍被院内外广泛认可，60余年来还很有凝聚力，是名副其实的团结战斗的先进集体。他不无感慨地说："党和人民的这种深恩大德，令我终生难忘，一辈子也报答不完！"

欣逢盛世，"昆仑书院"于半年多前建立，这是老师不"服老"，冀望为他念兹在兹的中医事业再奉献些许心力的又一宏愿。他动情地说，昆仑山名震环宇，庄严宏伟，雄奇突兀，层峦叠嶂而险峻，终年积雪，其下蕴藏着海量稀世珍宝，从多层面意义而论，其威望无可替代，昭示吾辈应以"愚公移山"的精神，永不停息地去攀登中医学术和中华文化的一个又一个高峰。书院以国家卫生健康委员会和国家中医药管理局授权建立的名医传承工作室为基地，旨在鼓励学子们多读书、勤临床。李老坚持门诊和定期查房，从"四诊"入手，剖析辨证论治，迄今为止，围绕中医经典、各家学说和当代中医泰斗蒲辅周等学术经验，已开展讲座近30次，进行疑难危重病例查房、会诊及讨论，进而温习中医经典，逐步深入。纵使代久年湮，薪火永续相传，涌现出一批批中医英才。

太史公有云：人之患，患病多；医之患，患道少。李老深感，国家已进入高速发展的快车道，中医事业"守正创新"，成就斐然，责任重大。但受制于已届八五高龄，多病缠身，体力渐衰，目力、听力锐减，好在脑力思维还不错，天若假年，完全可以预期，他尚能为患者多做些力所能及的事情，继续在癌症、心脑血管、呼吸系统、肝胆胃肾、骨骼系统、不孕不育等病证的治疗，以及老年健康长寿方面发挥余热，有望惠及更多的患者。另则，将多年积存下来的专业文章、书稿与素材，陆续加以整理，及至完成和出版，报效国家，有益后世，以慰平生。

本书中医论、医话、杂病经验，多半是李老据多年翔实的资料，运用朴实的言语，总结凝练成的学术思想、治学轨迹，或又其弟子们跟随李老学习、实践、总结形成的积淀。50余例医案仅是李老行医60余年病例中的一小部分，病种涉及多个学科、多系统，论治各不相同，辨证施治，遣药组方，尽显精华。辨证与辨病相结合，中西医互参，其用药力求精专，调治有度，知常达变，治养结合，疗效显著，供同行参考。教学经验乃为李老治学60余年来经验所得，虽不似现代教学之多样，但仍不失为老一辈教育家们的治学态度及心血。"古之学者必有师，师者，所以传道、授业解惑也"。吾辈有幸侍于李老左右，深得其谆谆教诲，实为吾辈终身之大幸。李师实为大医鸿儒，吾辈之师表。

本书征引多篇文献资料，限于篇幅，未能一一列述，谨对作者的创造性劳动表示尊敬和感谢!

承蒙中国工程院院士、中国中医科学院名誉院长、首席专家王永炎教授赐序鼓励、对此我们衷致慰忱，永志不忘。

宁建武　王晓寰　李永强　秦毅　陈阳
二〇二四年二月二十四日（甲辰年元宵节）于乌鲁木齐

# 目 录

## 医论精选

## 杂病经验

# 医案精选

## 医话精选

## 教学经验

医论精选

# 外感疾病——"感冒"的治疗必须辨证

"感冒"一病，多为病毒所致，看似轻浅，但失治或误治导致旧病复发加重，甚至变症丛生（如病毒性脑炎、病毒性心肌炎，以及肺实变等）者，颇不鲜见，少数则有性命之虞。当今，什么病都希冀以一二种简单治疗方药统治，感冒亦然。以一二种方药投治乏效，即断言"中医连感冒也治不好"，斯说殊欠公允。

人体质各异，对不同外邪（中医：风、寒、暑、湿、燥、火等，西医：病毒、细菌）反应有所不同，故见症多端，以一二方统治之，显然失当。

感冒和其他疾病一样，中医理论指导下，按中医正统程式搜集病史，望闻问切，采取中医辨证治疗，多数立见疗效。

如风寒感冒轻证，见恶寒，头身疼痛，苔薄白，脉缓者，应予桂枝汤（桂枝10g，白芍15g，生姜6g，大枣3枚，甘草3g）治之；兼咳嗽者加杏仁、厚朴各10g。若素体气虚者罹之，可用参苏饮加减（党参15g，紫苏、杏仁、陈皮各10g，生姜6g，大枣3枚，甘草3g）。风寒感冒重证，见恶风寒，头身疼痛，无汗，气喘，苔薄白，脉浮紧者，可用麻黄汤加减（麻黄、桂枝、杏仁各10g，甘草3g）治之。若发热较甚，须大青龙汤主之。风热感冒轻证，寒热，或但热不寒，或热多寒少，咽干，口渴喜冷，苔薄黄，脉浮数，用桑菊饮疏散风热；风热重证，发热，汗出，咽干痛，口渴喜冷饮较多，咳吐黄痰，或鼻衄，大便干结，当疏散风邪，辛凉透表，清宣达热，方遣银翘散主之。遇肺结节和肺实变，可加消瘰丸或千金苇茎汤，以化痰祛瘀消积，疗效甚佳。具体临证时，还曾见到兼湿、夹暑、化燥种种证型，俱当细心辨证，正确立法、遣方与用药。

【验案辑要】

**1. 阳虚风寒感冒重证**

汪某某，男，42岁，农民。1991年3月11日初诊。

病史：劳累汗出后受寒，发热，体温38.5~39.8℃，头身疼痛15天，曾在某医院拍胸片显示"双肺纹理增粗稍乱"，诊为"上呼吸道感染"，相继服药、注射西药抗生素（药名不详）无效。

现症：畏寒发热，寒重于热，无汗，乏力颇甚，咳嗽气短，痰呈白泡沫状，咯出欠利，口干不渴，不思饮食，舌质淡红，苔白厚而腻，脉弦大而缓。

辨治：证属正虚邪实，寒邪久稽束表，化热初始；急当扶正驱邪、辛温散寒。方用人参败毒散加减治之。

处方：党参30g，茯苓、川芎各10g，羌活、独活各15g，柴胡、黄芩各12g，前胡、枳壳、桔梗各10g，生姜10g，大枣3枚，甘草3g。

3月15日二诊：服药当晚出汗甚多，湿透衬衣，热退，脉静身凉，头身痛及诸症大减。次日下午又微有恶寒发热，仍寒多于热，体温37.6℃。续服上方3剂，诸症消失。1个月后其女儿因病来诊告知，已完全康复，正常工作。

**2. 风热感冒**

王某某，男，7岁，小学生，2008年12月15日初诊。病史：发热、咳嗽、颈痛4天，颈部及腹股沟淋巴结呈串珠样肿大。某医院诊为上呼吸道感染伴急性淋巴结炎，曾进行2天静脉滴注（药名不详），依然如故，前来就诊。现症：体温38.5℃，颜面发红，轻度恶寒，精神萎靡，咳嗽不止，咯痰不利，舌苔薄黄，脉浮数。辨治：证属风热感冒，尚兼轻度寒邪外束；治当疏风清热，辛凉透邪，开宣肺气；方予银翘散加减治之。处方：金银花、连翘各15g，桔梗6g，荆芥、薄荷各5g，黄芩、僵蚕、蝉蜕、浙贝母、杏仁各10g，甘草3g。

12月28日二诊：服上方2剂热退，咳嗽、咽部和颈部疼痛减轻，颈部及腹股沟淋巴结呈串珠样肿大依然如故。上方去荆芥、薄荷，加夏枯草、玄参、牡蛎、香附、白薇各10g。服药21剂，颈部及腹股沟淋巴结肿大全部消散。3个月后随访，未再复发。

**3. 感冒夹湿**

林某某，男，15岁，高二学生。2015年7月3日初诊。病史：发热、恶寒、腹痛、腹泻3小时。现症：午餐进稍凉油腻饮食不久，喝一瓶冰镇矿泉水，1小时后出现头身酸沉轻微疼痛，发热，头部扪之微烫，体温38.2℃，怕冷较甚，须覆以厚被，想吐，脘腹胀痛，肠鸣，腹泻，解稀便2次，苔白，脉细濡。辨治：证属寒湿犯表滞胃，治当散寒除湿和中，用藿香正气散加减治之。处方：藿香10~15g，白术、茯苓、半夏曲、白芷、紫苏、川厚朴、陈皮、大腹皮各10g，生姜6g，甘草3g。

7月6日二诊：服上方后当晚未再腹泻，各症明显好转；次晨已无任何不适。服完2剂，自行停药，后未再犯。

按：对来不及煎中药，或无条件煎药者，可服用藿香正气水或滴丸（首次倍量），均佳。

**4. 太少合病**

邵某某，男，35岁，2010年3月12日初诊。

病史：发热10天，体温37.9~38.5℃，曾行静脉滴注（用药不详）无效。现症：乏力，恶寒发热，寒重于热，左下肢凉甚，口干，多汗，身颤，苔薄白，脉细缓。辨治：证属太少合病，治予开太阳和少阳，方遣柴桂汤加味。处方：柴胡、黄芩、白芍各15g，太子参、半夏各12g，黄芪、麦芽、酸枣仁各30g，桂枝、蝉蜕、僵蚕各10g，生姜6g，大枣3枚，甘草3g。

3月28日二诊：服药7剂，诸症逐日减轻，左下肢仍凉甚，近4天来出汗又增多，口干显著减轻，手凉时颤抖。原方去黄芪，加炒枣仁、龙骨、牡蛎各30g（后两味先煎）。

4月14日三诊：服药7剂，烦止眠佳汗收，恶寒发热除，手凉及颤抖消失。

### 5. 太阳少阳阳明合病

刘某某，男，72岁，1984年10月15日初诊。高热8天，经用多种西药（药名不详）静脉滴注，体温仍波动在38.9~39.6℃。诊查：面色发红，二目充血，精神委顿，手背手心均滚烫灼手，无汗，偶有轻度畏寒，肩背微有酸楚发紧感，轻咳痰黄，口干喜凉但不敢多饮（怕伤胃），食纳锐减，睡眠不佳，大便5天未解，舌质绛红，苔黄白而干裂，脉浮大弦数。证属三阳合病，治当三阳并治，方予柴桂汤、柴葛解肌汤、大柴胡汤合银翘白虎汤增损治之。处方：柴胡、葛根各25g，桂枝、羌活、黄芩、知母、大黄（后下）、僵蚕、蝉蜕各15g，生姜6g，党参15g，半夏10g，金银花、连翘、大青叶、贯众、白花蛇舌草、鱼腥草、麦芽各30g，石膏120g，大枣3枚，甘草3g。服上方当晚解出多量羊矢状大便，体温降至38.2℃，知饥索食，进少量热稀粥；3剂服完体温降至37.2℃，畏寒已除，肩背酸楚发紧感、轻咳、口干均告消失，眠纳已佳。续进2剂体温正常，脉静身凉。停药，食疗调摄。1个月后其子来诊，谓未再发热，体力基本恢复，尚在食疗调理中。

以上略举大概，以为示例。遇外感，宜慎思明辨证型，再立法、遣方、用药，是为确当。有者稍涉疑难，虽不中，亦不远矣！

# 中医对温疫的认识及防治

我国政府全力狠抓疫病防治工作，强调中西医团结合作治疗，获得显著成绩。中医学认为该病属"瘟疫""疠"和"杂气"等范畴，病源系"病毒"感染，防治经验至为丰富。兹就中医对其认识及防治经验采撷整理如下，谨供参考。

## 一、病名病因

疫，《说文解字》："民皆疾也。"瘟，统指四时、气运、风土乖违所致流行病。

"疠"，吴又可指为杂气中之疠气，有甚他气，罹病颇重，因名"疠气"。《素问·六元正纪大论》："疠大至，民善暴死。"《诸病源候论·温病诸候》："人感乖戾之气而生病，则病气转相染易，乃至灭门。"叶天士《温热论》："温邪上受，首先犯肺，逆传心包"，表明传染途径与六气之迥别，且病情可急剧恶化"逆传心包"，可谓言简意深。吴又可云："杂气所钟，为病各种"，即导致多脏器功能失调与病变。但亦如吴氏复谓："有某气专入某脏腑经络，专发为某病，故众人之病相同"，SARS 感染初期大率属此。杨栗山《伤寒瘟疫条辨》云："杂气受病，在里深而难。"清·沈青芝《喉科集腋》曰："感天行疫疠邪气后，潜滋暗长，积之亦深，其发一泄无遗且暴；蒙其气者，无论草木、禾稼、鸟兽、鸡犬、昆虫、百谷，莫不熏染及之，其肆疟实烈于八风，而传染尤严乎六气。"足证，山岚瘴气当避，野生动物断不可食。

## 二、预防说约

**1. 锻炼身体，顾护正气**

《素问·刺法论》言："正气存内，邪不可干。"吴又可谆告："凡人本气充满，邪不易伤人；适逢亏欠，因而乘之。"体质之增强，合理营养，充足睡眠，固属紧要，但体育锻炼尤不可少，持之以恒，则血脉和调，筋骨强健，正气充旺，鲜有染病也。

**2. 情绪稳定，乐观豁达**

《素问·上古天真论》云："恬淡虚无，真气从之；精神内守，病安从来。"恐惧、紧张，必将使免疫功能减退而易于罹病。

**3. 流行期间，注意隔离**

《素问·上古天真论》："虚邪贼风，避之有时。"《素问·六元正纪大论》："避虚邪以安其正。"从眼下防疫之正反经验观之，我们聪慧祖先的经验，总结得是何等之妙！

**4. 服药预防**

根据新疆地理、气候特点，结合古今研究成果，愚拟一基础方，仅供试用。处方：北沙参、黄芪、贯众各15g，麦冬、白术、藿香各10g，防风6g，甘草3g。应用时需根据个人体质加减。1日1剂，连服3~5天。夏秋季加金银花15g。俗云：是药三分毒。"药为病设，不可妄投"。那种"万人一方"服药"预防"值得商榷。因每个人体质不同，寒热虚实不同，怎可一方"防"之。即令流行区，体质好者，可不服药。对流行区体弱有病及老人幼孩，可根据每个人体质情况开方，才符合中医"辨证论防"精神，才会有效。至于非流行区不必搞预防服药。

## 三、辨证论治

仲景云"观其脉证，知犯何逆，随证治之"，即"有是证，用是方"。又曰："身之阳气，为邪所遏，故为病热矣。"故因势利导地驱邪，是治疗之首务。

### （一）初期

**1. 风热型**

症见发热，或兼微畏寒，头痛，全身酸楚，咽干痒痛，口渴欲饮，咳唾黄痰，舌质红、苔薄黄或黄白相兼。法宜辛凉解表、宣肺清热，大剂银翘散合升降散主之。其中金银花、连翘、芦根、竹叶用至30g（或鲜芦根90g，鲜竹叶30g，蒲辅周谓之"二鲜饮"，清宣达热甚效）。双黄连注射液、鱼腥草注射液、清开灵注射液静脉滴注。

**2. 湿热型**

症见畏寒，身热不扬，头重痛如裹，全身沉重酸痛，胸闷纳呆，舌质红、苔黄腻或黄白相兼，脉细滑数或濡数。乃邪伏少阳，法当透邪外出，达原饮合升降散主之。倘见表里分传，按吴氏本方三阳加法（少阳加柴胡，太阳加羌活，阳明加葛根）佐大黄治之以逐邪，不必拘泥有无结粪。倘寒热若疟，身热以午后较盛，口苦胸闷，或呕黄水而黏，或干呕呃逆，胸胁胀痛，舌质红苔白，间有杂色，脉弦滑数。此邪入少阳邪热偏盛之证，法当清利湿热、和胃化痰。喻根初《通俗伤寒论》蒿芩清胆汤主之。如寒热休作颇盛，加柴胡10g，白花蛇舌草、金银花、板蓝根各30g，青蒿量加至30g，清透热邪效卓。腹泻频作，此乃疫疠之邪移热于肠也，宜葛根芩连汤加马齿苋，解肌腠，清湿热。

### （二）高热期

**1. 邪热壅肺型**

症见高热，不恶寒，汗出而热不解，口渴不多饮，咳嗽气促，痰黄或血丝，胸痛，舌质红、苔薄黄，脉洪大滑数或弦数。法宜清热透邪、宣肺化痰。麻杏石甘汤、千金苇茎汤、升降散合剂加竹叶主之。可选参麦（生脉）注射液、清开灵注射液、双黄连注射液、鱼腥草注射液与醒脑静注射液静脉滴注。退热可再针刺曲池、大椎，耳尖或十宣放血，效著。

**2. 邪入营血型**

症见高热，喘憋鼻扇，神昏谵语，或神识昏蒙，唇焦齿燥，口唇或爪甲青紫，甚则咳血、衄血及痉厥，舌质绛红、苔黄起芒刺，脉细数或弦数。此气血两燔之证，治当清热解毒、凉血救阴。清瘟败毒饮合千金苇茎汤主之。方中石膏可酌情用180~250g，水牛角60g易犀角，复加芦根90g，竹叶30g（鲜品最佳）。若咳血、衄血，加鲜白茅根60g，兑童便适量服。静脉滴注、针刺及刺血法如上。神昏谵语者，酌加安宫牛黄丸、紫雪丹和至宝丹。

### 3. 内闭外脱型

症见体温骤降，四肢逆冷，颜面苍白，大汗不止，昏不识人，痰声辘辘，喘憋气急，舌质淡红，苔薄白，脉沉微欲绝。当益气固脱、回阳救逆，参附龙牡救逆汤合生脉饮、千金苇茎汤主之。生脉、醒脑静、清开灵、鱼腥草注射液静脉滴注，以辛温开达之苏合香丸鼻胃管饲入，能宣畅气机、开窍醒神。虑及此证良由正气虚脱，恐苏合香丸之芳香辛燥烁津助火，耗散真阴，使病情进一步恶化，可考虑汤剂中之"参"，用红参、西洋参5~15g，苏合香丸佐安宫牛黄丸各半丸内服，俾阳生阴长，阴阳协和，病之转机自然有望。倘加用针刺人中、素髎、廉泉、涌泉、足三里为主穴，配以百会、内关、太冲、丰隆，回阳救逆、豁痰开窍，颇效。

### 4. 正虚邪恋型

症见气怯乏力，低热缠绵，五心烦热，咳嗽少痰，咽干口燥饮不多，时时汗出，舌质淡红苔无，脉细弱而数。为邪去正虚、津液亏耗之证，法当气阴双补、清热除蒸，宜沙参麦冬汤、秦艽鳖甲散（银柴胡易柴胡）合千金苇茎汤化裁之，生脉、清开灵、鱼腥草注射液静脉滴注。

## 四、有关几个问题

### 1. 高热转低热缠绵

多系大剂量抗生素，或大剂中药苦寒药加用或分别单用，强压退热，冰伏邪气致低热缠绵、乏力气短，可选用李东垣火郁汤（升麻、葛根、柴胡、白芍、防风、甘草、葱白），蒲辅周生前尝遭，良验。用时应根据津伤情况，酌加养阴之品。

### 2. 防治肺纤维化

及时用中药控制病情发展，最有助于防止肺纤维化。北京学者发现，清开灵注射液多靶点作用于SARS治疗，对抑制肺纤维化亦颇好，诚为佳音。

既往愚以鱼腥草30g、桔梗10~15g治疗肺脓肿多例，举凡坚持服药者，皆获愈，避免了开胸肺叶切除术。该方清肺化痰、解毒排脓效佳。现代药理研究证实：鱼腥草有增强免疫功能，镇痛、镇静、抗惊、止血、抗炎、抗毒，杀抑多种病原微生物之作用；桔梗功擅宣肺祛痰排脓，为肺经引经药，且抗炎、镇痛、镇静、解热、降低毛细血管脆性，减少渗出，扩张血管，对应激性溃疡形成抑制率高达90%。在二药基础上，可酌情加入凉血化瘀之品，如桃仁、鳖甲、赤芍、丹参、丹皮、僵蚕、地龙等，防治肺纤维化，有协同增效之功。

# 程钟龄消瘰丸治疗淋巴结炎有确效

淋巴结炎是机体感染病原微生物后出现发热、全身不适、咳嗽和淋巴结肿大等应激反应。一般说来，随着感染得到控制，淋巴结肿大会随之消失，但少数人因种种原因，肿大之淋巴结消失不明显，缠绵难愈，拖延病程。

中医称淋巴结肿大为"瘰疬"或"痰核"。消瘰丸方出自清代名医程钟龄（国彭）著《医学心悟·卷四·瘰疬》，书云：瘰疬者，肝病也。肝主筋，肝经血燥有火，则筋急而生瘰疬。瘰多生于耳前后者，肝之部位也。其初起即宜消瘰丸消散之。不可用刀针及敷溃烂之药。方中药仅三味：玄参（蒸）、牡蛎（醋，煅）、贝母（去心蒸）各四两，共为末，炼蜜为丸，每服三钱，开水下，日二服。方名之下，称"此方奇效，治愈者，不可胜计"。还自云"予亦刻方，普送矣"。

余60年前得睹此方，沿用之颇效者众。曾详记于簿，后簿亡佚，未觅得，惜乎！兹将近几年积存数案罗列如下，以弥补于万一。

【验案辑要】

**病案1**

高某某，女，55岁，1990年8月24日初诊。

病史：1个多月前发现右颈部胸锁乳突肌处有3个肿大淋巴结连成一片，左腋下有4个肿大淋巴结连成一片，均有明显压痛感，历用多种西药（不详）治疗乏效，乃来我处诊治。

诊查：耳闭，听力减退，舌质淡红，苔薄白乏津，脉细数。

辨证：痰热结聚。

治法：清热，化痰，散结。

处方：玄参、葛根各25g，牡蛎、夏枯草、蒲公英、连翘各30g，浙贝母12g，甘草6g。

9月14日二诊：服上方7剂后，右颈部胸锁乳突肌处及左腋下淋巴结疼痛减轻，肿块缩小，上方加山慈菇15g、菖蒲10g。

服药14剂后，淋巴结肿大完全消失，耳闭亦开，听力恢复。

**【按语】**

证属痰热积聚，故以玄参、牡蛎咸寒软坚，浙贝化痰散积；夏枯草、蒲公英、连翘清肝火，解热毒，散热积；葛根启耳闭，升津液，清解消散阳明之热积；甘草清热解毒，协和诸药。标本兼顾，收效迅捷。

**病案 2**

夏某某，女，37 岁，2008 年 6 月 13 日初诊。

主诉及病史：发热两周，用左氧氟沙星后热退，但颈部及颌下淋巴结肿大不见消退。

诊查：时有寒热往来，热重于寒，体温 37.1~37.8℃，右颌下淋巴结黄豆大，左颈有 3 个绿豆大淋巴结，均有轻压痛，证兼乏力，咽痒，咳嗽，痰白而多 1 年余，感冒频作，近 3 天来时有鼻衄，舌质淡红，苔薄黄乏津，脉细数。

辨证：少阳证，痰热积聚。

治法：和解少阳，清热化痰散结。方投小柴胡汤合消瘰丸、升降散加减。

处方：柴胡、黄芩各 12g，北沙参、金银花、白茅根、鱼腥草各 30g，连翘 15g，半夏、杏仁、前胡、桔梗、僵蚕、蝉蜕、玄参、浙贝母各 10g，甘草 3g。日 1 剂。水煎服。

9 月 14 日二诊：服药 8 剂，寒热除，鼻衄止，咳嗽减。上方去金银花、白茅根、鱼腥草，加牡蛎 30g，木鳖子 15g，全蝎 10g，以此为主根据病情变化间有加减，服药 74 剂，淋巴结肿大消失，咳嗽已止，精力大为增强。

**【按语】**

急则治标，首投小柴胡汤和解少阳，加金银花、白茅根、鱼腥草、连翘、杏仁、前胡、桔梗辛凉透表、清热解毒、宣肺止咳，僵蚕、蝉蜕，为二妙散，疏风清热；玄参、浙贝母化痰散结，甘草解毒和中。服药 8 剂即寒热除，鼻衄止，咳嗽减。二诊，主攻淋巴结肿大，上方去金银花、白茅根、鱼腥草，加牡蛎、木鳖子、全蝎，消痰化瘀，通络散结，以此为主根据病情变化间有加减，服药 74 剂，淋巴结肿大消失，咳止，精神大振，病愈。

以上两案，显示消瘰丸之用，要之整体观和辨证论治指导下，遣方用药，灵活变通，方能提高疗效。

此外，对肺结节、甲状腺结节、乳腺结节、胆囊息肉、子宫肌瘤，以及皮肤脏器不明原因之肿块结节，均可在辨证方药中酌加消瘰丸，有不同程度促进消散之作用。

# 经方小柴胡汤临床应用管窥之见

## 一、汤证病机

小柴胡汤方系张仲景为少阳病设治之传世佳方之一。李老认为，少阳病之确立，乃仲景独具慧眼处，实补八纲辨证之未逮。无论属邪气外侵少阳，或他经传至少阳，或少阳本经自受，邪气入于阴则恶寒，正气胜邪出于阳则发热。盖邪有进退，正有胜复，故发为往来寒热，实是正邪交争于半表半里。少阳主胆及三焦，通达上下、表里、内外，故有少阳主枢机之说。胆附于肝，互为表里，皆性喜舒畅条达。至若热邪壅遏胸中气机，无使宣畅，即邪在肝经所布之胁肋，遂发为胸胁苦满，犯胃则嘿嘿不欲饮食，是皆气郁之征；胆气内郁，化火上迫而见口苦；火热之邪未有不灼伤阴津者，于是症见咽干；肝者风木之脏，罹病多兼目眩；热邪郁于胸中则烦；胃气本以下行为顺，如热邪胁迫胃气上逆则呕。李老意见，赵开美本《伤寒论》101条所谓"但见一症便是，不必悉具"之说，主要指以上各症而言。联系到49条"伤寒四五日，身热恶风，颈项强，胁下满，手足温而渴者，小柴胡汤主之"，虽三阳证俱见，但治取少阳，俾从少阳外解。由斯推衍，少阳病机在指示治疗上有左右逢源之妙。

## 二、方药深义

盖邪踞少阳，即半表半里间，故治疗不能汗、下，只宜以小柴胡汤或类方和解。本方名"小柴胡"，恐以其药性舒缓，功擅和解少阳，以此与药性相对猛悍，表里双解之大柴胡汤相区别而言。李老尝谓：之所以以"柴胡"命名，实有深义存焉。这是由于柴胡轻清升浮，味降泄，斡旋于半表半里间，借燮理阴阳而直解少阳经热；其疏肝解郁，向为医家奉为"肝家圣药"；《神农本草经》还誉其治"肠胃中之结气，饮食积聚，舒畅腑气，消积化食"，一药而三相兼顾，可谓"药尽其用"，蔚为尽善。所以从仲景本方下罗列之加减法中，方内七味药在不同情况下均曾去掉，唯独"柴胡"一药不可或缺。黄芩清半表半里之热，而尤以清膈热、腑热见长，为柴胡和解少阳之最佳相须药对，消除"往来寒热"之功甚伟，两药合用尝有"半个小柴胡"之誉称。又昔有柴胡"劫肝阴"之说，据李老60余年临床观察，正因为配对药相辅相成，扬长避短，从未发现口干、鼻衄和目赤等"上火"劫肝阴之弊端。半夏、生姜温升燥湿、和胃止呕，振奋胃阳，增进食欲。人参、大枣、甘草三药皆扶正驱邪之品，与柴胡、黄芩相伍各扬其长，三药之用，实仲景"见肝之病，知肝传脾，当先实脾"之防微杜渐思想之体现。统观全方，药虽七味，然确具解外和里，扶正驱邪，疏利三焦，调理脾胃，疏肝利胆，宣达内外，通畅气血与和解少阳之功效，施治于正邪纷争于半表半里之证，取效多满意。

### 三、临床应用

本方历来被奉为治疗少阳证专方。从古至今，一些医家，甚至日本汉方医药界都主张本方宜原方原量用之，不得更易。对此，李老指出：此说有违仲圣"凭脉辨证施治"和"观其脉证，知犯何逆，随证治之"教言，仲景对本方之具体应用，罗列七种化裁方法，既有药味之增减，又有剂量之盈缩。盖少阳位居半表半里，外临太阳，内靠阳明，是故病邪之进退演变常多兼夹表里证候。治疗时，若系与太阳合病，方择柴胡桂枝汤合治之；和阳明并病者，方遣大柴胡汤表里双解；误于汗下致邪遏水停者，柴胡桂姜汤温化宣达之；误下热结阳明，而少阳病邪仍不解者，径投柴胡芒硝汤和解通结；胸中有热，胃内邪踞，腹痛欲吐者，直遣黄连汤清上温下；误下邪陷，滞碍枢机，胸满烦惊者，急予柴胡加龙牡汤和解镇惊、扶正驱邪。皆仲景垂范后世，确凿屡验者。

又有学者虽不强求用本方须原方原量，但对外感发热认为柴胡剂量一定要大于人参、甘草之和，否则无效。李老对此认为仍须全面分析正邪力量之对比，倘以正虚为主，人参、甘草剂量宜大于柴胡，俾"扶正驱邪"；若邪气甚为主，自当柴胡剂量大于人参、甘草剂量之和，俾"驱邪扶正"；如正邪相当，柴胡与人参、甘草剂量等量用之。纵观李老下列数则医案，正是在仲景"辨证施治"之基本学术思想指导下遣方用药，和以正邪双方力量之对比确定权量，因而获效。日本著名医学家渡边氏有云："中医不传之秘在量上。"洵不诬也！

从小柴胡汤的制方及临床应用，足见仲景学说之博大精深。李老除上述本方或本方为主之治案外，每遇正虚而感受风寒湿邪，症见憎寒壮热，头项强痛，肢体酸痛，无汗鼻塞身重，咳嗽有痰，或时疫、痢疾、疟疾、疮疡现前述表证之人参败毒散证，证兼寒热往来者益以黄芩，则小柴胡汤主药已寓其中，于消除症状，缩短病程颇有助益；遇肝胆手术后发热，每以大剂柴胡桂枝汤取效；对胆囊炎、胆结石常用大柴胡汤加金钱草、芒硝、郁金奏功；于胸膜炎、胸腔积液，尝投本方合小陷胸汤、千金苇茎汤等；偶遇慢性活动型肝炎，以本方去半夏、生姜加蛇莓、郁金、虎杖、黄芪、丹参、桃仁泥、赤芍、蒲公英，不但能消除症状，改善体征，促进肝功能之恢复，久久用之尚可防止恶化酿致肝硬化甚至肝癌；乳腺增生，以本方加王不留行、莪术、漏芦、蒲公英、连翘和路路通等；梅核气，本方加厚朴、苏梗、橘皮、茯苓、枳壳、山楂；肋间神经痛，本方加香附、瓜蒌壳、旋覆花；冠心病，本方去黄芩加薤白、瓜蒌壳、赤芍、葛根。平素延伸治疗病证实远不止此，各地大量报道更可供研索。

## 四、疗效原理

李老认为，《伤寒论》"上焦得通，津液得下，胃气因和，身濈然汗出而解"之功效，实为率直地道出了少阳"主枢机"之真谛。国内外于本方的现代疗效原理，进行了大量卓有成效之研究，表明本方有确切之抑菌、抗炎、提高免疫功能、降低血黏度、降低血清与肝脏中过氧化脂质、保肝、抗过敏、抗癫痫、抗肿瘤、减轻甾体类激素不良反应、抗动脉硬化、利胆和对放射性损伤之防护等作用（魏菊仙．中医名方应用进展．中国医药科技出版社，1991），进一步展示了本方"古为今用"之广阔前景。

## 五、效案举隅

### （一）单纯疱疹

单纯性疱疹，系病毒所致的疱疹性皮肤病。本病好发于皮肤黏膜交界处，表现为簇集性小疱，愈后易复发。皮疹初起为红斑，继则在红斑上出现簇集性的小丘疹或水疱，有烧灼感。多因人类单纯疱疹病毒感染引起，主要侵犯口咽、扁桃体、眼、皮肤等生殖器以外的部位，本病相当于中医学的"热疮"。

【验案辑要】

余某，男，43岁，2005年7月12日初诊。

病史：腰胁部起疱疹痒痛5天，其疱疹尚未破溃，痒痛昼轻夜剧。

现症：头晕，口苦，心烦，身有阵阵热感，大便干结，小便涩少深黄，舌质红，苔薄黄腻，脉细弦滑数。

辨治：病在少阳，风湿热毒外侵。法当和解少阳，祛散风热，利湿解毒。方予龙胆泻肝汤加减治之。

处方：龙胆草、柴胡、黄芩、当归、香附、紫草、栀子各10g，生地黄、苦参各15g，泽泻、地肤子、白鲜皮各20g，金银花、延胡索各30g，炙甘草3g。另嘱以六神丸30粒凉开水磨化，外用涂于疱疹上，一日2次。

7月20日二诊：服上方6剂，诸症消失。续服7剂，痊愈。随访半年，未见复发。

**【按语】**

李老谓，本案腰胁部起疱疹痒痛，肝经经脉布于胁肋，表明病在少阳，归因于风湿热毒外侵。法当和解少阳，祛散风热，利湿解毒。药用龙胆草泄厥阴湿热，柴胡解少阳之热，引诸药入肝胆，芩、栀清肺肝与三焦之热以佐之，泽泻泄肾经之湿。加延胡索以活血行气止痛，苦参、地肤子、白鲜皮早用之，以清热利湿，尤可避免疱疹破溃糜烂出水，意义重大。肝藏血，肝经有热易耗伤阴血，然泻肝之品，当防病去肝伤，故加归、地养血柔肝，俾泻肝之剂，反成补肝之药，寓有驱邪扶正之义。同时龙胆草、柴胡、栀子、黄芩、紫草、金银花、炙甘草都有不同程度之抗病毒作用，病证结合，其效彰然。

## （二）发热·小儿支气管炎

**【验案辑要】**

关某某，男，4岁，2015年12月9日初诊。

主诉及病史：夜间发热10天，体温37.5~38.2℃，咳嗽。素体差，1年来易感冒，每次感冒后咳嗽以早晚为甚，可迁延1~2个月，在某市中心医院诊为"支气管炎"，经对症治疗（具体不详）乏效，经邻居介绍，其父母带患孩来李老处要求中医治疗。

诊查：发热时面部起小红点，食欲不佳，大便稀溏，舌质淡红，苔薄黄间以薄白，脉细滑数。

辨证：气虚外感风寒，入里化热。

治法：和解少阳，益气解表。

处方：小柴胡汤合银翘散加减。柴胡、黄芩、麦冬、杏仁、浙贝母、蝉蜕、僵蚕各6g，太子参、半夏、陈皮、杏仁各5g，金银花、连翘、贯众、大青叶各10g，麦芽30g，甘草2g。

12月14日二诊：服上方头煎1次，当晚体温37℃，脉静身凉，服完3剂，未再发热，唯痰多而白，手凉，上方加橘红10g、制南星3g。服上方两剂后，咳显著减轻，吐稠痰伴有食物，舌体胖大，苔薄黄，脉细小滑而数。

处方：竹茹、半夏、连翘、枇杷叶各6g，陈皮、茯苓、枳壳、杏仁、神曲、山楂各10g，莱菔子15g，麦芽30g，甘草1g。

服上方1剂，吐止，余症显著减轻。再进6剂一直未吐，纳佳，唯多汗、多梦（皆为动画片情节），上方加龙骨、牡蛎各10g，仙鹤草15g。服上方6剂，汗收，做梦减少，诸症悉平。停药，嘱加衣慎寒温，节饮食。

**【按语】**

小柴胡汤乃和解少阳之祖方也。章虚谷云："小柴胡汤升清降浊，通调经府，是和其表里以转枢机，故为少阳之主方。"临床应用，历代医家多有发挥。李老亦常用此方，随证化裁，其作用之多，应用范围之广，为诸方所不及，且多有良效。本案患儿素体气虚，极易感冒，正气不足，难以鼓邪外出，每次感冒发展为支气管炎，咳嗽迁延不愈一两月余，辨证为少阳咳嗽，故方选小柴胡汤和解表里，合银翘散加减化裁，清肃上焦，以防开门揖盗。柴、芩一疏一降，通达表里，清泄肺热。分别言之，柴胡，味微苦微寒，性轻清升散，可清少阳郁火；黄芩，味苦性寒，中空像肺，最擅清肺经气分之火。金银花、连翘，气芳烈，辛凉透表，清热解毒，并助柴胡、黄芩增强泻肺之功；半夏，辛温降逆化痰，健脾除湿以绝生痰之源。杏仁味苦性温质润，浙贝母味苦性寒，相伍可清热降气止咳化痰；蝉蜕、僵蚕，疏风清热透疹；太子参配麦冬、陈皮、麦芽，益气养阴、健脾和胃；贯众、大青叶，清热解毒；诸药配伍，和解表里，清肃上焦，以去其标，益气养阴扶正以固其本。服3剂热退，唯痰多而白，手凉，二诊加橘红、制南星，燥湿化痰。服上方两剂后，咳显著减轻，吐稠痰伴食物，方更温胆合保和丸更汤化裁，加连翘、枇杷叶、杏仁清热止咳化痰；保和丸健胃消食，降气化痰。服1剂吐止，再进6剂，一直未吐，纳佳，唯多汗、多梦，酌加龙骨、牡蛎、仙鹤草，清热敛汗安神。继服6剂诸症平复。

# 张元素养正消积思想在癌症治疗中的应用

40多年前，李老在研读金代"易水学派"开山祖师张元素著作时，认为张氏提出的"养正积自除"对于癌症的治疗，深具重大理论意义和实践价值，迅即通过大量临证实践，创制经验方"扶正消积汤"，以该方加减治疗多种癌症，取得了可喜成绩。

## 一、正虚为本，首当重视

经云："正气存内，邪不可干"（《灵枢·刺法论》）；"邪之所凑，其气必虚"（《素问·评热病论》）；"壮人无积，虚人则有之"（《灵枢·百病始生》）。李老认为，举凡罹患癌症者，鲜有不是正气先虚。正气一虚，邪气易侵。外感风、寒、暑、湿、燥、火六淫邪气，内伤喜、怒、忧、思、悲、恐、惊七情，以及饮食、劳倦和外伤（包括虫、蛇咬伤）等种种因素，导致肤表、肌腠、经络、脏腑和四肢百骸气机阻滞，以致气滞痰凝，气滞血瘀，痰瘀胶结，形成"积聚"，此诚如《医宗必读》所云"积之成也，正气不足，而后邪气踞之"。初起身体多无不适，纵小有不适，人多忽视之，及至郁遏既久，发为"痰核""恶核""败疮""恶疮""恶血"和"癥积"等范畴之病证，其中很多就包括了恶性肿瘤。

癥瘕积聚的特征与形成机制：《灵枢·百病始生》认为是"卒然外中于寒，若内伤于忧怒，则气上逆，气上逆则六输不通，温气不行，凝血蕴里而不散，津液涩渗，着而不去，而积皆成矣"。《难经·五十五难》言积聚有脏腑之分，"积者五脏所生……其发有常处，其痛不离其部，上下有所终始，左右有所穷处""聚者，六腑所成也……其始发无根本，上下无所留止，其痛无常处"。《金匮要略·五脏风寒积聚篇》"积者，脏病也，终不移；聚者，腑病也，发作有时，辗转痛移"，是对《难经》见解之首肯。《诸病源候论·积聚病诸候》界定癥瘕特征谓："盘牢不移是癥也，言其形状可征验也"；"瘕者，假也，谓虚假或动也"。林珮琴《类证治裁》同意《诸病源候论》看法"犹《难经》之积聚而已，第无形之瘕聚，其散易；有形之癥积，其破难"。后世多宗此，泛指实而不移之有形肿块称为癥积。

《血证论·瘀血》："瘀血在经络脏腑之间，则结为癥瘕。"王清任进一步阐释道："无论何处，皆有气血，气无形不能结块，结块者必有形之血也。"而"血块"之成缘于"血受寒则凝结成块，血受热则煎熬成块"，昔贤见微知著道出了癥积形成之主要病理机制。且亦如《医宗必读》所言"积之为义，日积月累，匪伊朝夕"，有个渐进过程，区别于瞬间形成的血凝块，如外伤所致瘀血。

20 世纪六七十年代，在会诊大量癌症患者的基础上，借鉴古今治癌经验，李老深切地认识到，癌症患者虽多为大积大聚之症，然而正虚毕竟是本，邪实为标，乃典型之本虚标实。曾见有些医者，急功近利地一味主攻，大剂开破逐瘀，以及大剂峻泻逐水，个别虽取快一时，但大多因伤戕正气，加速病情恶化以"促命期"告终，其可叹乎！有鉴于此，他早对张元素养正消积学术思想心领神会，将其用于癌症的认识和治疗上，倡导治癌以扶正为主，对于减轻甚至消除患者痛苦，提高其生活与生存质量，延长寿命，进而达到临床治愈，甚或完全治愈，有一定作用。

## 二、治疗大法，标本兼治

患者罹患癌症之后，益加耗损本已虚怯之正气，然而癌症病机毕竟以本虚标实者居多，是故他以张元素倡导的"养正积自除"为指导思想，标本兼治，治癌一般以扶正为主，治标为辅，即"补不足，损有余"。但具体应用时，又宜视正邪消长态势，权衡治本、治标之孰轻孰重，孰长孰短，因拟"扶正消积汤"。

## （一）扶正消积汤组成

党参、黄芪、白花蛇舌草、仙鹤草各30g，蛇莓、薏苡仁各20g，炒白术、天花粉各15g，陈皮10g，炙甘草3g。

方药功效简析：患者罹患癌症后，益加耗损本已虚怯之阳气，所遣参、术、苓、陈、草是益气健脾名方五味异功散，加黄芪意在增强益气之功。癌症相当于中医的"恶疮"，湿毒、热毒较盛，故选薏苡仁健脾利湿，白花蛇舌草清热解毒利湿。仙鹤草又名"脱力草"，有明显之"增气力"之功，对症兼头晕乏力、咳嗽、汗出及衄血有确效。热毒久羁鲜有不伤阴耗液者，佐天花粉养阴生津。诸药相须为用，健脾益气、解毒利湿和养阴生津功效卓著。

以上阐释仅系一般言之，实则方中诸药尚有其更深含义。

### 1. 党参

《中药大辞典》："补中，益气，生津。治脾胃虚弱，气血两亏。气倦无力，食少，口渴。"《本经逢原》："清肺"。《本草从新》："补中益气，和脾胃，除烦渴。"《纲目拾遗》："治肺虚，益肺气。"《本草正义》："力能补脾养胃，润肺生津，健运中气，本与人参不甚相远，尤可贵者……不燥……不犯寒凉……不偏滋腻，鼓舞清阳，推动中气，而无刚燥之弊……补助中州而润泽四隅，故凡古今成方之用人参，无不可以潞党参当之，即凡百证治之应用人参者，亦无不可以潞党参投之。"

### 2. 黄芪

《神农本草经》："主痈疽，久败疮"；《名医别录》："逐五脏间恶血"；《日华子本草》："破癥癖，治瘰疬、瘿赘"；《本草经疏》："凡营卫间阻滞无不尽通"。

《抗癌中药》：黄芪多糖（APS）在体内通过增强免疫功能产生抗癌作用；黄芪煎剂可以诱导体内抗癌因子干扰素的产生；热水浸出物对小鼠肉瘤180抑制率为41.7%。叶橘泉曾云：癌症患者手术后，服用黄芪可减少复发率。

### 3. 白术

《神农本草经》："主风寒湿痹，死肌"；《名医别录》"消痰水……除心下急满"；《日华子本草》：治"痃癖气块，妇人冷癥瘕"。

《抗癌中药》：乙醇提取物对小鼠肉瘤180（腹水型）抑制率为22.8%，热水提取物对小鼠肉瘤180（腹水型）抑制率为32.1%；挥发油有抗癌活性。

### 4. 陈皮

《日华子本草》："消痰……破癥瘕痃癖"；《本草纲目》：治"痰痞"；《随息居饮食谱》：主"噎膈"；《医学启源》："破滞气"，滞气运行，诸症自瘳矣；《本草经疏》："总属理气之珍"。

### 5. 甘草

《日华子本草》："通九窍，利百脉"；《汤液本草》："消五发之痈疽，与黄芪同功"。

《抗癌中药》：①甘草次酸对大白鼠移植的骨髓瘤有抑制作用。②甘草酸胺盐、甘草次酸钠及甘草次酸衍生物的混合体，对小鼠艾氏腹水癌及肉瘤均有抑制作用，口服也有效。③甘草甜素、甘草苷对大鼠腹水肝癌及小鼠艾氏腹水癌细胞，能产生形态学上的变化。④甘草甜素可抑制皮下的吉田肉瘤。⑤甘草甜素有预防癌症发生的作用，给小鼠喂以致癌物质，同时每周肌内注射甘草甜素 1mg，对照组从第 3 个月起便出现严重的肝损害，第 12 个月处死的 4 只中有 3 只发生了肝癌，而实验组在全部过程中，未见肝癌发生，大多数都保持着正常肝细胞结构，未见肝损害。

### 6. 天花粉

《日华子本草》："排脓，消肿毒……扑损瘀血"；《滇南本草》：治"痈疮肿毒"。

《抗癌中药》：①天花粉提取物对绒毛膜上皮癌的治愈率达 50%；对恶性葡萄胎治愈率达 100%，此制剂对肝肾无不良反应，能升高白细胞。②对宫颈癌 14、肉瘤 180 和艾氏腹水癌细胞有抑制作用。③JTC26 抑制率高达 90% 以上。④本品抗癌机制：（a）滋养叶细胞凝固性坏死；（b）干扰癌细胞呼吸和无氧酵解。其有效成分为糖蛋白。

### 7. 薏苡仁

《中药大辞典》："健脾，补肺，清热，利湿"；《神农本草经》："主筋急拘挛，不可屈伸。"《名医别录》："除筋骨邪气不仁，利肠胃，消水肿，令人能食。"《药性论》："主肺痿肺气，吐脓血，咳嗽涕，唾上气，煎服之，破五溪毒肿。"《本草新编》："最善利水，不致损耗真阴之气，凡湿盛在下身者，最宜用之……凡遇水湿之证，用薏仁一二两为君，而佐以健脾去湿之味，未有不速于奏效者也，倘薄其气味之平和而轻用之，无益也。"

《抗癌中药》：①丙酮和乙醇提取物对艾氏腹水癌有抑制作用。②浸膏对吉田肉瘤有抑制作用。③乙醇提取物能使肿瘤胞浆产生变性，其另外部分能使核分裂停止于中期。④有报道称，薏苡仁对癌细胞有阻止成长及伤害作用。

还有报道称，含有薏以仁的汤剂，对晚期癌患者有延长寿命的效果。将丙酮提取物，给癌性腹膜炎患者腹腔注射，24 小时后，取腹水化验，发现癌细胞的原生质显著变性。丙酮提取物中的抗癌成分为薏苡仁酯，其可溶于酸性石油醚中。对艾氏腹水癌小鼠，每日注射 10.3mg，连续 7 天，可延长小鼠生存期；若将之皮下注射，在 24 小时腹水变透明，肿瘤细胞几乎完全消失。此外这种成分，对小鼠子宫颈癌及艾氏腹水癌（实体型）均呈明显抑制作用（《现代东洋医学》[ J ]，1988.）

**8. 仙鹤草**

《本草纲目拾遗》："味苦辛平入肺脏，穿肠穿胃能攻坚"；《生草药性备要》："散疮毒"；《百草镜》："下气活血，理百病，散痞满"；《伪药条辨》："治瘰疬"。

《抗癌中药》：①全草的乙醇提取物对小鼠肉瘤 180、肝癌皮下型的肿瘤抑制率达 50% 以上。②体外实验对 JTC26 抑制率 100%，根的甲醇提取物有较强的抑制 HeLa 细胞集落形成作用。③在 500μg/ml 浓度下，不但不损害正常细胞，反而促进其 100% 的生长发育（实际上是扶正的作用）。④本品 100mg/kg 给家兔，有明显的镇痛效果。⑤按 1000mg/kg 口服给移植了肉瘤 180 的豚鼠，每天 1 次，给药 12 天，肿瘤抑制率达 37.24%。⑥按 100mg/kg 腹腔注射移植肉瘤 180 的小鼠，热水提取物的抑制率为 18.5%，乙醇提取物的抑制率为 7.4%。⑦用 HeLa 细胞集落法试验，仙鹤草根中含有细胞毒成分，该成分可溶解于甲醇和乙醚，可强烈抑制 HeLa 细胞集落的形成。这种细胞毒的成分以 12.5μg/ml 给予艾氏腹水癌的小鼠时，其生存日数比对照组提高 32%，剂量提高（25μg/ml）时，实验的 5 只鼠中，有 4 只平均多活了 60 天。⑧上述成分尚有使血细胞凝集的作用，而且活性大于刀豆素 A。

**9. 白花蛇舌草**

《泉州本草》：治"痈疽、疮疡、瘰疬"，李老 50 年前曾单以本品治疗阑尾炎，发现清热解毒、消除炎症的作用颇佳，且尚有较好之扶正健胃功效，堪称消补并行之佳品。

《抗癌中药》：①体外（相当于生药 6g/ml）用美兰试管法对急淋细胞型、粒细胞型、单核细胞型及慢粒细胞型的白血病有较强的抑制作用。②用瓦氏呼吸器测定，本品对急淋细胞性、粒细胞性白血病有较强的抑制作用。③用亚甲蓝试管法（相当于生药 0.5~1g/ml）对吉田肉瘤和艾氏腹水癌有抑制效果。④水煎液对小白鼠子宫癌 14、小鼠肉瘤 180，初试表明有不同程度的抑制作用。⑤具有刺激网状内皮系统增生，促进抗体形成，增强白细胞吞噬力的功能。

**10. 蛇莓**

《中药大辞典》："甘苦寒，清热凉血，消肿解毒。"《本草纲目》："敷汤火伤，痛即止。"《肘后备急方》："伤寒口舌生疮。"《生草药性备要》："消肿止痛，祛瘀生新。"

《抗癌中药》：①对肉瘤 180 和艾氏腹水癌细胞有抑制作用。②对 JTC26 体外抑制率高达 90% 以上。

据报道,在对 60 种中草药的筛选中,发现蛇莓抗癌活性最高。实验以体外 Eca－109 细胞为材料把分裂指数、集落形成、生成曲线、$^3$H 胸腺嘧啶核苷标记为观察指标,研究了蛇莓(全草)沸水提取物对人食道癌细胞的生长、分裂、增殖、再增殖能力和脱氧核糖核酸合成的影响。结果表明:①其水提物对癌细胞生长有较强的抑制效应;②以 15mg/ml 作用 48 小时可使癌细胞完全丧失再繁殖能力;③对癌细胞的有丝分裂抑制率可分别达 46%(10mg/ml)和 49%(15mg/ml),但对脱氧核糖核酸合成仅有轻度抑制。

### 三、既抓共性,又抓个性

"癌"噬人气血,久遏酿生之"癌毒"致病最为凶悍迅速,走注全身,无孔不入,无论五脏六腑,四肢百骸,经络窍隧皆可长驱直侵,出现严重病变,短期即可使人殒命;有的患者虽经手术与放化疗得以保全性命,但却留下严重并发症及后遗症,致人痿废,带病终生。

治癌大法与基础方"扶正消积汤"之厘定,是李老从正虚邪实基本病机考虑后,抓共性的举措。《素问·阴阳应象大论》云:"形不足者补之以气,精不足者补之以味。"后者叶天士认为以血肉有情之品最佳。李老常用全蝎、蜈蚣、僵蚕、地龙、乌梢蛇、壁虎、水蛭等诸虫类药,除具有很好之抗癌抑癌作用,亦属血肉有情之品,确具补虚扶羸之功效,不可忽视。李老云,从古说今验观之,本虚标实为肿瘤病机的普遍规律,即局部既为实邪,则当在扶正基础上,酌加相应软坚散结之品缓消癥结,使邪去正复。故标本同治为肿瘤的基本治疗大法。

如此首尾在顾护正气总治则指导下,整体与局部相结合,辨证与辨病相结合,全面兼顾,尝获佳效。在具体应用时,又当抓个性,即针对不同癌症及病情,适当损益药物。

(1)食道癌:酌加黄药子、骆驼蓬子、莪术、山慈菇、龙葵、壁虎、生半夏、生南星、急性子、威灵仙、干蟾皮、黑礵砂、蜣螂虫、熊胆、柿蒂、紫草、石见穿、肿节风、山豆根、草河车、冬凌草、天葵子、白鲜皮、金刚刺、藤梨根、野葡萄根、云南白药等。

(2)贲门癌:酌加白头翁、冬凌草、白英。

(3)胃癌:酌加刺五加、半枝莲、白鲜皮、蒲公英、白英、肿节风、山慈菇、鸦胆子、急性子、紫草、重楼、露蜂房、莪术、水红花子、牛黄、壁虎、蜈蚣、土鳖虫、三七、石上柏、白及、鸡内金、竹叶、芙蓉叶、七叶一枝花、无花果、石见穿、水杨梅根、土茯苓、龙葵、马尾莲、凤尾草、金刚刺、藤梨根、野葡萄根、墓头回等。

（4）肠癌：酌加乌梅、鸦胆子、大黄、石见穿、红藤、半枝莲、鱼腥草、椿根皮、地榆、黄芩、黄柏、苦参、冬凌草、槐角、槐花、石榴皮、白头翁、秦皮、马尾莲、马齿苋、败酱草、胡黄连、肿节风、凤尾草、无花果、草河车、土茯苓、藤梨根、墓头回、金刚刺、野葡萄根、童便、紫河车、香连丸等。

（5）肝癌：酌加熊胆、牛黄、黄芩、甜瓜蒂（研末喷鼻取嚏）、童便、莪术、鸦胆子、石见穿、龙葵、丹参、鳖甲、龟甲、土鳖虫、凌霄花、三七、山慈菇、柴胡、郁金、白鲜皮、蜈蚣、紫草、蒲公英、金钱草、茵陈、半枝莲、半边莲、垂盆草、天葵子、马鞭草、草河车、野菊花、马尾莲、白英、竹叶、冬凌草、凤尾草、肿节风、墓头回、桃仁、干蟾皮、蟾酥、斑蝥等。

（6）胆囊癌：酌加同上述"肝癌"药、猪（或牛、羊、鸡）胆汁、芒硝。

（7）胰腺癌：酌加牛黄、大黄、金钱草、郁金、熊胆、柴胡、栀子、八月札、蒲公英、肿节风、半枝莲、半边莲、茵陈、瓜蒌等。

（8）鼻咽癌：酌加石上柏、金银花、连翘、蒲公英、野菊花、黄芩、山豆根、苍耳子、辛夷、壁虎、鹅不食草、丹皮、金刚刺、肿节风、蝉蜕、蜈蚣、全蝎、僵蚕、牛黄、白蒺藜、射干、桔梗、马勃、白芷、无花果、童便等。

（9）唇癌：酌加牛黄、青黛、栀子、黄芩、苦参、竹叶、山豆根、板蓝根、大黄、童便、草河车、半枝莲、肿节风等。

（10）舌癌：酌加牛黄、竹叶、栀子、黄连、黄芩、苦参、马勃、山豆根、青黛、丹皮、赤芍、夏枯草、童便、白茅根、肿节风、梅花点舌丹等。

（11）喉癌：酌加山豆根、石上柏、野菊花、蝉蜕、马勃、胖大海、青黛、玄参、木蝴蝶、青果、射干、蝉蜕、僵蚕、贝母、牛蒡子、黄芩、栀子、无花果、肿节风、草河车、童便、消瘰丸、梅花点舌丹、锡类散、六神丸等。

（12）肺癌：酌加冬虫夏草、鱼腥草、竹叶、黄芩、紫草、射干、重楼、蝉蜕、马勃、野菊花、蒲公英、石上柏、山豆根、无花果、天葵子、垂盆草、石见穿、凤尾草、猫爪草、马尾莲、白英、猪苓、八月札、瓜蒌、山慈菇、金荞麦、冬凌草、糯米草、龙葵、芙蓉叶、铁树叶、石见穿、了哥王、童便、花蕊石、黛蛤散、紫菀、百部、大蒜、三七、蛇胆、消瘰丸、云南白药等。

（13）恶性淋巴瘤：酌加夏枯草、连翘、猫爪草、重楼、鱼腥草、野菊花、山慈菇、了哥王、天冬、猫爪草、天葵子、草河车、白鲜皮、墓头回、马鞭草、羊蹄根、童便、鳖甲、海藻、昆布、黄药子、莪术、斑蝥、皂角刺、穿山甲、消瘰丸等。

（14）甲状腺癌：酌加黄药子、山慈菇、夏枯草、南星、半夏、海藻、莪术、海蛤壳、猫爪草、冬凌草、野菊花、土茯苓、穿山甲、大小蓟、蝉蜕、瓜蒌、草河车、消瘰丸等。

（15）脑瘤：酌加牛黄、麝香、马钱子、重楼、雄黄、冰片、江剪刀草、壁虎、蜈蚣、全蝎、水蛭、山豆根、半夏、南星、地龙、僵蚕、蝉蜕、肿节风、野菊花、草河车、藁本、穿山甲、急性子、皂角刺、苍耳子、辛夷、黄芩、乳香等。

（16）乳腺癌：酌加天冬、漏芦、瓜蒌、山慈菇、蜂房、陈皮、郁金、玫瑰花、赤芍、鱼腥草、猫爪草、冬凌草、凤尾草、芙蓉叶、天葵子、草河车、重楼、了哥王、连翘、穿山甲、王不留行、鹿角霜、皂角刺、蒲公英、柴胡、仙人掌、消瘰丸等。

（17）子宫癌：酌加马钱子、莪术、紫草、苦参、蜂房、石见穿、土茯苓、白英、椿根皮、赤芍、苍术、黄柏、天花粉、射干、丹参、土鳖虫、半枝莲、白鲜皮、墓头回、天葵子、马鞭草、铁树叶、农吉利、水杨梅根等。

（18）恶性葡萄胎：酌加紫草、半枝莲、石上柏、穿心莲、皂荚、龙葵、山豆根、白英、五灵脂、蒲黄、乳香、没药、莪术、血竭、鳖甲、山慈菇、桃红四物汤等。

（19）绒毛膜上皮癌：酌加紫草、石上柏、葵树子、凤尾草、水杨梅、向日葵盘、半枝莲、穿心莲、龙葵、白花蛇舌草、蜈蚣、蜂房、穿山甲、泽兰、丹参等。

（20）卵巢癌：酌加核桃树枝、莪术、消瘰丸、土鳖虫、水红花子、海藻、土茯苓、半枝莲、半边莲、夏枯草、抽葫芦、穿山甲、苦参、桃仁等。

（21）肾癌：酌加猪苓、半枝莲、半边莲、消瘰丸、莪术、海金沙、商陆、瞿麦、萹蓄、白茅根、野葡萄根、海藻、蜂房、荠菜、竹叶、童便、大黄、藕节、黄柏等。

（22）前列腺癌：酌加肿节风、马鞭草、海藻、蜂房、山慈菇、王不留行、皂角刺、琥珀、徐长卿、刺猬皮、黄柏、木通、童便、乌药、穿山甲、川牛膝等。

（23）阴茎癌：酌加农吉利、野葡萄根、土茯苓、血竭、象皮、枯矾、青黛、鸦胆子、马钱子等。

（24）膀胱癌：酌加山豆根、竹叶、苦参、明矾、瞿麦、莪术、虎杖、童便、大蓟、小蓟、龙葵、白茅根、白英、白鲜皮、半枝莲、芙蓉叶、琥珀、川牛膝、海金沙、车前子、滑石等。

（25）骨肿瘤：酌加肿节风、寻骨风、白英、蜂房、徐长卿、土鳖虫、穿山甲、自然铜、蜈蚣、全蝎、地龙、蜣螂虫、川续断、骨碎补、乌头、木瓜、威灵仙、马钱子等。

（26）软组织肉瘤：酌加商陆、乳香、没药、莪术、昆布、海藻、穿山甲、土鳖虫、浙贝母、半夏、土茯苓、南星、白芥子、桃红四物汤、五味消毒饮、如意金黄散、消核膏、消瘰丸、小金丹等。

（27）白血病：酌加半枝莲、重楼、山豆根、草河车、墓头回、农吉利、羊蹄根、紫草、野菊花、马鞭草、狗舌草、青黛（慢性粒细胞白血病）、雄黄（慢性粒细胞白血病）、两面针（慢性粒细胞白血病）、六神丸等。

（28）皮肤癌：酌加农吉利、白鲜皮、苦参、紫草、漏芦、野菊花、芙蓉叶、地肤子、无花果、象皮、穿山甲、山慈菇、蜈蚣、鸦胆子、蓖麻子、狗舌草、蟾蜍、马钱子等。

## 四、临床应用

### （一）胃癌

【验案辑要】

李某某，男，63岁，2002年4月16日初诊。

病史：患者15岁左右时曾上腹不适数年，后自愈。因头晕，乏力，胃胀痛，反酸，嗳气1月余，在新疆某肿瘤医院纤维胃镜检查诊断为"胃癌"，于3月行"全胃切除术"。术后进行10个疗程化疗，由于体力不支，全身各部功能明显减退，困顿乏力，相当难受，无法坚持化疗而中断出院。经友人介绍，出院次日即来李老处就诊。

现症：面色微暗黑，精神萎顿，形体瘦弱，四肢酸软，上腹部微胀满，食欲不振，饭量只及病前三分之一，纳后嗳气频频，上腹发凉，稍进瓜果、冷食或凉菜即可引起上腹疼痛，睡眠欠佳，大便溏薄，舌质淡红，苔薄白微腻多津，脉沉细濡缓。

辨治：证属正气大损，脾虚湿滞，胃气上逆。

治法：当补气扶正，健脾化湿，和中降逆。扶正消积汤加减治之。

处方：吉林白参、黄芪、白术、茯苓、陈皮、半夏各10g，薏苡仁、山药、八月札各15g，木香、砂仁各6g，甘草3g。

2002年6月18日二诊：服上方14剂，精神气色、眠纳、二便转佳，上腹发凉疼痛消失，纳后嗳气显著减轻。上方加仙鹤草、白花蛇舌草各30g，续服15剂，已无任何不适感。唯5月多普勒彩色B超检查发现肝右叶边缘有肿块形成，疑"胃癌肝转移"，即行手术探查并切除，病理组织切片显示为"良性肿块"。乏力，纳减，腹胀，嗳气，时有畏寒，左背及左颌下各有两个如蚕豆、杏核大之肿大淋巴结，苔薄白，脉细缓。上方既效，为未雨绸缪计，上方增损，并辅以外用中药。

处方：

内服处方：吉林白参、白术、当归、茯苓、莪术、陈皮各10g，黄芪、薏苡仁、山慈菇、八月札各15g，三七末（冲服）、壁虎各6g，甘草3g。

外用处方：当归、川芎、白芍、红花、丹参、乳香、没药、青黛（另包备用）、制川乌各90g，干蟾皮（剪为米粒状大小）、苦参、商陆各180g，冰片（另包备用）18g，蜈蚣60条，全蝎60g，山慈菇、五灵脂、土鳖虫、白鲜皮各120g。

制用法：

（1）冰片：本品不溶解于水，但能缓慢溶解于有机溶剂如乙醇等。大超市购每瓶1市斤装共3瓶普通白酒，每瓶加冰片6g后，密闭瓶盖，多次反复用力摇晃振荡酒瓶，使之完全溶解，即成冰片酒，密闭备用。

（2）装袋：余药研末，加入青黛混匀，分为6份，分别装入6个布袋中。方法：买薄白布数米，按患者锁骨下缘至耻骨联合上缘为长度，两胸腹之最大横径为宽度，裁剪成24张。制袋时，先以两幅长方形布平摊在洁净方桌上，将1份药末均匀地撒布于白布上，高低不平处可用平尺或筷子推平，但须注意布块四周边缘1.5~2cm不得撒布药末，药末上再覆盖两幅布块，与下对整齐，最后用针线将四周密缝两圈。圈内，用针线如缝被样纵横交错地多缝几圈几行，从而药末较好地被固定在药袋中，不致拿放使用时药末堆积，备用。5天用1袋，再换1袋，6袋用30天。可以一次先装1袋，5天后再装1袋均可。

（3）备件：①购置小型手压喷花壶1个；②热水袋两个；③钢精大蒸锅1个。

（4）具体用法

①应用流程：蒸药袋→取出药袋散热→喷冰片酒→平放药袋于患者胸腹部上→药袋上盖塑料薄膜→放热水袋→盖薄被或毛巾毯。

②具体方法：将1袋药放入已装水的大蒸锅中，药袋在锅内呈四周卷曲状，中间留个较大空间。每袋第1次，大火煮沸后，中等火候蒸30~45分钟左右，以将药末蒸熟蒸透为度。用筷子取出药袋，平放洁净桌上，任高温蒸汽散失至仍较热但不烫手时，取已装冰片酒之喷花壶，均匀地喷药酒6~8喷后，把喷酒一面之药袋，平展地放在已躺在床上并露出的胸腹部上，患者或助手以手轻轻将药袋紧压勿令药袋与皮肤留有缝隙。其上放一塑料薄膜，以防温度流散过快及水分蒸发过多。再于胸、腹部覆盖药袋的塑料薄膜上各放置1个已装1/3~1/2袋热水之热

水袋（水袋起到保温和重压两大作用。水温根据气温与患者体质灵活掌握，如冬天宜用烫开水，用至患者感到不热时，可倒出凉水，换入烫水。炎热夏天用微温水即可。装水后将水挤至袋口即排掉空气，拧紧螺旋袋塞，袋体积变小易放。袋上覆盖物，视季节气候和患者体质，选用薄棉被或毛巾毯，以轻便、保暖、舒适为宜。切忌药袋蒸后还很烫即外用，有者将皮肤烫黑，甚至起疱，旧病未愈，反添新伤，殊不足取，是故治病当以安全为第一）。初始，每次外敷半小时，一日3次。待适应后，逐步增加至每次1~2小时，一日3次。敷后取下药袋，放入塑料袋内后，置于电冰箱恒温层中。第二次起每次只需蒸10分钟左右即可，用法同前，如此周而复始。

2003年3月18日三诊：服上120剂4个月余后，各况甚佳，仅偶尔饭后脘腹稍有不适，去年11月底因饮食过度，几天后出现上腹部嘈杂胀满，时有轻痛，食纳显著减轻，嗳气，矢气，遂至某肿瘤医院行纤维胃镜复检，取原手术胃空肠吻合口色泽似不正常处组织病理切片，报告称"疑胃癌复发"。于12月外科手术切除，并取吻合口组织，制多张病理切片，均证实"未发现胃癌复发"。术后自行调理两个月后前来续诊，诉精神明显不如术前好，纳谷不馨，脘腹胀满，嗳气频作，舌苔薄白，脉沉细缓。仍予二诊方，内服药去三七、壁虎，上方加仙鹤草、白花蛇舌草、百合各30g，枳壳12g，砂仁6g；外用药同前。

上方35剂，过程中胃部不适症状逐日好转，及至完全消失，精神、食欲大振。上方去百合、枳壳、砂仁，加三七末（冲服）、壁虎各6g。续服本方及加减方320剂，持续1年，面色红润，精神矍铄，上腹无任何不适，纳眠二便佳。停外用药，内服方服30剂计2个月后，改为隔日一剂，又服60剂，佳况同前。拟完全停药，应患者要求，为巩固疗效，每隔2~3天服一剂，再进30剂，诸况正常，终止服药。完全停药后迄今8年余，一直过着有规律的晚年正常退休生活，常晨间去公园散步、做操等锻炼身体，并帮助老伴干些零星家务活。每年去肿瘤医院进行全面复查，胃癌无复发征象。

2015年春节前慰问随访时，患者自谓："切胃后，服中药疗效很好。因为老伴见我仍很消瘦，担心营养不够，便把饮食搞得比较丰盛，猪鸭鱼肉、牛奶、鸡蛋不断，总劝我多吃点，我自己也有意多吃点想把身体补上去，两次出现胃不舒服。虽然又'挨'两刀，所幸后来的两次手术都证明不是癌症复发，也值得。这说明中医药疗效确实好，我毫不怀疑了。"

【按语】

《外证医案汇编》指出"正气虚则成岩"，"岩"即癌。《活法机要》云"壮人无积，虚人则有之，脾胃怯弱，气血两衰，四时有感，皆能成积"。治当补气健脾，使正气来复，邪气难踞。是故张元素有谓："养正积自除。"然如《圣济总录》中言："瘤之为义，留滞而不去也，气血流行不失其常，则形体和平，无或余赘，及郁结壅塞，则乘虚投隙，瘤所以生。"

首诊病人脾虚气弱，精神不振，形体不充，脘胀纳差；脾阳不运而怕凉腹泻；胃失和降，嗳气频作，舌脉也皆一派脾虚湿盛之象，可谓整体为虚，胃气一败，百药难施。李老举重若轻，方遣香砂六君子汤，补气健脾，运中化湿。方中吉林白参补气健脾养胃，性平和而不燥烈。加黄芪助白参补气同为君药。薏苡仁健脾胃而利水湿，山药行三经而补胃气，皆助白术、茯苓健脾渗湿，共为佐药。八月札疏肝经之膹郁而理气，平降冲逆。

二诊精神已复，胃气和顺，所加仙鹤草又名"脱力草"，有大补元气之殊效，白花蛇舌草清热解毒，攻补巧配，缓散癥瘕。

再诊见左背及左颌下各有两个如蚕豆、杏核大之肿大淋巴结，为邪毒聚结之征，诚如《本草新编》所云"不知毒之未成者为痰，而痰之已结者为毒"，加山慈菇化痰散结，解毒消痈；壁虎祛风活络散结。另加当归活血养血，莪术破血行气，三七行瘀止血并行，使活血而无耗血之虑，以散瘀止血消肿。

全方主次分明，思路清晰，培元补虚以治其本，理气祛湿以治其标。又因痰瘀胶结气更滞，邪毒积聚正愈虚，故在此基础上，通络散结以防转移。

关于肿瘤的"外治法"。癌瘤患者久病必瘀，言十瘤十瘀，不为过分。而破血逐瘀之品过用久用均易伐正气，李老总结多年经验，自创外用法及外用方，药袋面积大，用之透皮缓释，吸收好，也避免了碍胃弊端，如此另辟一给药途径，见解独到。此法尤对服药难，疼痛重，即令发生转移者用之，在止痛、减轻症状、控制病情发展、提高生存质量、延长寿命诸方面起到的作用不容小觑。

清代外治法大家吴师机认为："草木之菁英，煮为汤液，取其味乎？实取其气而已"，"变汤液而为薄贴，由毫孔而入其内，亦取其气而已"。阐释了取气存味，经皮而治的新思路。复曰："外治之理，即内治之理；外治之药，亦即内治之药，所异者法耳"，即法异理同，殊途同归，实开透皮缓释剂外治法先河。

《医林改错》曰："肚腹结块，必有形之血"，方中当归活血养血；丹参助当归活血祛瘀散结；乳香、没药活血散血，两者常合用疏通脏腑经络气血，助丹参活血散结，此即张锡纯名方"活络效灵丹"之深义也。方中复加血中气药红花通利经脉，气中之血药川芎行气散瘀，佐五灵脂破血行血，更增强活血之力。白芍缓肝敛阴和中，疏挛急止腹痛。《圣济总录》曰："瘤之为义，留滞而不去也，气血流行不失其常，则形体和平，无或余赘及郁结壅塞，则乘虚投隙，瘤所以生。"足见活血化瘀，行气散瘀，则气血畅达而不留滞，瘤自消散也。

汉·华佗《中藏经·论痈疽疮肿第四十一》中所载："夫痈疡疮肿之所作也，皆五脏六腑蓄毒之不流则生矣，非独因营卫壅塞而发者也。"癌毒深藏，非攻不可，攻法除活血化瘀外，尚有坚者削之、结者散之、客者除之诸法。方中川乌祛风除湿，温经止痛，为止痛要药；山慈姑消痰解毒；苦参清热燥湿，散热结，青黛泻肝胆郁火，散风郁燥结，三者皆可以清热燥湿散结又防川乌之热性太过；白鲜皮清热燥湿，祛风解毒，皆有燥湿之性且善治痰郁风毒。干蟾皮解毒消胀，商陆消肿散结，且两者都可利水而化痰湿。共奏祛风燥湿、散结止痛利水消肿之效。

又"治癥痕，草木远不如灵感之物为猛"，欲逐瘀消坚，通络散结，虫类药不可少。全蝎能息风定痉，开瘀解毒，通络止痛；蜈蚣可搜风舒挛，祛瘀解毒；土鳖虫善化瘀血，三者合用，共奏逐瘀解毒散结、搜剔通脉之功，能使毒去凝开，经行络畅，亦即借其峻猛以攻邪。

冰片性走而不守，能生肌止痛，借酒引药性入血，性速能行气，共杀百邪恶毒气，引诸药直渗病灶发挥治疗作用。现代药理试验证实，冰片还有穿透血脑屏障之作用，其意义极其重大。

癌性疼痛不外两种：《证治要诀》云："脾积在胃脘，大如覆杯，痞塞不通，背痛心痛"，此为不通则痛，经云"脉泣则血虚，血虚则痛"，此为不荣则痛。故以汤药内养其不荣，以外敷药外攻其不通，使治在外无禁制、无窒碍、无牵掣。

明·申斗垣所说："敷者化也，散也，乃化散其毒，不令壅滞。"全方外用活血化瘀、消肿散结，祛风止痛之品而无伤胃气之弊，又集透皮给药涵盖敷脐疗法于一身，加强了其局部治疗作用，内外兼治，疗效显著。

## （二）原发性肝癌

原发性肝癌死亡率在我国较高，其病因有肝炎后肝硬化、华枝睾吸虫感染、黄曲霉素致癌物、亚硝酸盐、遗传与饮水污染等。其类型，巨块型占51%，肝内肿块直径在10cm以上；结节型，肿瘤直径在0.5~6.5cm，占肝癌总数的47.6%；弥漫型，病情发展快，占1.4%。组织学分类：分为肝细胞型肝癌、胆管型肝癌和混合型肝癌。本病早期难发现，但30岁以上，右上腹或中上腹胀痛，乏力，纳差伴肝进行性肿大时，当考虑肝癌之可能性，若检查甲胎蛋白阳性极有助于早期诊断。晚期则出现肝刺痛、胀痛和钝痛；肿块呈进行性肿大，为无痛性；常有弛张热（37.5~39℃）；出血：鼻齿衄，呕血，黑便甚至发生弥散性血管内凝血（DIC），常致休克；消化道症状，纳差，腹胀，呕恶，腹泻；全身症状：乏力，进行性消瘦，晚期呈恶病质；转移包括肺转移60.5%，胸腔转移4.7%，骨转移8.7%，脑转移2.5%，其他转移14.9%。肝昏迷为肝癌终末期主要并发症，肿瘤破裂和上消化道出血、感染、腹泻、利尿剂或损肝药物及放腹水等常为重要诱发因素。

本病属中医学"肝积""脾积""癥瘕""积聚""鼓胀"和"黄疸"等范畴,《黄帝内经》强调"正气存内,邪不可干""邪之所凑,其气必虚"。张洁古附而和之"壮人无积,虚人则有之"。《金匮翼·积聚统论》谓:"积聚之病,非独痰、食、气、血,即风寒外感,亦能成之,然痰、食、气、血,非得风寒,未必成积;风寒之邪,不遇痰、食、气、血,亦未必成积。"阐明了肝癌之形成,往往与多种致病因素攸关,斯说甚为客观全面。此外,在《难经》《诸病源候论》《太平惠民和剂局方》《圣济总录》和《医学心悟》中都有大量论述。李老斟今酌古,多年来在张元素"养正积自消"学说启迪下,创"扶正消积汤",治疗包括肝癌在内的各种恶性肿瘤,已积累了丰富经验。

【验案辑要】

马某某,男,61岁,2018年10月22日初诊。

病史:1个多月前,患者在新疆医科大学某附属医院行肝癌切除术,经病理切片证实为肝细胞型肝癌,术后手术切口部位下方时胀痛,经病友介绍来李老处诊治。

诊查:既往有长期饮酒史,酒量虽不大,但常于工作劳累之余,以及亲朋同学聚会饮酒,因而次数频多。术后手术切口下方时作胀痛,时心烦,眠差,多汗,两手大小鱼际肌潮红("朱砂掌"即肝掌),尚有胆管炎及前列腺增生,食纳二便尚可。舌质暗红,苔薄黄,脉沉细弦滑而数。

辨证:肝癌术后。气阴两虚,肝郁化火,气滞血瘀。

治法:气阴双补,清肝疏郁,活血化瘀。扶正消积汤加减。

处方:西洋参、天冬、白术、陈皮、栀子各10g,柴胡、黄芩各12g,郁金、赤芍、土鳖虫各15g,丹参25g,石见穿、金钱草、茵陈、蛇莓、延胡索、白花蛇舌草、半边莲、麦芽各30g,制大黄、甘草各3g。15剂。日1剂,水煎服。药渣夜间加水浓煎后弃渣,泡足半小时。

2020年6月22日七诊:服上方30剂后,手术切口下方胀痛显著减轻,烦除汗止,睡眠好转,唯时乏力,大便稀溏,小便欠畅。于11月19日上方去金钱草、延胡索、制大黄,加黄精、莪术各30g,桃仁10g,之后续有个别增减调整。且每服1~2个月,各况甚佳时,谨遵《素问·六元正纪大论》"其可犯也,大积大聚,衰其大半而止,过则死"之教言与警示,停药食疗调摄1~2个月,使机体得以休整,静待正气来复。择时再行续服,仍采"重剂轻投"法,俾日积月累,"积小胜为大胜"也。同时,亦按照《素问·六元正纪大论》对"郁之甚者"须取法乎"木郁达之，火郁发之，土郁夺之""以调其气"，但应掌握分寸，否则"过则折之，以其畏也"。

2023年6月12日二十诊：前后计断续服中药314剂，移时4年半，观察随访迄今，诸症消失，精神气色佳，眠纳、二便正常，在新疆医科大学某附属医院复查，各有关检测项目（包括血液检查甲胎蛋白、多普勒彩超检查肝及胆管等）皆无异常发现，痊愈。唯尚有"腔隙性脑梗死"，已在两年前即已发现之病。观其脉症，即疏另方予以治疗。

【按语】

该患者从事园林工作数十年，每日劳动时间长，强度大，甚是辛劳，久则元气大伤，耗气伤阴，积劳成疾。更兼之紧张劳动之余，常与同事、亲朋和同学小聚饮酒，虽酒量不大，但频度较高，日积月累，以致湿热熏蒸，气滞血瘀，伤肝损胃，络脉受阻，形成"肝积"。遂诊为"原发性肝癌"，即行手术切除，经病理组织切片确诊为"原发性肝细胞型肝癌"。出院后，因于手术切口下方胀痛不已，担心复发、转移，转念中医治疗。其住院中，尚发现伴有胆管炎。中医学认为，肝胆同源，治肝即是治胆，反之亦然。舌脉症征合参，李老断为肝癌术后，气阴两虚，肝郁化火，气滞血瘀。急投扶正消积汤加减治疗。药用：西洋参、天冬，大补气阴；黄精、白术、陈皮、麦芽、甘草，健脾益气，和胃助运；栀子、柴胡、黄芩、郁金、石见穿、金钱草、茵陈，清泄湿热，疏肝利胆；赤芍、土鳖虫、丹参、赤芍、桃仁、延胡索，活血化瘀，土鳖虫、鳖甲、牡蛎通络逐瘀尤佳，延胡索活血定痛颇著，且止痛时间长；蛇莓、石见穿、白花蛇舌草、仙鹤草、半边莲，抗癌抑癌，清热解毒，常用之可达到"内冲洗"，助排癌毒败腐，起到修复肝胆胃肠等各部脏器组织的良好作用。白花蛇舌草、仙鹤草、蛇莓，尚兼扶正顾本，是治癌临床中标本兼顾上乘之品，不可小觑。总之，全案从始至终，抓住基本病机，标本同治，全面兼顾，守方稳进，重剂轻投，强调治程中之停药休整，以待正气来复，"积小胜为大胜"，终竟全功。

## （三）胆囊癌

胆囊癌为胆囊恶性肿瘤，胆囊癌分为原发性胆囊癌和继发性胆囊癌。本病的发生可能与多种因素有关，胆石症与慢性胆囊炎、胆汁酸代谢紊乱、胆囊腺肌病和胆囊腺瘤、胆囊息肉、胆囊壁钙化，他如饮食、环境、化学物质等因素引致胆汁代谢的恶化，胆囊壁细胞的突变，均可成为胆囊癌的致病因素。本病属中医学"胁痛""黄疸""癥积"等病证范畴。

**【验案辑要】**

孙某某，男，58岁，2010年2月22日初诊。

主诉及病史：上腹疼痛半年。于2009年12月住入新疆医科大学某附属医院检查，确诊为胆囊癌伴腹膜转移，建议进行放化疗治疗，因其畏惧放化疗反应出院。后因高热、黄疸再次于1月底住院，治疗好转出院。经朋友介绍来李老处就治。

诊查：症兼乏力，巩膜及皮肤黄染，上腹部疼痛较甚，正使用止痛泵，食纳减半，大便干，二三日一行，舌苔薄黄而腻，脉细弦而数。

辨证：少阳邪热未解，阳明里炽盛，湿热弥漫，瘀血内停，肝胆郁滞。

治法：和解少阳，泻阳明热结，辅以清利湿热，疏利肝胆，活血化瘀。方予大柴胡汤、茵陈蒿汤合柴胡疏肝散加减治之。

处方：金钱草、石见穿、茵陈、麦芽各30g，柴胡、枳壳、香附、栀子、蛇莓、龙葵各10g，郁金、赤芍、丹参、鸡骨草、半边莲、大黄（后下）各15g，炙甘草3g。

2月26日二诊：服上方4剂，黄疸明显消退，精神、食纳明显增进，大便爽软，日一行，皮肤发痒，背部尤甚。

（1）内服药

处方：上方加黄芩10g，地肤子、白鲜皮各15g。

（2）外用药袋：增加给药途径，以增强疗效。

处方：干蟾皮、苦参、商陆各360g，莪术、五灵脂、地肤子、延胡索、土鳖虫、青黛各180g，蜈蚣60条，全蝎60g，冰片40g（另包泡入1500ml川产高粮酒中），当归、川芎、丹参、红花、赤芍、乳香、没药、制川乌各90g。

制用法：同上述李某某"胃癌案"。

3月27日五诊：以上方内服药为主，间有酌情加减，服药8剂，皮肤发痒止。续进4剂，巩膜及皮肤黄疸退尽，药袋外敷后疼痛消失。再进4剂巩固之，续用前法益以鳖甲、牡蛎消积软坚。

处方：金钱草、石见穿、茵陈、麦芽、鳖甲、牡蛎（后两味先煎1小时）各30g，柴胡、黄芩各12g，党参、枳实、栀子、桃仁、鸡内金、土鳖虫各10g，郁金、赤芍、丹参、半边莲、大黄（后下）各15g，炙甘草3g。

服上方27剂，辅以外用药装袋热敷，持时近两个月，经多普勒彩超复查胰周及腹膜转移灶消失，胆囊癌明显缩小。嘱继续内服上方、外用药袋热敷1个月，巩固疗效。4年后，其女婿介绍其他患者来诊时言其无任何症状与不适，正常生活。

**【按语】**

是例癌毒酿致湿热乖张，形成多方面重笃证势之际，李老以为此犹"荡寇"，贵乎神速，是故紧扣病机，在柴胡、郁金引领下，集大剂重剂清利湿热、活血化瘀、消积导滞诸药，以迅雷不及掩耳之势，俾诸药直达肝胆以利之、消之、和之，以冀一击中的，"驱邪即以扶正"，奏效快捷，仅4剂即获黄疸显著减退，纳显增，病势得挫。后续内外兼治，辅以扶正调中，消积软坚，虫类搜剔诸品，短期竟收意外佳效。倘优柔寡断，常规平淡轻剂用之，势将难遏病势，必然贻误战机。

## （四）鼻咽癌

**【验案辑要】**

姚某某，男，38岁，2000年6月16日初诊。

主诉及病史：8个月前出现咽干痛、鼻衄，经单位医务所及医院按"鼻咽炎"用药（具体不详）治疗见效不大。2个多月前，上述症状加重，在某省级医院检查诊断为"鼻咽癌"，治疗无效。亲戚介绍其前往广州某肿瘤医院治疗，再次确诊为"鼻咽癌"，经放射治疗6次及对症处理（具体不详），因白细胞降至$2×10^9$/L以下，体力不支，回到新疆。有吸烟史25年，其中极度嗜烟史16年，每天吸烟2~3包，偶饮少量酒。前来要求中医治疗。

诊查：面色黧黑，形体瘦削，精神萎靡不振，右侧颈部当胸锁乳突肌上二分之一部位皮肤发硬，扪之如板状，右颌下有4个肿大质硬之淋巴结，左颌下有3个肿大质硬之淋巴结，鼻内灼热而干无丝毫涕液，咽干口燥，声音嘶哑，讲话如耳语音，频繁饮冷开水而难以解渴，每天可饮8磅暖瓶凉开水达3~4瓶，心烦易怒，眠差多梦，食纳极差，较正常饭量减少六成，小便黄，大便干结难下，二三日一行，舌光红无苔，脉沉微细数。

辨证：气阴两虚，肺火热毒炽盛，心肝失调，痰瘀互结。

治法：益气养阴，清肺解毒，豁痰化瘀，方遣扶正消积汤合消瘰丸加减。

处方：北沙参、夏枯草、牡蛎、白花蛇舌草、炒枣仁各30g，金银花、天冬、生地黄、玄参、肿节风各15g，白术、茯苓、山豆根、辛夷、浙贝母、蝉蜕、桔梗各10g，甘草3g。

6月30日二诊：服上方14剂，精神明显好转，心烦大减，咽干口燥、鼻灼热感及声嘶减轻，纳稍增，每餐能进少量薄粥，大便隔日一行稍干，夜寐三四小时，仍多梦。上方去辛夷、山豆根，加黄芩、知母各10g，浙贝母、天花粉、僵蚕、地龙各15g，百合20g。

7月18日三诊：服上方14剂，精神较好，仅偶有轻度困乏，口干渴显著减轻，饮凉开水已减半，声嘶大为好转，鼻内灼热感消失，颈部淋巴结变小变软，大便软爽，日一行，夜寐可达6个小时左右，梦已少。上方去山豆根，加西洋参10g（另炖），海藻30g，莪术、麦冬各15g。

9月20日十诊：服上方96剂（略有个别加减），自觉精神很好，口干渴已减至微，除喝中药外，饮水量每日未超过5磅，声嘶、颌下淋巴结肿大和右胸锁乳突肌皮肤发硬如板状感均完全消失，眠纳、二便均佳。为巩固疗效，以三诊方去金银花、夏枯草、黄芩、蝉蜕，按五倍剂量加怀山药150g，按法制10g蜜丸，糖纸包，贮于冰箱恒温层最下格食品盒中备用。每次1丸，一日3次，饭后半小时嚼碎，温开水送服。

连服3剂，疗效巩固，一如常人，停药。之后恢复工作，自办小企业，不时出差南北疆及内地，还先后赴港澳台、澳大利亚及新西兰等国家和地区旅游，精力充沛。2015年初夏，患者在妻子陪同下，前来看望并感谢李老，声音宏亮，仅身体稍消瘦，云无不适之处，正常工作，曾几度在新疆或赴南方某肿瘤医院复查，均未发现复发征象。

【按语】

患者缘于放疗不良反应太大，白细胞在$2 \times 10^9$/L以下，不得不中断治疗，初始情绪低落，万念俱灰，但在妻子家人亲友劝慰鼓励下，抱着"破釜沉舟"服中药的一线希望返乌治疗。李老安抚患者后，脉症合参，认为是例"癌毒"致病酷烈，元气大损，伤阴劫液甚为严重，不得稍懈，遂急投扶正消积汤加减治之。从始至终，以益气养阴、清热解毒为务。药用西洋参、北沙参、麦冬、天冬、白术、生地黄、玄参、茯苓、甘草补气养阴，枣仁养心和肝，扶正即以驱邪；夏枯草、白花蛇舌草、金银花、黄芩、肿节风、山豆根清热解毒散结，牡蛎、浙贝母、海藻、莪术、地龙豁痰散结、活血化瘀，蝉蜕、僵蚕、桔梗疏风化痰利咽，驱邪即以扶正也。守方稳进，间有增损，诸症消失。续制蜜丸3剂，巩固疗效，达到完全康复。

编者按：患者罹鼻咽癌治愈，健康存活20年余，尽享儿孙绕膝的天伦之乐，亦曾数度远赴国内外旅游。殊料近几年烟（香烟）瘾大发，不听劝阻。不幸2022年于深圳辞世，令人扼腕三叹。孙真人有云："人命至重，贵于千金。"嗟乎！

## （五）乳腺癌骨转移

【验案辑要】

赵某某，女，32岁，1999年8月6日初诊。

主诉及病史：1997 年 12 月 22 日因发现右乳房发胀不适，自扪有包块，经新疆某省级医院检查确诊为乳腺癌，于 12 月 30 日行手术切除。术后接受 7 个疗程计 49 天化疗，48 次放疗，持时 4 个月余，自感无论从精神上、体力上都无法忍受，深感很疲惫，也很痛苦。1999 年 7 月，例行复查时，发现并经三个省级医院证实右股骨髁上 7 cm 处有绿豆大骨转移灶。在某省级医院进行膝上注射化疗药物强化治疗 1 周后，更觉头晕、气短、心悸，无法坚持治疗，在亲朋劝慰介绍带领下，赴李老处要求服中药治疗。

诊查：全身酸困难受，口干心烦，喜冷饮但不多，失眠多梦，多汗，不思饮食，饭量仅为病前 1/3，大便干结，2~3 日一行，舌质红，苔薄黄，脉沉细弦滑而数。

辨证：气阴两虚，心肝肾失调，气滞血瘀。

治法：益气养阴，心肝肾同调，活血化瘀。方遣扶正消积汤、逍遥散、四逆散、活络效灵丹合神效瓜蒌散增损。

处方：北沙参、王不留行、炒酸枣仁各 30g，黄芪、天冬、瓜蒌壳、橘红、丹参、骨碎补各 15g，白术、当归、茯苓、乳香、柴胡、枳壳、香附、蜂房各 10g，炙甘草 3g。

服上方后精神及诸症逐日好转，服完 28 剂后，烦除汗收，纳佳眠安，全身酸困难受感消失。上方去枳壳、香附，加没药 10g，蜈蚣 3 条，白花蛇舌草、仙鹤草各 30g。服药 120 余剂，持续半年余。后以上方去北沙参、乳香、没药，以原方五倍剂量加吉林白参、怀山药各 150g，郁金、山慈姑各 105g，按法制为蜜丸，制服法同以上姚案。2000 年曾赴广州某肿瘤医院经骨扫描等复查显示，骨转移病灶消失。停药后随访已逾 15 年，几次在医院复查，证实右乳腺癌术及骨转移灶消失后，未见复发与转移，左侧乳腺亦无异样发现，一切正常，精力旺盛，经常参加小区文娱与体育活动，还赴内地名山大川旅游。现定居深圳，正常生活。

【按语】

该患长期有肝气郁结史，罹癌手术切除后，经多次放、化疗，消癌抑癌势所必要，但正气一伤再伤，给身体与精神带来之严重损害，几乎使之一蹶不振，失望至极。李老鼓励患者与家人亲朋密切配合，共同战胜病魔，即方疏扶正消积汤加减，在益气养阴扶正的同时，首先导入疏肝两名方逍遥散与四逆散加郁金、橘红疏肝调气和胃，酸枣仁养心调肝，神效瓜蒌散消乳部积块，诸药相须为用，各扬其长，血行、气畅、汗收、烦除、眠安、纳增；更兼蜂房、蜈蚣、白花蛇舌草、仙鹤草、山慈菇、活络效灵丹等体现综合机制的抗癌药，在柴胡、骨碎补引领下入骨，以消散转移性骨癌灶。守方稳进150余剂，诸症尽去，续以蜜丸凡三剂巩固疗效，骨扫描复查显示，骨转移病灶消失。李老云，古谓："医者，意也"！在病证结合思想指导下，纵然面临包括癌症在内的危重疑难病证时，也能"多想出智慧"，不断有所创获。本案不啻为中医"引经"学说与西医"靶向"学说不谋而合的生动例证。

# 童便：一种前途广阔的抗癌药

童便，又叫"轮回酒""还原汤"，虽常被世俗误为秽浊不洁之物，然我国应用它防病治病，源远流长。长沙马王堆汉墓出土的帛书《五十二病方》（成书于公元前3世纪末）中即有单饮童便或配他药解"毒乌喙"（乌头煮制之毒箭）、"蛭"（水蛭）类毒虫咬伤，外洗治"千骚"（疥癣）等记载。《神农本草经》言其"主身皮肤中热，除邪气，止遗溺"。张仲景创白通汤加猪胆汁人尿汤，乃针对真寒假热、阴盛格阳之证，取法从治反佐温之，即咸寒之人尿与苦寒之胆汁相伍，俾阴寒之品不隔拒阳药，领阳药直奔阴中，有养阴滋涸、引阳补阴之妙。褚澄、王焘、孙思邈、朱丹溪、薛己、张景岳、龚居中、葛可久、唐容川和杨西山等皆擅用童便治病。当代中医泰斗蒲辅周先生斟今鉴古，以童便治病经验宏富，笔者曾统计《蒲辅周医案》和《蒲辅周医疗经验》两书中提及童便治病者凡28处，言及童便"味咸而走血，治诸血病不可缺，能消瘀血，止吐衄、咳咯诸血，血逆加童便其效更速"。

## 一、应用简况

20世纪60年代初期，笔者受到方书和民间以白马溺或黑驴尿治疗噎膈、反胃经验启示，试治数例食道癌、胃癌，获短期疗效。因两物搜采不易，遂萌发以童便代用之念头。70年代以降迄今，用10岁以下健康无病男孩中段尿每次100ml，加适量橘子汁或食用香精矫味，一日3次内服。治疗晚期肝癌8例，食道癌5例，胃癌2例，宫颈癌1例，药后患者普遍反映精神食纳好转，情绪日趋稳定，疼痛渐减，个别显著减轻甚至消失，发热好转或消失。其中1/4始终坚持服用者，临死前瘦弱不著，与典型晚期肿瘤之恶病质貌相去甚远，存活期较单纯放化疗组有不同程度之延长，无合并大出血者。

"童便"即"人尿"，古今医家用其治疗多种病证，业已取得大量成绩；后续在人尿的现代基础研究方面，也间有阶段性成果披露，皆令人瞩目。

## 二、研究成果

### （一）性味归经

味咸、性凉、无毒，入膀胱、肾、肺、胃、肝及心经。

### （二）化学成分

复杂多变，其成分种类与含量，与饮食和排尿时间关系密切，主要有尿素（1.5%~3%）、氯化钠、钾和磷酸等；次为尿酸、硫酸、马尿酸、肌酐及氨等；微量成分有草酸、尿蓝母、酶、钙、镁，维生素 $B_1$、$B_2$、$B_6$、C 与叶酸等；尚含尿激酶、绒毛膜促性腺激素（孕妇尿中）、尿胰蛋白酶抑制剂、尿抑素、尿血管舒缓素、雌激素与促性腺激素。

### （三）药理临床

#### 1. 扶正强壮

《唐本草》："主久嗽上气失声"；《本草拾遗》："明目，益声，润肌肤"；《日华子本草》："止劳渴，润心肺"；《血证论》："伏制火邪，以滋肾水。"

（1）延年益寿：《本草纲目》征引朱丹溪医案云："一老妇年逾八十，貌似四十。询其故曰：常有恶病，人教服人尿，四十余年矣，且健老无他病。"报载，年届九十依然健康如常的印度前总理德赛说，他仰赖喝自己的小便维持健康。德赛在艾哈迈达巴德举行的一个"自尿治疗法"讨论会揭幕式上，呼吁经由公开之讨论，使这项他认为既古老而无害的治疗技术普及化。美国有以《尿酸——青春的灵丹》为题报道尿酸有着抗衰老与防癌变的作用。

（2）预防哮喘：民间有用童便泡鸡蛋 7 日，每天煮熟吃 1~2 次，每次 1 个，对预防哮喘有一定效验。笔者昔年亦曾用此，体会到对小儿哮喘功效尤著，因而推测童便不但能扶助正气，且有一定之抗过敏作用。

（3）预防麻疹：清代龚月川《易感新编》介绍："鸡蛋一枚，童便浸七日，永不出疹。"福州市卫生防疫站以刚出疹或有前驱症状、口腔显科氏斑男性患儿中段尿（24 小时者），鸡蛋洗净消毒后，浸泡 7 日（加盖），每天以清水煮熟吃 1 个，连吃 2~3 天。预防组 18 例，原 6 例已有前驱症状，5 例发热等前驱症状消失，1 例无效但出疹轻，消退快，病程短。另 12 例与麻疹患儿有密切接触史，吃蛋后 2 个多月均未出疹。对照组用猪血清 17 例，胎盘球蛋白 18 例，母血 5 例，板蓝根 17 例旨在预防，却均发病。推测很可能是与鸡蛋浸泡患者小便后，转变为有抗原性的鸡蛋而奏效。《动物本草》载，流行季节有数千例易感儿童服用尿泡鸡蛋，发病率明显下降。有地区以尿泡鸡蛋预防麻疹，1年内免疫效果达100%，第二年下降为44%；在潜伏期、前驱期服蛋虽不能控制发病，但能减轻症状，缩短疗程，减少并发症。方法：取新鲜鸡蛋针刺7~10个小孔，浸入7岁以下患过麻疹身体健康的童尿中（尿须浸没鸡蛋，放低温处浸泡7天），取出洗净，煮熟去壳，每日内服1个，根据年龄大小，1次或数次服，连续2~3天。

（4）防治溃疡病：南京生物化学制药研究所从尿中提取的尿抑胃素，对胃酸分泌抑制率为50%~80%，能使溃疡病疼痛完全缓解。该品2mg/kg对幽门结扎法造型的大鼠溃疡，能防止53%动物不发生溃疡病，而国际上基本上公认能防止50%动物不发生溃疡病，即认为有抗溃疡活性。日本等国相继将其用于消化性溃疡和急慢性胃炎。

### 2. 抗菌消炎

研究表明：人尿中UAP有很高的广谱抗菌活性。有人从人尿中分离出的三甲氧氨基嘧啶具有抗菌活性。《动物本草》记载，以自尿注射治疗流行性腮腺炎，方法：取患者本人尿液10ml煮沸，待冷后每次肌内注射1ml，每日2次，3天为一个疗程。若症状未退，可再用1个疗程。观察39例，32例注射3次得愈，4例注射3~6次获痊。有人介绍以健康人尿液适量涂搽或浸泡，治疗水火烫伤甚效。

### 3. 清热止血

众多原因引致"阳络伤则血外溢，阴络伤则血内溢"（《灵枢·百病始生》）。北齐《褚澄遗书》言咳血"唯饮溲溺，则百不一死；若服寒凉，则百不一生"。吴球《诸症辨疑》："诸虚吐衄咯血，须用童子小便，其效甚速。"《日华子本草》："止吐血鼻衄。"《景岳全书》："吐血，凡属火证，皆宜童便"；"吐血不能止者，能饮童便最效。"缪仲醇："童便咸寒，能伏虚热，使火不上升，而血不妄溢"，其治王逊吐血，嘱多饮童便而愈。《证治石镜录》："血若暴涌如潮，喉中汩汩不止，脉见虚大，此火势未敛，不须便与汤药，急以热童便或藕节灌之。"《本草衍义补遗》："吐血、唾血、衄血、尿血等，童便和韭汁饮之。"

蒲辅周先生对阴虚火动，热蒸如燎，无药起效者，常单用童便滋阴清热，退热除烦。他主张吐血、衄血、尿血、跌打损伤、胸中恶血和胃脘瘀血，用韭汁（性温味甘辛消瘀）和童便服；对产后血晕、崩漏等常在辨证方中加以童便，均颇效验，鉴于不少单用亦效速，使蒲氏益信丹溪所云"滋阴降火甚速，莫过于童便"之语洵非虚妄之语。国医大师邓铁涛治疗上部出血喜用童便，以其咸寒能化瘀降气，折冲逆，引血下行，凡吐血、下血用之，功力尤胜于《金匮要略》柏叶汤中之马通汁。南京中医药大学已故名医周筱斋老先生多年临床中治疗大吐血盈碗，急投童便一盏，趁热饮之，血立止。有人遇一40岁男性农民过劳突然顷刻吐血数碗，面唇皆白，举家及邻里皆惊恐失措，此地距药店十余公里，急中生计，用童便大半碗饮之，半小时后安睡，血遂止，次日举止如常人。有人治一空洞型肺结核咯血近1L，饮人尿1碗，10分钟血止；胃脘痛饮酒暴食吐血500ml，急饮热尿1盏，7分钟血止；一男青年被游医割痔疮大出血，抬来后以蒲黄、童便调敷创口，饮人尿1盏，10分钟血止。四川省犍为县午云乡石埧村医疗站用小便浸泡手足（以淹没手足为度）治鼻衄止血，百试百验。所举1例流血4小时，血流如注，中西药冷敷均无效，用本法20分钟止血；另1例出血3小时不止，诸法未效，用此法45分钟止血。推测童便泡手足使心火潜降，虚火归元，衄血自然随火敛藏归宅矣。

湖北应城市人民医院以童便治疗38例血证，其中上消化道出血8例，活动性肺结核、支气管扩张各2例，急性白血病齿衄1例，非外伤鼻出血25例。以上属虚火17例，实火21例，结果治愈36例，占94.7%，一般首次服药即能控制病势，平均1.9天完全止血。成都市第一人民医院将童便分别制为口服液、片剂、针剂三种剂型，治疗溃疡病出血231例，痊愈225例，占97.4%，显示止血疗效卓越。上海崇明县新河卫生院以童便结晶粉治疗53例崩漏等血证病人，大多数达到止血化瘀目的，近期疗效94.3%，其中44例远期随访，良好占84%，观察到对妇女诸血证有行中寓补、能生能化、推陈致新、小杜覆辙之作用。

**4. 镇静安神**

《日华子本草》："疗血闷热狂。"《长沙药解》："退热除烦。"《医林纂要》："补心血。"以哈佛大学生理学家帕彭海默为首的三位美国科学家，倾注几年心血，成功地从人尿中提炼出睡眠因子，能使活蹦乱跳的人很快进入睡眠状态，电子仪器测量发现脑电波中标志睡眠的"慢波"明显增多，睡的时间既长又深。该物质化学结构及致睡眠生理机制正在研究中。上海崇明县新河卫生院用童便治疗急性损伤血肿90例，对63例进行观察，药后夜眠很安然50例，占79.4%；如常10例，占15.9%；仅3例较差，占4.7%。

**5. 润肤消斑**

《本草拾遗》言人尿能"润肌肤，利大肠，推陈致新"；《日华子本草》云童便能"揩洒皮肤治皲裂，能润泽人"。黄褐斑，因于肾虚精亏，瘀热互结者，用人尿有标本同治之效。用法：于晚睡前洗净，以本人新鲜清洁中段尿（或童便）适量，棉签蘸后涂面部色斑处；次晨起床后，再用晨尿适量涂擦，20分钟后洗净，再将一般润肤霜搽面部即可，皮肤干燥者可在尿中滴数滴甘油。治疗期忌日晒患部皮肤，停用其他内服与外用药。配入中药汤剂中共煎泡洗治鹅掌风亦效。有人介绍妊娠尿治银屑病效著，皆可参看（《朱良春虫类药的应用》）。

### 6. 活血化瘀

《备急千金要方》："杖疮肿毒，服童便良"；"治妊娠伤胎，结血心腹痛方，服小儿尿三升，顿服之瘥，大良"。《本草拾遗》："推陈致新。"《本草经疏》："人尿为除劳热骨蒸、咳嗽吐血及妇人产后血晕闷绝之圣药，其味咸而走血，咸能伏虚热，使火不上炎而血不妄溢，是以能疗诸血证也。"《医林纂要》："降热去瘀"；"凡跌打血闷欲死，灌此即苏。新产和酒饮之，可免血晕上攻，血瘀作痛，此皆咸以散瘀，见效甚速者"。《日华子本草》："扑损，瘀血在内运绝……难产，胞衣不下。"《外科发挥》："折伤跌扑，童便入少酒饮之，推陈致新，其功甚大……童便不动脏腑，不伤气血，万无一失。军中多用此，屡试有验。"《伤科汇纂》："凡跌扑伤、刀石伤、诸般伤至重者，先服清心药，次服童子小便"；"浸洗得解，乃伤科中之仙药也。"

从男性新鲜尿中抽提出之尿激酶是一种精制的蛋白质，有理想的溶解血栓作用，被广泛用于冠心病、心肌梗死、动静脉血栓形成和眼底出血等。临床经验证明，尿激酶与抗癌药并用，能够提高抗癌疗效。鉴于尿激酶有效半衰期2~20分钟，仅供静脉滴注，口服罔效，上海崇明县新河卫生院研制童便治疗外伤性血肿90例，另设三七组（32例）、多糖组（20例）为对照组，结果童便组显效率95.6%（痊愈73.4%），总有效率100%；三七组显效率6.25%（无痊愈者），总有效率46.9%；多糖组显效率为0，总有效率30%。童便组止痛快，一般4~5小时见效，随之逐渐缓解，个别10~30分钟即能止暴痛；消肿多在72小时（个别4~5小时开始），大血肿则在80~120小时左右消退，多数有应激发热，服本品后24小时内体温均降至正常；孕妇受伤后服童便效亦颇著，无不良反应，说明安全稳妥。

### 7. 抗癌抑癌

有研究资料证实，从人尿中分离纯化到小肽混合物，分子量不超过800Da，定名为UAP（uricaitibacterial peptides）。UAP对体外培养的SMMC7721、MKN45和U737细胞具有抑制作用，但对人正常白细胞无明显抑制作用，体内实验表明UAP对小鼠HAC肝癌、小鼠LEWIS肺癌和小鼠S180肉瘤瘤体生长有明显抑制作用，急性毒性试验显示其毒性很低。有人从人尿中分离出6种活性组分，皆为小肽和氨基酸衍生物的混合物，命名为抗瘤酮A1、A2、A3、A4、A5、A10，这些组分能抑制癌细胞增殖过程中DNA的合成和有丝分裂以控制肿瘤的生长，而对正常细胞的生长没有影响。

《唐本草》："主癥积满腹，诸药不瘥者服之，皆下血片肉块。""积"，指有形有积可征之肿块。"癥积满腹"，足见腹腔肿块之大；"诸药不瘥"，当属肿瘤之可能性极大；"下血片肉块"，说明径用童便已获满意疗效。《仁斋直指方》："有癌疮颗颗累垂，裂如瞽眼，其中带青，由是簇头各类一舌，毒深穿孔，男则多发于腹，女则多发于乳，或项或肩，令人昏迷，急宜用地胆为君，佐以白牵牛、滑石、木通利小便以宣其毒，更服童尿灌涤余邪，乃可得安也。"形象地描述了腹腔癌与乳腺癌，并以童便佐治获宏效。

1982年报道美国生物化学家从人尿中分离出一种蛋白质的新抗癌物质，其制剂能使鼠身上肿瘤萎缩，对培养基中的人体肿瘤细胞也表现出抑制能力。1983年中国医学科学院肿瘤研究所报道，用薄层色谱法和荧光分析法对正常人、癌症患者和非肿瘤患者尿中某些荧光物质进行分离检测，发现有一种荧光物质在癌症患者尿中显著减少，从而认为该荧光物质在体内可能具有控制肿瘤发生、发展的作用，同时给寻找新抗肿瘤化学物质提供了新途径。1984年报道埃及学者法尔博士发现尿卟啉异体Ⅰ在受到光照射时，具有摧毁癌细胞的独特功能。他发现将该物质注入人体后，即聚集到癌肿周围，彼时以蓝光照射，癌细胞即发生闪烁的红光，据此可确定肿块位置与状况，有助于早期诊断。饶有兴味的是，该物质对正常细胞不发生作用，但受到光照射确具摧毁癌细胞功能。据称法尔氏在动物身上进行一些实验，成功率已达100%，此法对诊治肺癌、肠癌、胃癌、肝癌和皮肤癌均有效。

原上海医科大学（现称"复旦大学"）附属中山医院肝癌研究室发现，肝癌宿主的红细胞钠泵增高，而尿素则是红细胞钠泵的抑制剂，因而对肝癌具有特殊治疗作用。由于尿素通过肾脏迅速排泄，口服或静脉给药在体内器官不可能达到高浓度，故对体内器官肿瘤只能用动脉给药。但对肝脏是唯一的例外，因肝脏具肝动脉和门静脉双重血供，尿素口服后由小肠吸收，经门静脉循环可在肝脏达到高浓度。国外有学者认为尿素可引起恶性肿瘤细胞的基质的分解和破坏，从而达到控制恶性肿瘤细胞生长的作用。有人单用尿素治疗肝癌18例，其中8例为原发性肝癌，2例已分别生存57和36个月，4例中途停药死亡，2例分别死于肺炎和心肌梗死；转移性肝癌10例中4例仍存活。所治原发性肝癌平均生存期为26.5个月（自口服尿素起计算），6例完全缓解，总有效率为93%。表明尿素尚可刺激皮肤和骨髓生长，升高细胞和血小板数量，对多数患者有益。

有报道称，南京大学生化系从1万立升人尿中，取得巨噬细胞集落刺激因子的纯品，发现该物质可以纠正体内生长因子失调，避免细胞无限制生长，所以对医治白血病、白细胞减少症以及肿瘤辅助治疗有明显效果，与衰老亦有密切关系。专家们推断，此项国际前沿性热门课题，即生长因子研究成果，将为战胜癌症开辟新途径。

## 三、小结

笔者多年来以中医治疗各种癌症，取得不同程度疗效，显示出若干优越性。信手拈来为人所不齿的"童便"一药，竟集扶正强壮、抗菌消炎、清热止血、镇静安神、润肤消斑、活血化瘀和抗癌抑癌等临床功效于一身，攻补兼施，符合辨证论治原则，堪称绝佳，展示了抗肿瘤的广阔前景，深值继续探索。

**参考文献**

［1］卢彦. 人尿提取物的抗菌活性研究［J］. 江苏医药杂志，2004，30（6）：453-454.

［2］李强. 人尿中一种抗菌物质三甲氧苄二氨基嘧啶的分离、纯化和鉴定［J］. 中国生物化学与分子生物学报，2004，20（2）：280-282.

［3］韩慧敏. 人尿治疗水火烫伤［J］. 光明中医杂志，1996（6）：30-31.

［4］梁德任. 名老中医邓铁涛治疗急性大出血经验拾零［J］. 广东医学，1984（9）：21.

［5］周筱斋. 医丛琐谈［J］. 中医杂志，1980（8）：80.

［6］邓启源. 童便的作用［J］. 福建医药杂志，1980（6）：3.

［7］叶扬清谈人尿在血证治疗中的运用［J］. 江西中医药，1986（4）：5.

［8］杨启权小便浸泡手足治鼻衄［J］. 四川中医，1986（4）：54.

［9］湖北应城市人民医院. 用童便可治疗血症［J］. 新中医，1988（3）：36.

［10］杨梅. 人尿外涂治疗黄褐斑17例［J］. 中医函授通讯，1999，18（1）：61.

［11］杨梅. 童便临床运用举隅［J］. 中国民族民间医药杂志，1999（1）：31-33.

［12］麻亚锋. 人尿提取物抗肿瘤活性研究［J］. 中国药理学通报，2004，20（1）：69-71.

# 对李杲脾胃学说的继承和发挥

## 一、李杲艰辛的学医之路

崇土派鼻主李杲，字明之，世居真定（今河北正定）东垣地区，故晚年自号

"东垣老人"。家富厚殷实，为母治病，不惜巨资，遍延诸医，杂药滥投，虽死，不知何病，而痛悔不懂医学。遂掷千金，拜易州（今河北易县）张元素（字洁古）为师，发愤学医，未数年尽得其传。元素倡"运气不齐，古今异轨，古方今病不相能"，治病不用古方，自为家法。

《元史》载：东垣"品性高誉，少所降屈"，当时士大夫之流非危急之候不屑求治。然而，东垣悯"山野间卒无医者，何以诊候"，遂对大量因饥饱劳役罹病的劳动人民，悉皆认真诊治，活人无数，从而积累了大量临床经验。

## 二、两高足对李杲之崇高评价

李杲之及门之一、《阴证略例》作者王海藏谓："予读医书几十载矣，所仰慕者，仲景一书为尤焉。然读之未易洞达其趣，欲得一师指之，遍国中无有能知者。寤而思，寐而思，天其勤恤，俾我李公明之授予所不传之妙"（《此事难知》序）。

又一李氏高足罗天益（谦甫），潜心苦学于李杲门下十余年，深得李氏所长。东垣弥留之际将遗书《兰室秘藏》和《试效方》委附，他日夜兼程，苦心整理。罗氏通过实践，论证了东垣理论的正确性，曰"东垣先生之学，医之王道也"。天益渊源于李杲，"治病必求其本"，一一归于脾胃，所著《卫生宝鉴》是对东垣重脾胃学术思想的继承和发展。

东垣以大量翔实的临床经验，论证了《内经》"四时皆以胃气为本"，明白无误地阐明自己的学术观点重在脾胃。他师承元素，创立"内伤脾胃，百病由生"的脾胃学说，赫然成为中国医学史上著名的补土派创始人，金元四大家之一。

补中益气汤，是东垣不朽的伟著《脾胃论》中一方，是代表东垣重脾胃核心学术思想的名方。他针对饮食、劳倦所伤，在《内经》"劳则温之""损则益之"观点影响下，经多年反复临床实践，创立36方，该方则为诸方之冠，余则多不及本方传世之深广。东垣认为，饮食、劳倦所伤，心火亢盛，火必灼金，肺气受邪，"脾胃一虚，肺气先绝""土不生金，肺乏生化之源"，故用黄芪、人参、炙甘草，以益肺气，补元气，止汗，定喘，泻火，除烦；白术益脾气，当归养阴血，清阳下陷于阴中，用升麻、柴胡引清气上升，清升则浊降，助橘皮以降浊气则胃和。亦借此阐述"甘温除热"之大法。

## 三、补中益气汤临床验案举隅

### （一）慢性疲劳综合征

**【验案辑要】**

李某某，男，48 岁，某医院外科主任，1984 年 6 月 24 日初诊。

主诉及病史：头晕，乏力，四肢沉困，难以坚持工作 1 年余。经多项检查无异常发现，有内科专家意见为"慢性疲劳综合征"。为此十分苦闷，遂专程前来找李教授，望从中医药中寻觅治疗方法。诊查：证兼微畏寒，时鼻阻，若参加手术，洗手泡手，当即鼻阻加重，嚏涕不已，食纳不馨，大便溏薄，日二三行，明显消瘦，稍劳即困乏，气短，以致不能参加外科手术。舌质淡红，苔薄白微腻，脉沉细濡缓。辨证：中气虚弱，营卫不和。治法：补中益气，调和营卫。方用补中益气汤。

处方：党参、黄芪、仙鹤草各 30g，炒白术、炒陈皮、升麻、柴胡、辛夷、防风各 10g，当归、生姜、大枣、炙甘草各 3g。7 剂。一日 1 剂，每剂浓煎两次为 100ml。早晚饭后，各热服 50ml。

7 月 20 日二诊：服上方 7 剂，精神渐振，头晕、乏力、气短及四肢沉困皆好转，畏寒，鼻阻，多涕嚏与便溏显著减轻。效不更方，原方再进 14 剂，精神大振，诸症消失。原方去辛夷、防风，加炒扁豆 10g、炒薏苡仁 15g，巩固服药 10 剂，完全康复，停药。嘱食疗调摄，注意劳逸结合，庶免复发。

**【按语】**

该患者是以学术水平高、工作认真、手术细腻和安全著称的著名普外专家。由于长期超负荷工作，正气明显受损，抵抗力锐降，外感风寒邪气，以致出现头晕，乏力，四肢沉困，证兼微畏寒，时鼻阻，若参加手术，洗手泡手，当即鼻阻加重，嚏涕不已，食纳不馨，大便溏薄，日二三行，明显消瘦，稍劳即困乏，气短，以致不能参加外科手术，纯系积劳成疾使然。舌脉症合参，李老断为中气虚弱，营卫不和，急予径投补中益气汤加减化裁。方中党参、黄芪、仙鹤草、白术、陈皮，大补元真之气、健脾和胃，其中仙鹤草又名脱力草，对头晕、乏力、气短有殊效；配升麻、柴胡，升举衰疲之中阳，为参、芪之一大助；黄芪、白术、防风，为《世医得效方》之玉屏风散，扶正固表，增进体力；辛夷，宣肺气，透鼻窍，止喷嚏；姜、枣、草，补中气、调营卫；加扁豆，健脾止泄，近代行玫瑰花试验，表明其有增强机体抵抗力之作用。服药 3 周，精神大振，诸症消失。原方去辛夷、防风，加扁豆、薏苡仁，巩固服药 10 剂，完全康复。未几日，精力充沛地重返手术台。

患者感慨地说，过去他不相信中医能治病，很多观点都带有一定的成见。经他这一次亲身体会到，自己服中药仅仅1月余，就康复重返手术台，特别是近些年目睹中医确实治好了许多疑难病症的活生生事实，早已彻底改变了既往对中医的成见。中央关于中西医结合，守正创新的方针十分正确。中西医都应摒弃"门户之见"，相互虚心学习，取长补短，以救治更多的病人，促进医学科学的发展。

## （二）子宫功能性出血（崩证）

**【验案辑要】**

许某某，女，47岁，1992年7月17日初诊。

主诉及病史：行经3个月不尽，时量多色暗有块。

诊查：面色苍白，头晕，乏力，气短，心悸，眠差，腹微胀，纳减，舌质淡红，苔薄白，脉沉细涩。

辨证：中虚血弱，冲任失固，气滞血瘀。

治法：补气养血，调补冲任，活血化瘀。补中益气汤合四乌贼骨一芦茹丸加减。

处方：党参、黄芪、龙眼肉、乌贼骨、藕节各30g，炒白术、炒枣仁各15g，茜草12g，醋五灵脂、血余炭、炙升麻、柴胡、阿胶（烊化）、陈皮各10g，熟地黄、蒲黄各25g，当归、炙甘草各3g。6剂。1日1剂，水煎服。

7月24日二诊：服上方1剂即血止，精神大振，诸症显著减轻。服完6剂，除尚稍乏力，左侧腰痛，余症皆消失。苔薄白，脉细弱。方更五味异功散加桑寄生、川续断，脾肾双补，以资巩固疗效。

**【按语】**

该患系家庭主妇，十分辛苦，长期劳累，以致行经3个月不止，呈现面色苍白、头晕、乏力、气短、心悸、眠差、腹微胀、纳减等一派中虚血弱、冲任失固之征象。李老云，如此本虚标实之急症，怎禁得住拖3个月之久？遂急投补中益气汤进退出入。药用党参、黄芪、白术大补亏耗的元真之气，以固本摄血；加龙眼肉、乌贼骨、茜草、醋灵脂、血余炭、阿胶、熟地黄、蒲黄，通补奇经，俾生化有源，补血摄血；炙升麻、柴胡，升举阳气，为补气药之一大助；加藕节、茜草、醋灵脂、血余炭、蒲黄清热凉血止血，行气活血化瘀，止中有通，通中寓止，堪称佳妙；加当归，只用3g，小剂量用"归"，不致引起大出血，反而有引血归经之作用。初诊方，仅用1剂，持时3个月之出血辄止，精神大振，各症见减。服完6剂，未见再出血，诸症消失。李老云，在整体观指导下，将理法方药融为一体，构思疏方，是获取捷效之关键所在。

### （三）子宫功能性出血（漏证）

**【验案辑要】**

兰某，女，40 岁，1996 年 12 月 13 日初诊。

主诉及病史：月经淋漓不尽 4 个月余，色暗红，夹有少量小血块。

诊查：精神疲惫，腰酸痛，时烦，舌质淡，苔薄白，脉细涩。

辨证：中气虚弱，冲任失调，气滞血瘀。

治法：补中益气，调摄冲任，活血化瘀。补中益气汤合四乌贼骨一芦茹丸增损。

处方：党参、黄芪、龙眼肉、乌贼骨、藕节、生地黄榆各 30g，炒白术 12g，蒲黄、熟地黄各 25g，升麻、柴胡、陈皮、血余炭、茜草炭各 10g，当归、炙甘草 3g。6 剂。

12 月 20 日二诊：服上方 1 剂，血止。6 剂服完，各况均佳，未再出血。上方再予 4 剂，以资巩固疗效。后因他疾来诊，告知服上方后完全康复。

**【按语】**

该患系一中学老师，教学工作甚是辛苦，家务活重，积久超负荷劳动，正气受损，月经期也得不到适当休息，以致经期绵延达 4 月余之久，仍点滴不尽（漏证）。其临床特点与病机，与上案大致相仿，所不同者前者为出血量多之"崩证"，病情稍重，后者虽点滴不尽之"漏证"，但持时长，气血损耗之重则实一也。两案病机相类，治法亦然，故皆 1 剂血止，堪称临证之典范。

### （四）月经后期·嗜睡

**【验案辑要】**

胡某某，女，24 岁，1992 年 2 月 21 日初诊。

主诉及病史：月经后期 3 年，3 年来，每次月经皆推后 10~40 天始至，乏力甚，嗜睡，时上腹痛，纳减。

诊查：偶头痛，大便稀溏，舌质淡红，苔薄白，脉细弱。

辨证：中气虚弱，气滞血瘀，营卫不调。

治法：补中益气，活血化瘀，调和营卫。补中益气汤加味治之。

处方：党参、黄芪各 20g，炒白术 12g，当归、陈皮、升麻、柴胡各 10g，茺蔚子、延胡索各 15g，生姜 6g，大枣 3 枚，炙甘草 3g。7 剂，日 1 剂，水煎服。

3 月 6 日二诊：本次月经提前 2 天来潮，嗜睡已除，上腹痛好转，时头痛，苔薄白润，脉细缓。

处方：上方加白蒺藜、川芎各 15g，荜茇 10g。7 剂，日 1 剂，水煎服。

3 月 20 日三诊：服上方各况佳，唯近周又头痛，腰亦痛。

处方：服上方加桑寄生 15g、川续断 12g、炒杜仲 10g。7 剂。

4 月 3 日四诊：服上方头痛、腰痛皆止，月经两月来皆应期而至。

处方：上方加黄精 30g。6 剂。嘱加红糖 120g，好白酒 1kg，浸泡 1 周，每天用筷子或玻璃棍搅拌 1 次。一周后开始服用，视酒量，早晚各饮 5~10ml。服至还够 10 天量药酒时，将药酒倒入空瓶中，另将 500g 新酒倒入泡药酒瓶中，浸泡 10 天（每天搅拌 1 次）后，照前法饮用。喝完，药渣加水适量，煮 2~3 次，约 600ml，服两天（皆饭后热服）。药尽其用也。

**【按语】**

该患月经后期 3 年，每次月经推后 10~40 天，症兼乏甚，嗜睡，偶头痛，时上腹痛，纳减，便溏，舌质淡红，苔薄白，脉细弱，一派中气虚弱、气滞血瘀之征。径投补中益气汤加减，药用党参、黄芪、白术、陈皮大补元气，气足则血行畅旺；当归、茺蔚子、延胡索行气活血，化瘀定痛；升麻、柴胡升举下陷之阳气；姜、枣、草调和营卫。药后月经提前 2 天来潮，嗜睡已除，上腹痛好转，时头痛。上方加白蒺藜、川芎、荜茇，平肝安神，化瘀定痛，行气安胃，7 剂。三诊：服上方各况佳，唯近周又头痛，腰亦痛。上方加川续断肉、炒杜仲，7 剂。四诊：服上方头痛、腰痛皆止，月事两月皆应期而至。遂改投终末效方加黄精泡酒，缓图以资巩固疗效。

# 对朱震亨养阴学说的继承和发挥

朱震亨（1281—1358），字彦修，元代浙江义乌县人，出身"赤岸"，因其出生地有一条溪流叫"丹溪"，后学尊他为"丹溪翁"或"丹溪先生"。幼丧父，孤苦伶仃，母子相依为命，"自幼好学，日记千言"，文章词赋，一挥即成。岂料，三十岁时，母罹脾疼，众工束手，于是有志于医，取《素问》读之，三年似有所得，又二年母氏之患，以药而安（《格致余论·序》）。而此前，其孩患内伤，伯父患瞀闷，叔父鼻衄，弟弟患腿痛，妻子因积痰，都一一死于庸医之手，每思此他"心胆摧裂，痛不可追"。三十六岁时拜理学家许文懿于东阳八华山，"不务闻道而唯侠是尚，不亦惑乎"，于是"每宵夹册，坐至四鼓，潜念默察，必欲见诸实践……理欲之关，诚伪之限，严辨确守，不以一毫苟且自恕"（《宋濂集》），历数载，学业大进。

其时，社会上盛行《太平惠民和剂局方》（简称《局方》），他手抄一册，下苦功夫研究，"昼夜是习"，不久云："操古方以治今病，其势不能尽合"，"起度量，立规矩，称权衡，必亦《素》《难》诸经乎！"已悟及经典和辨证论治之重要性。

丹溪决心负笈寻师，经人推介都中罗知悌者，世称太无先生，得刘完素真传，旁通张从正、李杲二家之说，精医，负盛名，倨傲，不肯将医术传人。他诚心拜师，凡十次往返，"蒙叱骂五七次"，不灰心，"志益坚，立于其门，大风雨不易"，如此"三越月"，罗感其诚笃，允其拜谒，"受其所教"，时年 44 岁。

多年临床细心观察，丹溪认为"阳常有余，阴常不足"，此乃源于河间"凡病皆主火化"。相火为人身之动气，相火妄动则为贼邪——加害于人也。朱丹溪为后世尊为"滋阴派"创始人。

李老进疆工作数十年，每年诊治大量患者，发现患者中 70%~80%有口干舌燥，大多兼有不同程度的神疲乏力，究其缘由，新疆地处祖国西域，终年刮风，日照时间长，气候干燥少雨，符合《内经》所下结论"西方生燥"（《素问·阴阳应象大论篇第五》）。

即令并非野外工作者，在大气候影响下，兼之由于现代工作和生活节奏加快，人们长期劳累，往往因耗气伤阴，阴虚内热者彼彼皆是。这就为丹溪学术观点，提供了有力的佐证。他对丹溪所创"大补阴丸"诸方极为推崇，赞誉有加，经常沿用，收效大多颇佳。因之，他数十年来，在仲景之下，最为服膺丹溪滋阴学术思想。补气养阴，养阴清热，成为他的基本治法。有关这方面的临床验证，他早年有论文发表，可供参考。为进一步说明题旨，兹再举两则实例，以示端倪。

## （一）复发性口疮·牙松动

【验案辑要】

胡某某，女，53 岁，1992 年 8 月 28 日初诊。

主诉及病史：2 年多前出现口唇、舌糜烂，经治疗仍然反复发作。近犯 1 个月，牙也松动，用多种抗生素、维生素和中药（具体不详）乏效。

诊查：烦躁，睡眠极差，大便干结难下，舌质红，苔薄黄干，脉细数。

辨证：气阴两虚，肝肾不足，胃火炽盛。

治法：气阴两补，滋养肝肾，清胃泻火。方选一贯煎加减。

处方：北沙参、麦冬、玄参、生地黄、石膏各 15g，黄芩、玉竹、升麻、石斛各 10g。日 1 剂。水煎服。

9月4日二诊：服上方4剂后，口唇、舌糜烂即告愈合，牙松动亦消失，心烦显著减轻，唯时有咽干痛。上方加胖大海3枚。6剂。后因他疾来诊，谓服上方后药尽病愈。

【按语】

本案方选一贯煎加减化裁。一贯煎是滋阴柔肝名方，宜养肝阴，疏肝气。《论语·里仁》云："吾道一以贯之。""一贯"两字本指一理贯串万物而言。清·魏玉璜《续名医类案》认为此方立法遣药本脏腑制化之理，如环相贯，故名一贯煎。方中药用沙参、麦冬、玉竹益气养阴，以制肝用；生地黄、石斛滋水涵木，以养肝体；玄参、黄芩、石膏以泄肺胃之热。升麻清热解毒，可治疗齿痛口疮,《药性论》"治口齿风肿痛，牙根腐烂恶臭，热毒脓血"。在此方中用升麻配伍石膏乃是循李杲之"引石膏，止足阳明齿痛"经验，以引石膏清泻胃火治疗口唇、舌溃疡。全方总以肾为肝之母，滋水即能生木，以柔其刚悍之性；肺能克肝而本主治节，养金所以制木，以平其逆动作乱。全方重点在益气养阴清热以治疗口唇、舌溃疡、牙齿松动，其次以柔肝而代疏肝，因而对肝肾阴虚，血燥气郁导致的烦躁、失眠也有一定的效果。二诊诸症痊愈，唯时有咽干痛，加胖大海清肺利咽收功。

## （二）吃鹿肉后致口干舌痛

陈某某，女，51岁，2008年2月24日初诊。

主诉及病史：吃鹿肉后致口干舌痛5天。

诊查：吃鹿肉及喝鹿肉汤后，致口干、舌尖痛，口干喜冷饮，心情烦乱，睡眠欠佳，白带色黄且量稍多，大便秘结，二日一行，舌质绛红，苔薄黄干中裂，脉沉细微弦而数。有胆汁返流性胃炎及脂肪肝史。

辨证：火袭肝胃，心阴亏虚。

治法：养阴清热，疏肝和胃。方予一贯煎合酸枣仁汤化裁治之。

处方：北沙参、生地黄、百合、麦芽各30g，炒枣仁20g，麦冬、玄参、知母、丹参各15g，栀子、郁金、菊花各10g，甘草3g。

服上方5剂，口干、舌尖痛明显好转，心烦及睡眠有改善，白带仍黄且多。上方加鱼腥草30g，再进5剂白带，色转淡且量显著减轻，诸症消失。

【按语】

该患系阴虚火旺体质，此番"猎奇"，误听人劝吃本为阳物属大热之品的鹿肉及喝鹿肉汤。此举无异于"抱薪救火，益彰其势"也。故发生舌尖痛，口干，渴喜冷饮，心情烦乱，睡眠欠佳，白带黄且稍多，大便秘结，二日一行，舌质绛红，苔薄黄干中裂，脉沉细微弦而数。属火袭肝胃，心阴亏虚之证，是故当予养阴清心，疏肝和胃。径投一贯煎合酸枣仁汤化裁治之。服 5 剂，口干、舌尖痛显著减轻，心烦眠差有改善，但白带仍多。上方加鱼腥草，再进 5 剂白带色转淡、量显著减轻，诸症消失。

# 李兴培教授小方治病经验初探

吾师李兴培教授乃全国知名中医专家，在其 60 年医疗生涯中，沉潜于古今医籍文献和临床实践，学识广博，临证治病乐遣经方、民间验方，疗效显著。临床中，李老常喜用经方小方治病，曾多次告诫吾辈，"经方中的小方是指药味少，用药精的处方，单刀直入，重点突出，适宜于抓主要矛盾；如能细心辨证论治，亦可治疗疑难病症，或用于急危重症的某个环节，如用于回阳救逆、平喘、通便、止血等，不可小视。尝闻藕皮散血，起自疱人，牵牛逐水，出自野老，说明单方验方源于民间。从某种意义上说，古代《神农本草经》等本草学专著，也是单方、小方治病经验的总结。单方一味，气煞名医，就是其中卓越疗效经验的真实反映，临症宜择其善者而从之。"今笔者因择李老部分小方治病验案，试做粗浅探讨，以示同道。

## 一、效法仲景，妙用《伤寒论》《金匮要略》小方

《伤寒杂病论》是仲景勤求古训，博采众方，参考《内经》《难经》等，集东汉前临床医学成就，结合自己和民间经验，撰就的不朽传世之著，被后世奉为经典。李老倾心仲景之学，临床善用经方，他十分崇拜仲景之方，曾言："《伤寒论》方药制剂，匠心独具，大部分方剂方小功专力宏，为千锤百炼之结果。"据有关统计，在《伤寒论》《金匮要略》两本书里，现在还使用的小方，一味药在 15 方以上，两味药在 40 方左右，三味的在 45 方以上，四味的在 30 方左右，五味药的约 50 方左右，合计 160 余方，占半数以上，药专力宏是《伤寒论》《金匮要略》方的特色，故李老乐用之。

### 食入即吐、鼻衄、腹胀案

王某，女，33 岁，初诊日期：1994 年 5 月 28 日。食入即吐，饮水亦吐 5 天，兼每日晨起鼻衄，口干喜凉，腹胀，舌红，脉细弦数。处方：大黄 9g，甘草 6g。2 剂，1 日 1 剂，采取多次少量冷服法。

二诊：药后即吐止、衄止，口干及腹胀均显著减轻，唯月经量多，时腰痛，予八珍益母丸调之。

按:《素问·至真大要论》有"诸逆冲上,皆属于火"之论。患者进食,食水即吐,同时伴有鼻衄、腹胀,症状较多,然细析之,此皆阳明大肠腑气不通所致。腑气不通,胃气上逆而呕,火性急迫,故食入即吐。《金匮要略·呕吐下利病脉证治第十七》:"食已即吐者,大黄甘草汤主之。"李老深明细旨,故此患者治疗时取大黄甘草汤泻火缓中,通利大便,使阳明浊气下行,上逆下降,呕吐自止。方中大黄荡涤胃肠,推陈出新,泻火解毒,为君药;配甘草一则缓和吐势之急迫,二则使攻下降火而不伤胃气,故药后呕吐、鼻衄、口干渴和腹胀诸症尽除,此案治疗若单用降逆止呕之剂,必将徒劳无益,非其治也。

李老根据多年临床经验体会到"大黄甘草汤和胃降逆安中之作用确切"。早年他曾将此方治疗20余例病例总结成文,刊于《成都中医学院学报》[1983(1):30.]之后,他又积累了大量验案,且广泛用于治疗神经性呕吐、胃肠炎、幽门梗阻等病症,屡获佳效;对于早中期食管癌患者用之,有一定"开道"恢复进食之作用,值得重视。

此外,他曾用芍药甘草汤治疗腓部麻痛、取桂枝加桂汤治疗奔豚、桂枝加厚朴杏子汤治疗咳喘、吴茱萸汤治疗夜游症等,均获佳效。特别是对小柴胡汤的运用及化裁,更具匠心。

## 二、博采众长,借鉴《备急千金要方》《本草纲目》附方

唐代孙思邈云游南北,博极医源,集80年临床实践经验撰成《备急千金要方》一书,被尊为"药王"。该书载方6000余个,是孙氏把古代和当时百余部医书和流传在民间的大量单、验方,精心挑选或亲自试验收录成书。孙氏有谓:"吾见诸方部帙浩博,忽遇仓卒,求检至难。"故其搜采,首先"务在简宜"而效果显著者。李老常取其中简效之方,用于临证,每获佳效。

### 赤白痢案

吉某,女,46岁,初诊:1990年6月8日。赤白痢6天,恶寒重、发热轻,苔白脉弦,兼腹痛,日大便10余次。处方:乌梅、刘寄奴、生姜各9g。2剂。二诊:因他疾来诊,谓服上方病愈,至今未犯。

按:痢疾一证,多由感受湿热之邪所致。湿热内蕴,腑气壅阻,气血与之相搏结,使肠道传导失司,脉络受伤,气血凝滞,腐败化为脓血而痢下赤白;气机阻滞,腑气不通,所以腹痛,里急后重。故本病治疗初起宜清热,化湿解毒,调气行血导滞,忌用收涩止泻品,多以芍药汤、白头翁汤加减化裁。

然观此案治疗,李老仅以刘寄奴、乌梅、生姜三药配伍,别具一格,独出新意。考刘寄奴味苦,入心脾经,为活血祛瘀之良药,多用于治疗血瘀经闭作痛,

跌打损伤等。然查《圣济总录》载用刘寄奴煎汁服治霍乱成痢,《濒湖集验方》以刘寄奴为末,茶调,空心服二钱,治大小便血,而《如宜方》中刘寄奴与乌梅、生姜相伍,治赤白痢。他博览群书,此方源出于此,取刘寄奴活血化瘀、行气导滞之功以治痢,是其获效的原因。或曰:乌梅一药酸敛,痢疾初起忌用,然不知此为点睛之药,《备急千金要方》中治暴痢"服之无不瘥"之乌梅丸,即用乌梅、黄连两药,经他临床验证,确能收到药到病除之效;且据现代药理研究,痢疾杆菌在酸性环境中不易繁殖,故用乌梅后,不仅临床症状消失快,而且大便培养转阴也快,故乌梅用之有效而无碍,同诃子、罂粟壳之兜涩之品不可一视对待。他提醒吾辈:"由于'酸涩敛邪',禁用于痢疾初起,作为单味药应用的注意事项是对的,但中药成分复杂,且多在复方中配伍应用,故上说一般不能视为普遍规律。"不可不知。

明代医家李时珍长期生活在民众之中,耳濡目染,对单方、验方极其推崇,在《本草纲目》中曾作了大量的记载,其中有许多小方至今仍常为临床医生所使用。李老盛赞此书:"《本草纲目》是李时珍在几十年的医药实践中,积极向广大人民群众求教,亲自考察药物,躬身实践,并参考前人的数百种书籍而撰写成的鸿篇巨著,有似中医之大百科全书。"他对于《本草纲目》收载之小方,亦常择用之。

### 乳痈(急性乳腺炎)案

马某,女,38岁,初诊:1984年3月22日。剖腹产出院后3天,左侧乳部红肿跳痛,有硬结肿如己拳大,日夜痛苦不堪,表皮灼热,时恶寒发热,发热重,恶寒轻,体温38.5℃,大便干结,纳减,舌质淡红、苔薄白,脉细弦数。处方:①内服陈皮90g、甘草30g,2剂;②外用芒硝60g,微热湿敷局部,勤换之,2剂。上方用之,1剂已,2剂巩固,后未再犯。

按:乳痈多见于初产妇,常由乳头内陷破裂,影响乳儿吮吸,或哺乳不当,致乳汁过盛;或断奶后未能迅速回乳;或哺乳期情志不舒,致使乳汁积滞,火毒入侵,胃热熏蒸,乳汁排泄不畅,郁结而成。临床上初起常用清热解毒、疏肝理气为法。李老根据临床多年经验,提出"本病治疗关键在于'早'字,早可以调气宽胸之剂开之,以通散为用"。故用药时反对过用寒凉,以致气血凝滞,当消不消。李老处方仅陈皮、甘草两味,此出自《本草纲目》陈皮附方,治"产后吹奶,陈皮一两,甘草一钱,水煎服"。盖乳头属肝,乳房属胃,方中陈皮味辛苦,入肺、脾经,辛能散、能理气散滞和胃,且本品用至90g加强其理气散结之功;甘草生用有清热解毒之功,常用于痈疽疮疡的治疗。然其活血通络之功,似被今人所忽视,他指出:"《神农本草经》言甘草'主五脏六腑寒热邪气',《别录》'温中下气，烦满短气……通经脉、利气血'，医圣仲景在《伤寒论》中治疗脉结代、心动悸之主方——炙甘草汤，方中重用甘草四两，甘温益气，通经络，利气血，为方中之主药。故可推知甘草有较好的活血化瘀作用，不可轻视。"芒硝苦咸性寒，内服有清热通便，软坚散结之功效，《梅师集验方》"水调芒硝涂之"，以治"火丹毒"，李老此处取芒硝煎汤外敷，使药物通过皮肤吸收作用于患处，清热软坚散结之功更著，同时避免了内服所致的苦寒壅滞之弊。他曾多次强调指出："治病应注重内外结合，某些病的局部症状、体征，往往是疾病矛盾斗争明朗化的表现，故当内外兼治。"此后，他又曾以此法（内服、外敷）治疗数十例乳痈患者，皆收药到病除之效果。

此外，李老曾用乌贼骨、明矾研末冲服，治疗数例遗尿顽症，以一味柿蒂煎水代茶频饮治疗呃逆，取地浆水煎药治疗便血证，均取自于《备急千金要方》《本草纲目》中的单验方，此类案例较多，恕不一一列举。

### 三、源于实践，自抒心机用小方

李老数十年来，读书与临床相结合，采各家之长，通过读书—临床—再读书—再实践的过程，不断丰富自己的临床实践。在运用小方时，他通过自己丰富的经验，根据中医的辨证论治，巧妙地利用药物的功效和小方的作用，独具特色地治疗许多病证，收到较为满意的疗效。

#### 脱疽（血栓闭塞性脉管炎）案

李某，男，47岁，初诊日期：1990年6月3日。前臂麻木疼痛4个月余，肘以下1/3疼痛尤甚，指凉，桡动脉搏动扪不到。曾服用维生素$B_1$等药无效，舌质淡红、苔薄白。处方：当归18g，制乳香、没药各6g，丹参、姜黄各9g，4剂。二诊：药后好转，继服上方4剂。三诊：继续好转，上方加刘寄奴15g。四诊：前臂痛已止，余症显著减轻，仅左腕屈伸不利，加伸筋草18g，8剂。药尽病愈，嘱彻底戒烟，以防复发。

按：血栓闭塞性脉管炎属中医学"脱疽""十指零落"等范畴。李老根据多年临床所见，强调指出："新疆地处西北边陲，本病发生多由寒凝络痹，导致气滞血瘀发病。"此案治疗时，他紧紧抓住"气滞血瘀"这一病机，妙用活络效灵丹。活络效灵丹为张锡纯先生经验方，用于"治疗气血凝滞，癥瘕结块，心腹疼痛，腿酸臂痛，内外疮疡，一切脏腑积聚，经络湮瘀"。李老移用此方治疗脱疽。当归辛温散寒，补血活血，通络散瘀消肿。《本草纲目》言："乳香活血，没药散血，能止痛消肿、生肌，故两药每每相兼而用。"故取乳香、没药相伍使用，同起散瘀血、通结滞、消肿定痛作用，用于治疗痈疡肿痛。而姜黄功擅理气散结，古人有"兼理血中气""能入手臂止痛",故取此药以理血中之气,引诸药至手臂止痛。经前后治疗 20 余日,患者痛止病愈。

李老根据多年临床实践,提出"瘀肿相关"理论,在四妙勇安汤、活络效灵丹的基础上加减化裁,自拟经验方——活络通脉汤。药用:黄芪、当归、玄参、丹参、金银花、紫花地丁各 15~25g,蒲公英、生地黄、土茯苓各 15~30g,制乳香、没药、红花、延胡索各 10g,甘草 3~30g。以补气养阴、解毒活血化瘀,用于治疗血栓闭塞性脉管炎,取得显著疗效。对于此病愈后调理,他再三强调指出:"此病愈后,仍当保持精神愉快,有规律生活,彻底戒烟,防寒防潮,防止外伤,同时宜穿着宽大舒适的鞋袜,禁食膏粱厚味,以防血液循环障碍,痼疾再燃。"不可忽视!

上述为李老师小方治病的部分经验。他曾多次谆谆告诫吾辈,临证小方治病有以下意义:①药味少,药源易于解决。这在当今,特别是国内对中药需求量不断激增,而药材资源又相当有限的情况上,有着重要意义。②小方治病,简便易行,价格低廉,群众欢迎,适合在农村和基层单位推广运用,有着重大的现实意义。③药味少,不易发生中毒、过敏反应。在使用西药产生药源性疾病的今天,人们将注意力转向中药,认为中药无毒性及不良反应,其实这是误解,中药毒性及不良反应已时有报道,而小方由于药味少则相对能减少药物毒性及不良反应的发生,即或发生,可以及时找出根源,停药调整治疗方案,并可积极对症处理。④便于总结,进一步开展中医药科研。一味中药就是一个复方,其化学成分相当复杂,有些竟一味药含两种作用相反的化学成分,所以一味中药就是一个复方。从科学研究角度分析,处方用药太多,往往难以阐明其治病原理,均会带来一定不利因素。从这个意义上讲,小方的应用与研究,前景广阔。


# 蝉蜕临证应用一得

蝉蜕,微辛微咸微凉,质地清轻,气淡味薄,医者多忽视之。实则若熟谙其性味功能,本品确乎能治疗上焦和肤表之多种疾病。而上焦,在中医学人体概念中,包括头部、胸部和心肺。李老多年来,以蝉蜕治疗上焦若干病证频频奏效,此正深符亦远远超越了"上焦如羽,非轻莫举"之大旨。

## 一、疏风利咽,开宣肺气

无论风寒、风热之邪,举凡侵袭人体,多上受自口鼻吸入,咽喉部首当其冲，侵犯咽喉部时，往往出现该部位不适，有发干和发痒（有时是难耐之奇痒）等刺激症状，因而诱发频繁而重浊之咳嗽，此时法当疏风利咽、开宣肺气，蝉蜕、牛蒡子为对症上乘佳品。唯牛蒡子碍胃滑肠，故脾胃虚弱、大便溏薄者殊不相宜。而蝉蜕则无此弊端，轻症用3~10g，佐用浙贝母、杏仁、前胡、枳壳、桔梗、橘红宣肺疏风，多有效验。"一分咽痒不罢，便是外感风邪未解"，为李老多年临床体验中悟出之道理。此时不少甚至出现发热，以杨栗山《伤寒瘟疫条辨》升降散（蝉蜕、僵蚕、姜黄、大黄）治之，每与辨证方药合剂用之，清轻透达，不致伤正，坚持服用，发热、喉痒自然缓解，咳嗽由是减缓及至消失。

慢性"喉痹"乃咽部不适，如梅核梗喉，吞之不下，吐之不出，用蝉蜕加僵蚕、枳壳、桔梗、竹茹、胖大海疏风利咽，斡旋气机最为相宜。至若急喉痹，当速投蝉蜕6~10g煎汤送服银翘解毒片、六神丸。风热或肺火致声嘶失音，佐胖大海、木蝴蝶效确，倘大便素常溏薄者，为避免胖大海滑肠作用，当酌加诃子开音涩肠。急喉痹伴以发热，或发为"乳蛾"（急性扁桃体炎）甚至"烂乳蛾"（急性化脓性扁桃体炎），当立投大剂银翘散合升降散增损治疗，可迅速顿挫病势，截断病邪传变，避免发展成肺炎。

外感还常致气闭耳聋，从耳咽管、鼻咽管互通之理，以蝉蜕佐以辛夷、大葱（捣烂，后下）煎服颇效。

### 二、搜风豁痰，缓解面痉

面瘫为风邪所中，上犯颜面经络，出现面肌拘急，发为口眼歪斜者，蝉蜕须大剂用之，取效彰然。

例如患者苏某某，男，46岁，工人，1972年8月29日初诊。病史：右眼不能闭合，吃饭漏饭两天，来我院门诊内科查见右眼不能闭合，不能抬额及皱眉，右侧鼻唇沟变浅，舌向左斜，曾以针刺疗法、维生素$B_{12}$及青霉素、链霉素肌内注射，效不著，诊为右侧周围性面神经麻痹拟收住院。因病房床位紧张，未能入住，即转门诊部中医科邀李老诊治。现症：苔白脉缓。辨治：证属风痰犯上，治以搜风豁痰。处方：蝉蜕30g，钩藤18g，生南星、生半夏（均先煎1小时）、僵蚕各9g，蜈蚣3条，全蝎4.5g。二诊：服药9剂，口已不歪，漏饭好转。上方去僵蚕（暂缺）加生川乌（大火先煎1小时）6g、地龙10g，以活血通络、温经除痰。服3剂已能挤眉、鼓腮、合眼。前后服上方12剂，各症消失。嘱以原方，微炒研为极细末，每次冲服2g，一日3次，唯方中生南星、生半夏皆改为制南星、法半夏，以策安全，巩固疗效。本案认证既准，遂以蝉蜕、蜈蚣、全蝎、僵蚕、地龙等大队虫类搜风之品，加南星、半夏、川乌温化豁痰，俾风寒湿尽去面部经络气机通畅，歪斜自正。续以散剂善后，22年后随访，一切正常，未见任何复发征象。

### 三、祛风化痰，安神定惊

包括小儿多动症、小儿惊痫、小儿夜啼，大凡属风痰为患，甚或兼夹心阴虚及心神不宁，以蝉蜕导入滋心液、安心神和甘润补中之甘麦大枣汤，益以僵蚕。若系小儿惊悸瘛疭，复加钩藤、白薇、牡蛎，甚或蜈蚣、全蝎共研细末冲服；小儿痫证，加明矾末（冲服）、天竺黄、制南星、生铁落、牛角屑或羊角屑。

早年曾治黄某某小儿多动症，男，6岁，祖母代诉其"成天脚不停，手不住，时而乱叫乱动乱扔物，夜间床上翻腾也多"，舌尖红，苔薄白，脉弦劲。疏方：珍珠母、磁石、龟甲、龙骨、牡蛎（砸粗末先煎1小时）各30g，麦芽60g，大枣7枚，蝉蜕、僵蚕各10g，全蝎3g，蜈蚣1条，炙甘草6g，莲子心3g，此方加减服用60剂获愈，智力佳，发育好，身材魁梧，已毕业从事特警工作。

如函诊湖北省患儿杨某，男，3岁，罹痫证1年余，每月犯3~8次，发作时大叫一声，两眼上翻，口吐白沫，撒手遗尿，不省人事，数分钟后苏醒。疏方：麦芽30g，大枣7枚，蝉蜕10g，炙甘草6g，明矾末1g(冲服)，生铁落、羊角屑各30g(先煎半小时)。服药半月痊愈，随访5年未见复发。此方先后治愈数例患者。

小儿夜啼症，再加龙骨、僵蚕。如王某，女，45天。其父代诉患儿发惊、夜啼、便绿、吐奶1周，大便中夹奶瓣样不消化物，舌苔薄白，指纹淡紫。疏方：麦芽、建曲各10g，蝉蜕、藿香各4g，大枣4枚，炙甘草2g。服药4剂，各症明显好转。再进4剂，诸症消失。10天后诸症再燃，兼大便前啼哭，四末欠温，上方加龙骨5g、僵蚕4g，计服8剂而瘥。随访2年未犯。

### 四、清肝达郁，明目退翳

李老之师、已故我国中医眼科泰斗成都中医药大学陈达夫教授在其伟著《眼科六经法要》中盛赞蝉蜕为祛风散热药物，治目昏障翳、头风眩晕。他据此，重温古说，对头面诸多病证曾相机用之，效验颇著。目赤肿痛、羞明，多系风热为患，将蝉蜕、白茅根、藕节加入如龙胆泻肝汤中，有明显协同增效作用。"视乏（视物眼睛易于疲劳）"，视物模糊和内外障眼，无寒热征象者，多责之肝肾阴虚，曾将蝉蜕15~30g导入杞菊地黄汤或明目地黄汤中，辅以二至丸、谷精草、密蒙花、枳壳、车前子取效。李老对中老年肝火炽盛、肝阳上亢或风热上攻所致头晕头痛，目胀干涩，眼前黑花飘舞，视物模糊，喜将蝉蜕10~15g，菊花10g和白蒺藜15~30g三味相伍，称"头目三昧"，纳入辨证方药，并酌加草决明、石决明、木贼、密蒙花、青葙子、夏枯草和野菊花等，能顿挫病势，减轻甚至消除症状，患者服后，普遍反映头目清爽，坚持应用一些时日，尚可增进视力。

## 五、散风止痒，透疹消疹

小儿麻疹、水痘透发不畅者，李老于辨证方中适当益以蝉蜕、西河柳（戈壁滩广见之红柳）、索索葡萄或芫荽（香菜），能助其透发。对风邪客于肌肤所致风疹、风疹块或湿疹痒甚者，本品亦为首选药物之一，唯寒遏卫阳，营卫不和者导入《伤寒论》桂枝麻黄各半汤调和营卫，小发其汗而解之；倘系风寒外束，湿热内郁，营卫失和，又当与《伤寒论》麻黄连翘赤小豆汤合剂，温宣清透利湿取效；若为血虚生风，外感风湿，内外合邪，亟宜合四物汤，地黄用生地黄，芍药用赤芍，去川芎，辅以僵蚕、浮萍、五味子、乌梅、白鲜皮、甘草共奏殊功 [ 上海中医药杂志，1993，（4）：21）]。老年皮肤瘙痒症，多系气血不足，阴亏液劫，皮肤失濡，李老曾遣蝉蜕、乌梢蛇、全蝎、何首乌、当归、白芍、熟地黄、二至丸为主将疏风剔邪与润养泽槁有机地结合起来治疗，每获满意疗效。据此，李老称，蝉蜕具有独特之既能透疹亦能消疹之双向调节作用。

## 六、开上启下，通利二便

无论外感内伤引起肺气不利，酿致腑气不通，大便难下者，李老常遣蝉蜕、枳壳、桔梗、紫菀等宣畅肺气，枢转气机，大便遂得爽利，此即肺与大肠相表里之明证矣。又于非气虚或非湿热造成之小便不利，无论男妇老幼，重用蝉蜕10~30g，以开上启下即"提壶揭盖"，因而小便畅通。曾遇 1 例妇女术后尿潴留，以补中益气汤加蝉蜕 30g，药后排尿畅行。

杂病经验

# 蛔虫病辨治

蛔虫病，为蛔虫寄生人体引起的常见寄生虫类疾病。其传染途径是人吃了被蛔虫卵污染的生水、食物、蔬菜和水果等，虫卵在小肠孵化，经过体内循行，发育长大，最后再寄生于小肠。该病临床特点是，幼虫移行期伴肺炎，发热，咳嗽，荨麻疹和嗜酸性细胞增高，腹部不适，绞痛；成虫游走侵入多器官、多组织呈不同程度的炎性反应；粪便中可检出蛔虫卵或排出蛔虫，痰液中偶能检出幼虫。本病无论成人、儿童均可罹患，以儿童为多。

在古代，蛔虫曾分别被称为蛟蛕、长虫。由误食不洁饮食物引起。中医学认为，其发病又和"湿热生虫"有密切关系。此与西医学认为本病在温暖潮湿地区流行最盛的说法如出一辙。由于蛔虫喜动，可阻遏气机和刺激某些脏器组织，引起脐周部疼痛，甚至剧痛，恶心呕吐，腹泻或便秘，兼之蛔虫寄居肠中，吞噬人体大量水谷精微，久则导致纳差、乏力和消瘦，有时出现烦躁、龂齿、瘙痒、惊痫和风团块等。蛔虫好动，当肠中不和，不安其位之时，可相互纠结成团而为虫瘕（蛔虫性肠梗阻）；又因其极富钻孔性及乱窜，钻入胆道，引起蛔厥（胆道蛔虫）；钻入阑门，致使气滞血瘀，肉腐血败，形成肠痈；蛔虫进入脑、肾、眼、脊髓和皮肤者，从而诱发许多相应特殊病症，俱应警惕。

治疗目标：安虫，使勿乱窜。驱虫，务必尽除。须注意分病位和病性遣方。

## 一、应急治疗

### （一）虫瘕

虫瘕作祟，疼痛剧烈，煎服中药缓不济急，可酌情采用下述治疗方法，以期尽快缓解病情，消除患者痛苦。

**1. 针刺法**

急针四缝穴，即除拇指外，其余四指之第二节下横纹正中间，以最粗针逐穴施治，进针后，每穴捻转1~2分钟。一般针后半小时，梗阻解除。此时可服驱蛔药，若内外合治最好。

**2. 捏揉法**

选择腹痛缓解期，或给予解痉止痛剂或安眠药后，患者处于比较安静状态下进行。术者站在患者右侧，暴露腹部皮肤，涂滑石粉适量，术者右手平放患者腹部，先行轻轻按摩，给患者以逐步适应的过程，并对全腹进行触诊，探明虫瘕包块大小及腹腔炎症等情况，如无禁忌，便可在包块上进行捏揉，用力由轻到重，以患者能耐受为度。一般捏揉 10~30 分钟，虫瘕包块便逐渐消散，梗阻解除。此时患者每多安然入睡。以本法解除梗阻后，少数患者排出蛔虫，多数必须另行用驱虫药。施用本术应注意：①儿童患者，因肠壁较薄，捏揉用力切勿过猛。部分患者虫团纠缠过紧，松散还纳较慢，此时不可急躁，应耐心坚持，延长捏揉时间，虫瘕仍能消散；②频繁呕吐和酸中毒者，须静脉输液和纠正水、电解质紊乱；③腹膜炎严重，腹胀厉害，疑有肠穿孔或可能穿孔以及诊断尚不明确者，禁用本法。

### 3. 外敷法

鲜苦楝根皮 300~400g，鲜四季葱 100~150g，食盐 100~150g。共捣如泥，加食醋适量调成糊状，外敷全腹部 12 小时，塑料薄膜或布巾固定。一般敷 5~15 分钟，可使腹痛缓解，呕吐渐止，条索状虫瘕消散。之后再议驱虫。

### （二）蛔厥证

#### 1. 食醋疗法

食醋 50~100ml 顿服。蛔虫遇酸则伏，几分钟后，一般疼痛即趋缓解。但有消化性溃疡者，或其他胃病胃酸过多者，不宜此法。

#### 2. 针刺疗法

主穴阳陵泉、期门、中脘；配穴肝俞、胆俞、足三里。用急泻手法或加电针疗法，留针 10~30 分钟，大多数患者症状逐渐缓解。

#### 3. 按压疗法

医者以两手拇指端按揉两侧膈俞、胆俞，产生痛、胀、酸、麻的感觉，蛔厥疼痛即很快缓解。手法按压刺激的强度，以患者能耐受为限。

应用上述方法病情缓解后，宜尽快着手驱蛔治疗。个别患者经上述措施处理后，证势依然者，一般表示可能有其他严重并发症或保守治疗乏效，当急转西医外科紧急处理。

## 二、一般治疗

本病驱虫较易，关键是防止再感染的问题，宜采取以下措施。

（1）人群治疗：家庭内，集体儿童机构所有人员，化验大便，找寄生虫卵（连续查 3 天），一经发现，患者均在同一时间治疗，以消除传染源。

（2）培养儿童从小养成讲卫生的习惯：如勤剪指甲，饭前便后肥皂洗手冲净，因为指甲易藏大量污垢和虫卵，革除吮指不良习惯，不在尘土飞扬的环境里吃东西，不吃不卫生的饮食，餐具定期蒸煮，以把好"病从口入"这一关。勤洗肛门，勤洗澡，穿睡衣裤睡觉，幼童穿满裆裤，勤换洗衣裤及被褥，内衣及被单应在开水中浸泡或蒸煮，然后置太阳光下暴晒。室内卫生，推行湿式作业，用消毒水浸泡过的拖把，不干扫，能用吸尘器最好。

无论任何成年人，都应养成勤剪指甲、饭前便后洗手的习惯，阻断本病的传染环节，以免让自己或他人吃进或饮入带蛔虫卵的食物或饮料，染上本病。

（3）非药物疗法：小儿蛔虫病，用药困难者，采用饮食治疗及非药物治疗，往往也能获得良好效果。

①南瓜子，煎服或炒熟吃，儿童一般每次服30~60g，于清晨空腹嚼吞。有驱除肠道蛔虫作用。

②生丝瓜子（黑者有效，白者无效），剥壳取肉捣烂，空腹温开水送服。成人服瓜子仁40~50粒，儿童30粒，每日1次，连服两日。有杀虫作用。

③油炸葱头，文火将葱头炸黄，捞出冷却后食用。3~10岁吃6~8根，10~12岁吃10~12根，成人不少于12根，多食无害。如将炸葱油喝下更佳。一般吃后3小时左右排虫。

## 三、辨证论治

### （一）蛔居肠中证

症见脐周部疼痛绵绵，时作时止，恶心流涎，食欲减退，面黄肌瘦，鼻孔作痒，睡中咬牙，舌苔薄白或薄黄，或黄厚而腻，脉弦。治宜驱除蛔虫。

**1. 药物治疗**

化虫丸：苦楝根皮、使君子肉、乌梅、榧子各15g，鹤虱、芜荑各10g，明矾3g（烊化），川椒2g。（剂量以学龄儿童为例，下同）若脾胃虚弱者，宜先服香砂六君子汤。1周后再酌情服化虫丸。

**加减法：**

（1）偏热者，兼心烦，口渴，尿黄，加黄连、黄柏各6g；便秘者，加生大黄3g。

（2）偏寒者，腹痛喜热喜按，吐清涎，尿清便溏，加白术、干姜各10g，熟附子6g，细辛3g。

**2. 针刺疗法**

主穴：大横（双）。配穴：足三里（双）、支沟。直刺大横，针尖微指脐部，根据年龄大小可针 2~3 寸。强刺激，泻法，即每穴大幅度捻转约 10 秒钟，不留针。针入 5~6 分时，有沿经分布之闪灼感，至要求之深度后，腹部有压迫感。捻转时腹部可呈现能忍耐之绞扭样和烧灼感酸麻感，部分患者有呼吸短暂之受阻感。出针后脐周轻微酸胀；部分患者有便意。上下午各针一次（共两次），或每天针一次，连续两天。对儿童患者，针两次，排虫率可达半数；针一次，1/4 患孩获排虫。

### （二）蛔结阻塞证（蛔虫性肠梗阻）

因蛔虫较多，或驱虫不当，激惹虫群乱动奔窜，纠结成团。症见腹痛腹胀，恶心呕吐，大便秘结，不得矢气，腹部攻撑，形成虫瘕，扪之腹部有条索状软包块，舌质淡红，苔薄白或薄黄腻，脉弦劲。治宜通里攻下。方用大承气汤加减。

**处方**：大黄 5~10g（后下），芒硝（冲服）、枳实、厚朴、桃仁、赤芍各 12g，莱菔子 15g。

**加减法：**

（1）恶心呕吐者，加竹茹、半夏各 10g，生姜 6g。

（2）疼痛剧烈者，加乌梅、延胡索、炒川楝子各 15g。

### （三）蛔厥证（胆道蛔虫症）

**1. 寒热错杂型**

突然胃脘部与右胁部疼痛，发作剧烈时弯腰屈膝，辗转难安，痛止复如常人；疼痛出现时，牵及背心及右臂，恶心呕吐，甚则吐蛔，汗出肢冷，舌质淡红，苔薄白，脉沉弦或沉伏。此乃蛔虫钻入胆道，形成寒热错杂之蛔厥证。治宜温脏安蛔，缓急止痛，寒热并治。方用乌梅丸、四逆散、金铃子散合剂化裁。

**处方**：乌梅 20g，炒川楝子、党参、熟附子各 12g，柴胡、枳实、赤芍、黄柏、干姜、延胡索各 15g，当归、桂枝各 10g，炙甘草 6g，细辛 5g，川椒 3g。

**2. 肝胆湿热型**

若腹胁疼痛剧烈，其痛拒按，寒热往来，心烦喜呕，口苦咽干，食纳极差，身目微黄，便秘尿赤，腹胀满甚，不得矢气，舌苔黄腻，脉弦数或滑数。证属肝胆湿热较甚，治宜和解少阳，清热通腑，利胆安蛔。方用大柴胡汤加减。

**处方**：柴胡、乌梅、炒川楝子、延胡索各 10~15g，金钱草 30g，枳实、厚朴、白芍、黄芩、半夏各 10g，生姜、大黄（后下）各 6g，大枣 5 枚。

此外，下述各种方法可酌情选用，配合主方治疗。

（1）胆蛔方：炒榧子肉、苦楝根白皮各 15g，使君子（打）、枣子槟榔（切）

各 12g，乌梅 10g。水煎，每天 2 次分服。此为 10 岁儿童剂量，可根据年龄、体质及病情增减。病势重，体质尚好者，可以每天 2 剂。此方除治疗胆道蛔虫外，对一般蛔虫病亦佳。服药后，多数在 12 小时左右排虫。

（2）乌梅胶囊：乌梅肉、川楝子各 40g，川椒、黄连各 20g，生大黄 10g。烘干混合研细末，装入胶囊，每粒 0.5g，成人每次 10~20 粒，每天 3 次，小儿酌减。治疗胆道蛔虫，症状缓解较快。

（3）胆总管死蛔方：柴胡、枳实、黄芩、生大黄（后下）、姜半夏、玄明粉（冲）各 10g，延胡索、生白芍各 15g，甘草 3g。水煎，每天 1 剂，连服 5 天。一般服药 5~15 剂可愈。

（4）痛区外敷方：雄黄 50~100g，研末与鸡蛋 2 个拌匀，用猪油煎成薄饼，纱布包好敷于疼痛处，外加热水袋。治疗胆道蛔虫。

（5）保留灌肠方：苦楝根皮 20~30g，煎汁 50ml，灌肠，保留 10~15 分钟后排便，治疗肠蛔虫病。

### 四、医案辑要

申某某，女，23 岁，1974 年 3 月 28 日初诊。

主诉及病史：脐周疼痛 1 年余。特点是每 10 天或半月即疼痛一次，有如欲痢状。经治（具体不详）乏效。

诊查：巩膜有蓝斑，舌苔薄白，脉细濡。

辨证：蛔虫病。虫积腹痛。

治法：安蛔，止痛，杀虫。

处方：乌梅 15g，槟榔 30g，炒川楝子、使君子、延胡索各 10g。

4 月 27 日二诊：服上方 1 剂痛止，2 剂巩固疗效，迄今未犯。现前额痛，他药治之。


# 丝虫病辨治


丝虫病为按蚊和曼蚊吸血传播的一类寄生性线虫病。成虫寄生于脊椎动物终末宿主的淋巴系统、皮下组织、深部结缔组织或浆液腔内。雌虫产生大量的微丝蚴。其临床特点早期是数月或数年间断长期发作淋巴管炎、淋巴结炎、睾丸炎和发热；晚期多因淋巴管阻塞引起鞘膜积液、乳糜尿、上下肢及生殖器或乳房象皮肿；血液中可检查到微丝蚴；嗜酸性粒细胞增高，皮肤试验或补体结合试验阳性。对人体致病的丝虫有8种，中国则主要是班氏丝虫病和马来丝虫病两种，波及一些省、市、自治区。其中仅山东、中国台湾、广东是纯班氏丝虫病流行区，余均为班氏丝虫病和马来丝虫病混合分布，有明显的地方性。危害流行区居民健康和经济发展。由于海群生、卡巴肿和左旋咪唑等制剂相继问世，使本病防治有所改观。

丝虫病所致淋巴管炎、淋巴结炎和发热属于中医学"流火""丹毒"范畴；象皮肿相当于中医学"脚气""缓风湿痹""大脚杆病"和"癞疝"等；乳糜尿、乳糜血尿属于中医学"膏淋""白浊"和"血淋"等范畴。其所致之由，缘于起居、生活、劳动和饮食失于调护，形寒饮冷，致使脾胃失于健运，不能化气行水，下输膀胱，是则湿邪浸渍经络，下注于脚，隧道壅塞，气血凝滞，以致胯间结核而痛，腿脚肿胀，久之则湿遏化热，引起腿脚蒸热灼痛。若罹病更久，失于治疗，阴损及阳，或病邪偏寒，或素体虚寒，以致脾肾阳虚，气寒血凝，经络为寒湿所充，则腿脚更加肿胀木硬与顽麻。若中虚脾弱，运化失职，水谷精微，反为湿浊，下注膀胱，则表现为溺若泔浆。若湿遏化热，损及血络，则发为赤浊，病久及肾，引起脾肾两虚，统摄无权，不能泌别清浊，则病势缠绵，迁延不愈。

本病的治疗首重杀虫，西医学所用海群生、卡巴肿、左旋咪唑等，因其不良反应大，尚有不少患者难于接受，而中医治疗在促使微丝蚴转阴方面有一定疗效，可补其不足。中医治疗急性期的淋巴管炎、淋巴结炎、睾丸炎等有较好疗效。不过这些炎症若单由丝虫所致者病程自限，2~3天自行消退，若不缓解者，往往继发细菌感染；若感染程度很重，高热持续不退者，当配合抗生素等治疗。慢性期的乳糜尿、象皮肿、鞘膜积液等，采取中医内治与外治结合也有一定疗效，但频繁发作的乳糜尿，经治疗无效和重症象皮肿，也可转手术治疗。

## 一、一般治疗

生活起居有常，按时作息，养成有规律的生活。戒烟酒，因烟草碱（尼古丁）能引起血管痉挛，加重气滞血瘀，而饮酒过量则易生痰火，都可加重病情。凡诊断为丝虫病，轻者（无任何症状、体征）可参加日常轻工作；重者应当完全休息，否则酿致流火的频繁发作，加重病情。若伴下肢象皮肿者，当嘱患者每日数次平卧位抬高肢体，以助淋巴与静脉回流，减轻肿胀，颇有效验。同时，注意调节情绪，焦虑与恐惧只能促进气壅血滞而加重病情。可率直地告诉患者，本病自从应用中医治疗以来，方法和手段极多，无论近期或远期疗效都较好，以消除其忧虑。伴或遗留乳糜尿、象皮肿的患者，还要建立长期治疗的观点，愉快地配合治疗，有助于缩短疗程，控制病情，早日康复。除此之外，饮食疗法有良好的辅助治疗作用，应当重视。食疗原则是宜清淡而富于营养，多吃新鲜蔬菜和水果，禁食或慎食生冷及辛辣炙煿。因过咸饮食，导致水钠潴留，加剧肿胀。应严格限制脂肪的摄入，因为高脂饮食后，淋巴管内压力增加，淋巴液流入尿路更多，从而加重乳糜尿。一般经正规治疗，乳糜试验连续 3 次转阴后，仍须严格限制脂肪饮食 3~6 个月，甚至 1 年之久，对此切勿掉以轻心。下面介绍几个食疗方，可因症选用。

（1）赤小豆 30g，黄泥土适量。赤小豆研细粉，黄泥加水搅拌，倒去最上层清水，取上层细泥糊，和入赤小豆粉为糊状，局部外敷，每日 1 换，对局部流火者敷之，一般 2~3 日炎症即告消退。

（2）榧发丸：榧子肉 150g，血余炭 30g，研末混匀，加等重量煎蜂蜜，调匀，搓成 150 丸，每次 2 丸，一日 3 次。4 天为一疗程，可用 1~4 个疗程，对微丝蚴转阴有较好的疗效。

（3）鲜山楂 1kg（小儿减半，如用干品，成人 250g，小儿 120g），洗净去核，下午 3 时开始当零食吃，晚 10 时吃完，晚饭禁食。次晨用槟榔 60g，煎熬至一小茶杯，1 次服完，在床上静卧休息。欲大便时，尽量坚持一段时间再大便，即可排出完整丝虫。冬天应大便在温水内，以免虫体遇冷缩回而不能全部排出。

（4）鲜龙眼树根 1kg，切碎，加水 2.5kg，煎煮 8~10 个小时，去渣过滤，浓缩至 120ml。每次 30ml，一日 2 次，连用 2 天。治疗丝虫病，微丝蚴转阴率颇高。

（5）荠菜：①荠菜粥：新鲜荠菜 250g，粳米 100g，加水按常法煮成稀稠粥，每日早晚温热食用。治疗乳糜尿，有很好的益气、健脾和止血的功效。唯不宜久煮，以免软烂，影响口味。②荠菜茶：荠菜 240g，白茅根 120g，切碎。每日 1 剂，水煎代茶饮，利水止血功著。③荠菜鸡蛋汤：鲜荠菜 250g（干品 100g 左右），鸡蛋 1 枚。将荠菜洗净后，放入瓦锅中，加水适量煎汤，水沸后，把鸡蛋去壳搅成蛋浆，倒入汤中再煮，沸后调味，吃菜和蛋汤。每日 1~2 次，连服 1 个月为佳。以上三种食疗剂型，可交替进行，以免单调使用，稍久生厌。

（6）药蛋及熏洗疗法：①核桃树叶 60g，石打穿（唇形科植物紫参）30g，鸡蛋 3 个。②白果树叶适量（外用）。前二味药煮鸡蛋，蛋熟后去壳，捣洞，继续煮至鸡蛋发黑。每晨吃鸡蛋 3 个，14 天为一疗程，未愈可继续服用。白果树叶每天煎水熏洗患处 1~2 次。本法简便易行，对轻度象皮肿效佳。

## 二、杀虫治疗

主要针对急性或慢性期微丝蚴阳性的病人，杀虫治本，以阻止病势发展。下列处方可因便选用，一般均无不良反应。

（1）八味槟榔丸：枣子槟榔7.5kg，炼雄黄0.5kg，吴茱萸、生牡蛎、茜草根、苏子各1.5kg，榧子肉0.75kg，木瓜0.25kg。共研细末，水泛为丸，如胡椒大，每日上午4时，下午10时各服10g，温开水送下。疗程15~20天。

（2）苍龙漆雄丸：炒苍术、地龙（焙）各0.5kg，干漆300g（炒令烟尽），雄黄180g（水飞），共研细末，水飞为丸，如绿豆大。成人每日早晚各以开水送服4.5g，3天为一疗程。

（3）复方棠棣糖浆：棠棣树叶30g，百部8g，雷丸12g。制为糖浆剂，一日2次分服，连用7~14天。

（4）加味使君子汤：使君子20枚，马鞭草、穿山甲各15g，鹿角屑18g，黄柏、牛膝、川楝子各9g，桃仁、远志、归尾各6g，煎服法同上。

（5）马苏青蒿汤：马鞭草20g，苏叶15g，青蒿12g，加水约150ml，煮沸浓缩至80ml。分早晚两次饭前服，7~10天为一疗程（年龄在1~10岁，11~15岁分别按成人量1/3、1/2服用）。少数患者服后轻度头晕、恶心或腹痛，无须另作处理。本方对微丝蚴阳性转阴率较高。

（6）5%冬桑叶注射液：每日4ml，肌内注射，连用7天，休息10天，进行第2疗程，可用3个疗程。

（7）糯稻根：120g，水煎，一日2次分服，连用5~10天。

## 三、对症治疗

### （一）急性期

急性期以全身性过敏反应症状，发热、恶寒、肌肉疼痛，以及淋巴管炎、淋巴结炎的周期性发作为主要表现。精索炎、附睾炎、睾丸炎的反复发作，则见于班氏丝虫病。皆由湿热成毒壅滞经脉所致，其证标实为主，在积极杀虫治疗的同时，当配合下述各种对症治疗方法。

**1.急性淋巴管炎和淋巴结炎**

多见于下肢，每月或数月发作1次，多有高热，达39~40℃，恶寒甚至战栗，头痛，恶心，舌质红，苔白腻或黄腻。伴有局部淋巴结肿胀疼痛，淋巴管亦肿胀压痛，常可触及，并可出现由近及远的逆行红线。有的可出现成片红肿，如丹毒状。其发作可2~3天，自行消退，为湿热化毒壅滞经脉之证，古称流火，治疗当清热除湿、疏通经脉。下列各方酌选。

（1）连翘丸：偏热盛者用本方。

连翘、玄参各1.5kg，夏枯草0.5kg，前两味共研细末，以夏枯草浓煎取汁泛丸胡椒大。成人每日早、中饭前开水吞服10g。亦可按比例作煎剂服。

（2）复方苍黄煎：偏湿盛者用本方。

苍术、木瓜、防己、百部、槟榔各10g，黄柏、牛膝、威灵仙各15g，水煎服。

（3）香附末：经络壅滞较甚者用本方。

香附30g，焙干研末，每日1次，每次6g，温黄酒送服，以微醉为度。不饮酒者，温开水送服。服后盖被取汗更佳。

**2. 睾丸炎、附睾炎、精索炎**

表现为一侧腹股沟向下牵延至阴囊痛，有的放射至大腿内侧，睾丸或附睾肿胀、压痛，精索上可扪及多个结节，伴有发热等症。若无继发细菌感染，数天自行缓解，留下变小变硬的肿块。其时舌质多红而苔黄腻。是为肝经湿热成毒下注所致。治宜清热利湿，疏肝解毒。方用三妙散合龙胆泻肝汤化裁：苍术、黄柏、土茯苓、柴胡、白鲜皮、泽泻、车前子、薏苡仁、威灵仙、木瓜、防己、川楝子、牛膝各10~15g，龙胆草5g，赤芍15g。

## （二）慢性期

慢性期临床表现，主要是反复发作的淋巴管、淋巴结炎，引起淋巴阻塞逐渐加重，刺激纤维组织大量增生，皮肤和皮下组织不断增厚，变粗变硬，而形成上肢、下肢、阴囊、乳房、阴唇、阴茎等部位的象皮肿。同时，也可因淋巴系统阻塞，淋巴回流障碍、瘀积、压力增高，久之淋巴管曲张、破裂，导致乳糜尿，或淋巴腹水、乳糜腹泻和鞘膜积液等症。皆由湿热壅滞，经脉瘀阻所致，本虚而标实。在治疗上，流火发作时，以治标实为主，清热、除湿、杀虫；缓解时，则标本同治，杀虫、通瘀、补虚。分述如下。

**1. 象皮肿**

多见于下肢，约占95%，其次是阴囊和上肢，偶见乳房、阴唇、阴茎等处。患部皮肤粗糙角化，状如象皮，自觉酸胀麻木重痛，随着流火反复发作，足腿等越长越粗大，以致行动困难，有的患者走路稍远，则脚趾皲裂，溢出黄水，且易造成局部的细菌与霉菌感染，而这些病损更加重了象皮肿的程度，为现代难治之疾。中医采取内治与外治结合，有一定疗效。下述汤药、针药、针灸、熏洗、罨包、烘绑等法，可灵活选用，如内服汤药加针灸、罨包，或针药注射加烘绑疗法，或汤药内服加烘绑疗法等，因症因便结合进行。

（1）内治法：下述方药和针药，可根据其象皮肿的部位或伴发流火与否适当选用。

①加味茯槟汤：茯苓皮15g，槟榔25g，牛膝12g，苍术、归尾各9g，桑白皮、红花、木瓜、炮山甲各6g，生姜皮5g，桂心1g。水煎，一日2次温服，连用1~2周。用于治疗下肢象皮肿。

②复方马钱子散：制马钱子125g，穿山甲、僵蚕各37.25g。共研细末，或制成丸，一日2次，每次服1.5g(含制马钱子0.935g)，5日为一疗程。用于象皮肿。

③复方橘核茴香汤：橘核15g，小茴香、香附、山楂核、川楝子、赤芍、茯苓、陈皮各9g，桃仁、广木香各6g，红花3g。水煎，一日2次分服，连用10天。用于阴囊象皮肿。

④小金丹（市售成药）：每次1丸，一日3次，好酒适量加入温开水内服。用于合并流火者，有良好的解毒定痛、活血软坚功效。

⑤ 10%~30%胎盘组织液：每次肌内注射5ml，可由每天或隔天1次延长至每周注射1~2次。可使局部淋巴肿胀明显消退，局部变软，减少和终止流火的发作。

⑥ 10%蚕蛹组织液：剂量用法同上。治疗象皮肿，近期和远期疗效均较好。

（2）外治法

①熏洗疗法：下述方药任择其一使用。

a）漏芦汤：漏芦9g，茜草、牛膝各60g，五加皮120g，升麻、麻黄各3g，白蔹、白薇、白芍、甘遂、紫草、甘草各6g，枳实5g，芒硝10~30g（兑入）。煎汤熏洗，一日2次。

b）乌樟松姜汤：鲜乌柏、樟木、松针各60g，生姜30g，浓煎，每天晚饭后熏洗，连用15~30天。

c）乌柏根60~90g，煎汤，局部熏洗，一日2次。

d）方苍桉熏洗剂：苍术30g，桉树叶60g，樟木20g，明矾10g（另后兑入）。煎汤，局部熏洗，一日2次。加土烟叶15~20g更佳。

上述熏洗药或内服药，在第二煎之后，其药渣均可趁热布包敷之，稍凉即换，每次15~30分钟，有效。

②针灸疗法：穴位以肝经(行间、太冲、中封、蠡沟、膝眼)、脾经(三阴交、阴陵泉、公孙、商丘)、肾经（复溜、照海、太溪）为主，辅以胃经（足三里及上巨虚、下巨虚、条口、解溪）、胆经（阳陵泉、阳交、绝骨）、膀胱经（委中、昆仑、仆参、委阳）三经穴位，另酌加环跳、风市、阴市、犊鼻、梁丘等。每日选取3~5穴，各组轮番择用，治疗8天，停针2天。一般3~5天后多数小腿轻松、灵活，行动方便，10天后肿胀基本消除，僵硬粗糙的皮肤变松软，20天后皮肤上鳞屑样斑块及丛生肉刺渐脱，1个月后皮肤柔软光滑或接近柔软光滑。

③烘绑疗法：烘炉建造：以砖块砌成罐形状炉，炉壁下方炉底处开一小口（掏火灰用），炉壁上方筑一缺口，宽约18cm，高约10cm（坐时放置大腿），炉高约50cm，炉口直径约22cm，炉中约38cm，炉底约25cm，炉壁厚约15cm，内层用黄土调食盐2.5kg涂上约3cm厚，竣工炉干即可使用。有条件者或患者多的地区，宜按患腿肿大程度不同，建造大小不同的炉灶，选择应用。患肢放入炉内，应距离炉壁10cm左右，以免灼伤皮肤。

a）烘法：先将木柴放炉内，焚烧15~20分钟，至炉壁内层红热后，再把木炭和残柴掏尽，炉底放进一块砖头，避免灼伤足底，然后将患腿伸入炉内，炉上以毛毯或麻袋盖紧减少散热，温度以能耐受为度，一般为60~80℃，烘烤时间20~30分钟。

b）绑法：烘后患腿皮肤潮红，出汗以棉花拭干后，绷带紧扎，尽量减少走路，最好平卧抬高患肢40~60cm（放于叠好的棉被上），每日4~6次，每次10~30分钟，加快消肿速度。绷带须长期紧扎，不能随意放开（也有主张睡前松开者），影响疗效。

c）疗程：隔日烘1次，12次为一疗程，每个疗程间隔1~2个月，需坚持反复治疗。采用烘绑疗法，较之单绑（只绑扎，不热烘）收效快，而且烘绑次数（20~28次以上）越多疗效越好。烘绑旨在促进局部微血管的全部开放乃至扩张，增加局部血流量，加速对组织液中水分的回收。治后色泽和腿围接近健侧，显微镜检查表皮由厚变薄，绝大部分炎症细胞消失，弹性纤维逐渐恢复至正常水平，标志着从根本上恢复了组织细胞的生理功能，提高了疗效。

**2. 乳糜尿**

乳糜尿也可发生于非寄生虫性疾病，如结核、恶性肿瘤等慢性进展性病变，广泛地侵犯腹膜后淋巴结，虽少见应排除。乳糜尿更多见于丝虫病中的班氏丝虫病，有文献竟高达78.3%；马来丝虫病中有少数出现。呈间歇性发作，严重者可为持续性，但通常是骤然出现，其尿呈乳白色；若呈粉红色者，往往是镜检或肉眼血尿。中医责之为内虚，即脾阳下陷，中气不足，谷气下流，为其发病主因及机转，而湿热下注，命门火衰仅为辅因而已。一般溺若泔浆，甚则久病伤络，或湿热伤营，损及血络。则尿色鲜红或红白杂见。下述方药与针刺方法，酌情选择并配合使用，加以饮食调治，更有效果。

（1）固定方加减论治：根据本病缘于中虚脾弱，运化失职的基本病机，组成固定方，再按不同兼证，加减应用。

党参、黄芪、芡实各15~25g，白术、陈皮、升麻、柴胡、当归各10g，金樱子10~25g，大枣5枚，炙甘草3g。水煎，一日2次分服。

**加减法：**

①脾虚甚者，加黄精、山药、山楂、麦芽、莲肉、扁豆、薏苡仁各 10~15g。

②头晕目眩，面色苍白，纳差乏力者，为血虚，加茺蔚子、枸杞子、龙眼肉各 15g，山茱萸 10g，熟地黄 12g。

③乳糜尿消失缓慢者，加草薢 12g，覆盆子、益智仁、莲须各 10g，桑螵蛸 15g，海螵蛸 15~30g。

④尿色鲜红或红白杂见者，加茜草 12g，血余炭 15g，蒲黄 25g，藕节、白茅根、小蓟各 30g，三七末 3~6g（冲服）。

⑤尿色黄浊，臭味较大者，加木通、黄柏、竹叶各 10g，生地黄 15~30g，六一散 20g。

⑥排尿艰涩不畅，或夹凝块，尿时坠胀或痛者，加虎杖 15~30g，瞿麦、牛膝各 12g，台乌药、石菖蒲各 10g，向日葵心 30g，琥珀末 6g（冲服）。

⑦腰膝酸痛者，加桑寄生、菟丝子各 15g，山茱萸 12g，炒杜仲、续断各 10g。

⑧失寐者，加龙骨、龙齿、牡蛎、珍珠母、龟甲、磁石各 15~30g。

⑨舌红口干，渴喜冷饮者，黄芪、升麻、柴胡、陈皮暂小其量，北沙参易党参，加生地黄 15~30g，玉竹、麦门冬各 15g，或知柏地黄丸或六味地黄丸，一日 3 次，每次 10g。

⑩腰酸肢冷，右尺脉沉微，辅以金匮肾气丸，一日 3 次，每次 10g。

下面介绍的几种单方验方，在用固定方加减治疗无效的情况下，可选择其中之一使用，同时配合针灸、食疗。

①射干 12~25g（病程短，体弱者 12~15g；病程长，体壮实者 20~25g），病程较长者加川芎 15g，赤芍 12g；乳糜血尿者加生地黄、仙鹤草各 15g，藕节、白茅根各 30g。

②玉米须 30g，水煎，日 2 次分服。或芹菜根、荠菜花、糯稻根各 60g，水煎，分 2 次服。均服 10 天。

③贯众 1500g，用白醋 250ml 浸泡后，放入木炭烧红的铁锅内烧为灰白色粉末，过筛备用。每次 2g，一日 3 次，白糖水冲服，治疗乳糜血尿。

④鲜萹蓄 60~90g，加鸡蛋 4 个，生姜片 9g，加水 500g，煮蛋至熟，去蛋壳后，再煮水量减半，入红糖 30g，吃蛋喝汤，连用 20 天。

⑤25% 冬桑叶口服液，每次 200ml，一日 3 次。1 个月为 1 个疗程，连服 1~6 个月。对乳糜尿疗效佳，对于乳糜血尿亦佳。

（2）针灸治疗

①体针：下述两组穴位交替使用。第一组主穴：足三里、阴陵泉、委阳、脾俞、肾俞、三焦俞、志室；辅穴：乳糜血尿加血海；膏淋稍劳即发加气海；尿时艰涩、少腹满痛者，加太冲。第二组主穴：膻中、神阙、水分、中极（或关元）、大包、气户、三阴交；辅穴同前加阿是穴（切痛点）。有热者，针灸兼施，以针为主；阳虚者针灸并用，以灸为主。刺激强度按常规，留针10分钟，每日或隔日1次，10次为一疗程。虚证加神阙穴，食盐填后，施灸（悬灸），每次10分钟。

②电针：第一组穴位：足三里、肾俞、京门、天枢、大肠俞、三阴交。第二组穴位：气海俞、小肠俞、膀胱俞、水道、次髎、阴陵泉。手法以提插为主，捻转为辅，针感传至患侧肾区或少腹部，留针40分钟，接电针仪进行刺激（以能耐受为度），每日1次，10次为一疗程。两组交替进行。

③水针：当归注射液或丹参注射液，取肾俞、阴陵泉、箕门、关元、中极、膀胱俞、足三里、三阴交。上药任选一种，每次取2~3穴，每穴注药0.5~1ml，每日或隔日1次，10次为一疗程。

④耳针疗法

耳压疗法：取肾、输尿管、膀胱、外尿道、神门、交感、肾上腺、皮质下、脾。用橡皮膏将王不留行籽粘贴于上述穴位，每次取4~5穴，3天换药1次，每日压迫5次，换药10次为一疗程。

耳穴药物注射疗法：取肾、膀胱、神门、皮质下，以维生素$B_1$或$B_{12}$每日取一侧4穴，每穴注射药物0.1ml，左右交替使用，8天为一疗程，疗程间隔3天。

⑤头皮针：取左侧胸腔区与生殖区中点、左侧感觉区。分别从两区（点）进针，沿骨膜向外侧斜刺，约2.5cm。留针30分钟，其间每隔5分钟运针数次，加强刺激，5~7次为一疗程。

（3）善后调治

积极而彻底地治愈现症患者，是消灭传染源的一个最重大措施。而与此同时应予并重的是，在流行区灭蚊和消灭蚊虫滋生场所，生活和工作环境要装密孔纱门、纱窗，或使用电子驱蚊器，或晚上睡觉挂蚊帐，防止蚊虫叮咬，截断或减少感染传播机会。

本病中医或中西医综合治疗，虽疗效尚可，但因其无终生免疫性，治愈后可重复感染，再度罹病。象皮肿缠绵难愈，乳糜尿复发率高，故近年多数学者主张象皮肿烘绑疗法，烘绑次数越多越好，而乳糜尿患者乳糜试验转阴后，仍应继续服药3~6个月之久，之后给服补中益气丸和六味地黄丸，晨晚各服10g，连服3~6个月，辅以荠菜等饮食疗法。同时还可以配合内养功、意守丹田法和真气运行法等气功锻炼，一方面给病变部位以充分休息的机会，一方而促进气畅血行。如此先后天并补，动静结合，可降低复发率。

## 四、医案举要

### 案1

高某某，男，43岁，1983年9月20日初诊。

主诉及病史：6年前因小便反复出现小便米泔水样尿，以"乳糜尿"之诊断于1983年8月29日住入泌尿外科病房，给服呋喃呾啶，3％硝酸银50ml肾盂冲洗3次无效，遂邀中医科会诊。

诊查：头晕乏力，舌质淡红，苔薄白润，脉沉细濡。

诊断：乳糜尿。证属中气虚弱，精气失固。

治法：补中益气，收敛精气。

处方：明党参（黄芪缺货加大参类用量，下同）、芡实、金樱子各30g，山药、桑螵蛸各15g，炒白术、莲须、益智仁、覆盘子各12g，当归、升麻、柴胡、陈皮炮姜6g，大枣6枚，炙甘草3g。日1剂。水煎服。

11月9日二诊：服上方9剂，尿色转清澈，后偶有尿浊，与不能保证素食有关。于10月7日、12日两次尿乳糜试验均（-）。数日后又解乳糜尿，伴腰部偶有不适，睡眠较差。

处方：太子参、金樱子各30g，射干、苦参、萆薢各15g，炒白术、益智仁、覆盘子各12g，当归、升麻、柴胡、杜仲各10g，大枣6枚，生姜、炙甘草各6g。

药后尿色一直清澈，11月23日尿乳糜试验（-）。续服上方巩固至11月28日出院。

### 案2

王某某，女，45岁。1980年10月18日初诊。

主诉及病史：3个多月前劳累后小便呈米泔样，并间以白色絮状物及血丝，曾在某医院诊断为"乳糜血尿"，行逆行冲洗，服中药萆薢分清饮加味40剂，小便依然如故，乳糜试验仍阳性。即来我科就诊，予住院治疗。

诊查：小便混浊，状若米泔且带血，小便乳糜试验阳性。兼头晕目眩，腰酸痛，倦怠乏力，身灼热，舌白脉细。

诊断：乳糜血尿；膏血淋。证属中气虚弱，精微不固，热伤血络。

治法：补中益气，摄精固秘，凉血止血。方遣补中益气汤、与水陆二仙丹等方合剂化裁。

处方：党参、黄芪、金樱子各25g，芡实、小蓟、藕节、白茅根各30g，白术、乌贼骨各 15g，茜草 12g，当归、升麻、柴胡、陈皮、血余炭各 10g，炙甘草3g。

服上方 4 剂后，精神渐振；20 剂后小便清澈，尿检正常，仅腰酸胀微痛。11月 26 日起，原方去小蓟、藕节、血余炭、蒲黄，加桑寄生 15g，炒杜仲、覆盆子各 10g，益智仁、山萸肉、枸杞各 9g，滋补肝肾，尿乳糜试验转阴性。之后多次小便检验均正常，乳糜试验阴性，证实疗效巩固，12 月 22 日痊愈出院。

【按语】

案 1 为病程 6 年施以常规治疗罔效之乳糜尿，断为中虚精气失固，径用补中益气汤加水陆二仙丹伍以桑螵蛸、莲须、益智仁、覆盘子诸药固秘精气而愈。案2 为中虚膏淋误施分清，改投补中益气告愈之典型案例。"乳糜尿"属中医学"膏淋"范畴，《医学入门》谓之"血淋如膏"。前贤对其病因病机，多以湿热立论，亦有主热者，故难怪前医径用清热凉血、利尿除湿，佐以温肾化气以泌别清浊之剂。但为何用药后依然如故？是故李教授重审病机，乃中气不足，改投补中益气汤、四乌贼骨—芦茹丸佐水陆二仙丹等获痊。


# 葛根临证应用新识和发挥


葛根，在中医学是作为解表药应用。《伤寒论》葛根汤中以之为主药治疗太阳阳明合病之项背强几几等症，《金匮要略》以本方治疗"太阳病，发热无汗，反恶寒"的"刚痉"。这里的"痉"，《千金要方》云为"项强急，口噤，背反强"。说明本方解肌发汗，缓解痉挛治疗项背强急，确乎源远流长。昔有葛根"劫胃液"之说，为此，李老 20 世纪 60 年代末即考证多家论说"葛根"，如《神农本草经》明言"主消渴、身大热"；《药性论》："止烦渴"；《本草正》："其凉散……凡解散之药多辛热，此独凉而甘"；仲景桂枝加葛根汤以解阳明肌表之药，并生津液。今世医者亦每以之治疗消渴病。由是观之"劫胃液"之说，大有商榷之余地。

卫生部中医研究院（现中国中医科学院）西苑医院单用本品制成"愈风宁心片"，多家医院应用结果表明，改善头痛、头晕、记忆力减退、失眠或嗜睡和项背强急等症状疗效颇佳，头部普遍有明显的清新感，并无化热、口干等不良反应，可为佐证。同时，李老将葛根广泛用于外感风寒致项背强痛，颈椎病项背强急疼痛，脑动脉硬化和椎-基底动脉供血不足所致头晕头痛、上肢发麻酸胀疼痛；耳鸣，突发性耳聋；肩关节周围炎；颜面神经麻痹；等等，均在辨证方药中加以本品，有不同程度提高临床疗效之作用。其可作为引经药，亦可作为解痉药，亦可作为冠心病的首选药物（增加血流量，而不增加耗氧量），获效多数皆称满意。

脑动脉硬化是临床常见的老年疾病之一，多归因于老年人气血渐衰，进而亏虚，血脉瘀滞，故临证每以补益气血、行气活血、化瘀通络为常用治则。

**【验案辑要】**

### 脑动脉硬化

袁某某，男，56 岁，干部。1991 年 7 月 29 日初诊。病史：头晕头痛左上肢麻木逐渐加重 4 年收治入院。脑血流图示：右侧脑血管阻力增高，左侧脑血管弹性减低。眼底检查：眼底动脉硬化。现症：双眼视物模糊不清，记忆力明显减退，耳鸣，双上肢时有震颤，行动不便，胸闷心悸，气短汗多，时作寒热，舌质淡红，苔薄黄腻，脉细弦数。辨治：证属风阳上扰，痰蒙清窍，肝阴不足，气滞血瘀。法当疏风清热，平肝潜阳，痰瘀同治。

处方：①葛根 30g，白蒺藜、夏枯草各 15g，石决明、草决明、丹参、车前子各 25g，蔓荆子、牛膝各 10g，甘草 3g。

②复方丹参注射液 5 支加入 10%葡萄糖注射液 500ml 静脉滴注。

服上方 6 剂，寒热除，头痛止，出汗减，耳鸣消失，头晕及肢麻好转，余况如前。虑及该患乃气阴两虚之体，阴虚则阳升，肝阳上亢，痰瘀交阻。故继予损其有余，补其不足，用气阴双补、清肝利湿、活血化瘀法。

处方：北沙参、黄精各 25g，麦冬 15g，丹参 25g，当归、降香各 15g，泽泻、葛根、草决明各 30g，川芎、山楂各 15g，炙甘草 3g。

服上方 10 剂，头晕消失，头痛耳鸣未再发，左上肢麻木消失，时轻度心悸，胸闷气短，唯左上肢仍震颤。上方去草决明、山楂、炙甘草，加僵蚕 10g、钩藤 15g 以平肝息风，地龙、赤芍、红花各 15g 活血化瘀通络，地龙化瘀且搜逐经络窍隧之风痰。服上方 4 剂后，胸闷心悸气短好转，各况佳，左上肢震颤依然如故。9 月 4 日脑血流图检查：正常。上方更当归为 25g，以加强活血化瘀。半个月后加白芍 60g、炙甘草 6g。间断用复方丹参注射液，用法同前。用药至 9 月 28 日，发现原满头花白头发已多数转黑之中，枕部几乎全部转黑，顶部及双鬓部亦有改观，精神佳。10 月 26 日脑血流图检查仍属正常。至 11 月 14 日左手震颤有好转，但右手仍甚。此属肝肾不足，肝肾同源，肝"淫气于筋"，肝血充盈才能濡养筋脉，故法更补气养阴，滋补肝肾。处方：黄精、桑椹、白芍、葛根各 25g，麦冬、何首乌、当归、地龙、酸枣仁各 15g，白薇 12g，僵蚕 10g，麦芽 30g，大枣 6 枚，羌活、炙甘草各 3g。后各况稳定，无头晕痛、胸闷、心悸，眠纳佳，双手震颤明显减轻，于 11 月 25 日出院。

**【按语】**

本案头晕头痛，左上肢麻木逐渐加重兼肢体震颤，双眼视物模糊，记忆力减退，实缘于病久气阴两虚，气血不足，血脉瘀阻。气郁化火，耗伤肝阴，风阳上扰清窍，则头晕头痛耳鸣，且时作寒热；脑为髓之海，气血亏虚，肾精不足，脑失所养则记忆力减退；肝为风木之脏，易动风化火，肝又主筋，肝阴肝血不足致肝风内动，故肢体麻木震颤，行动不便；气阴两虚，痰湿阻遏胸阳，气机不畅则胸闷心悸气短，汗出，舌质淡红，苔薄黄腻，脉细弦而数。李老细觅病源，详加辨证，认为本病系本虚标实，虚实夹杂，如只知治其标，不顾其本，累投平肝除湿之剂，虽使肝阳得平，痰热得清，但气阴未复，头晕头痛，肢体麻木震颤之症终难愈也。

平息肝风内动，当为治疗首务，药用葛根、白蒺藜、夏枯草、蔓荆子、草决明疏风平肝、镇肝清肝；葛根、丹参、牛膝活血化瘀、滋补肝肾，扶正与驱邪兼施，气血并调，故服上方6剂，寒热除，头痛止，出汗减，耳鸣消失，头晕及肢麻好转。二诊虑及该患为气阴两虚之体，阴虚则阳升，故李老继续采取损其有余，补其不足，调整阴阳之法。用大剂葛根、泽泻、草决明清肝泻肝而不伤阴；北沙参、黄精、麦冬补气养阴填精；丹参、当归、降香、川芎、山楂活血化瘀，降气辟浊；诸药相伍，补中有清，清中有补，使阴平阳秘，头晕消失，头痛耳鸣未再发。三诊时，上肢震颤，乃气血不和，肝血不足，肝风内动。准前法去草决明、山楂、甘草，加僵蚕、钩藤化痰息风；僵蚕、地龙与赤芍、红花配伍，痰瘀共治，脑血流图转为正常。缘手颤依然（左轻右重），遂遣白芍、何首乌滋补肝肾，养血柔肝，俾气血大和，诸症自已。佐当归、地龙养血活血化瘀；麦冬、酸枣仁养心血，安心神；白薇、僵蚕、羌活清肝疏风；麦芽、大枣、炙甘草，疏肝和胃，养心安神，收效满意。纵观全方，条缕清楚，处方遣药，紧扣病机，随证加减，融合有度，奏效故捷。


# 葛根为主治疗脑血流图异常50例简介

据报道中药葛根黄酮有增加脑动脉、冠状动脉血流量的作用，对脑血管扩张作用比冠状血管明显。葛根总黄酮能使高血压病人异常脑血流图正常化。我们先后对近百例病人进行治疗观察，今将50例观察系统病例作一小结。

## 一、一般资料

性别：男 36 例，女 14 例；年龄：31~40 岁 2 例，41~50 岁 21 例，51~60 岁 21 例，61 岁以上 6 例；职业：干部 22 例，工人 21 例，农民 2 例，家属 5 例；民族：汉族 49 例，维族 1 例。

## 二、临床资料

原发病：脑动脉硬化 10 例，脑动脉硬化并冠心病、心律失常、肺气肿，早期肝硬化、十二指肠球部溃疡和输尿管结石各 1 例，高血压病 4 例，冠心病 1 例，坐骨神经痛及并高血压者各 1 例，颈椎病 4 例，高脂血症 3 例，血栓闭塞性脉管炎 4 例，心律失常、下肢血栓性静脉炎、内耳眩晕病、慢性肝炎、慢性胆囊炎、胆石症、慢性肾炎、胸膜炎、肾结石、阳痿、前列腺炎各 1 例。以上共 50 例，皆有不同程度之脑血流图异常改变，除 3 例无任何症状外，余不同程度地有头晕、头痛、记忆力减退、失眠或嗜睡和项背强急等症状。

## 三、治疗方法

葛根 30g，加入当天辨证论治方药中同煎，一日 1 剂。其中 12 例曾加用丹参注射液，1 例并用毛冬青，1 例并用丹参及菸酸肌醇脂。一般以 1 个月为一个疗程。

## 四、疗效观察

### （一）疗效标准

（1）显效：症状消失或显著减轻，脑血流图完全恢复正常者。
（2）有效：症状减轻，脑血流图明显好转或好转者。
（3）无效：即使症状好转甚至消失，脑血流图无进步者。

### （二）疗效观察

50 例中，除 3 例未复查，另 8 例虽然症状好转但未完成疗程外，其余 39 例脑血流图复查结果：显效 19 例，有效 10 例，无效 10 例，多数治疗 1~2 个疗程，个别 3~4 个疗程。

本组有 36 例治疗前后描记脑血流图。经以葛根为主治疗后，脑血流图波形均有不同程度的变化，其中陡直波无变化，转折波、圆顶波变化轻微，平顶波较易转变为正常波，重搏波变明显者占 58.3%，表明脑血管紧张度有所减低。

经葛根为主治疗后脑血流图各参数均有不同程度改变：流入时间缩短占 55.6%，主峰角变小者占 52.8%，血管阻力指数变小者占 55.6%，这些指标改变表明脑血管弹性好转，紧张度降低。波幅高度增加占 52.8%，表明脑血管充盈度有所增加。详见下表。

36 例用葛根为主治疗对脑血流图有关参数的影响

| | 增加 | | 减少 | | 无变化 | | 合计 | |
|---|---|---|---|---|---|---|---|---|
| | 例数 | 百分比（%） | 例数 | 百分比（%） | 例数 | 百分比（%） | 例数 | 百分比（%） |
| 流入时间 | 9 | 25.0 | 20 | 55.6 | 7 | 19.4 | 36 | 100 |
| 波幅 | 19 | 52.8 | 15 | 41.7 | 2 | 5.5 | 36 | 100 |
| 主峰角 | 13 | 36.1 | 19 | 52.8 | 4 | 11.1 | 36 | 100 |
| 血管阻力指数 | 13 | 36.1 | 20 | 55.6 | 3 | 8.3 | 36 | 100 |

## 五、讨论

（1）葛根化学成分有黄酮苷元、黄酮苷、黄酮素。我国多用水煎剂或黄酮总苷。有人发现总黄酮能增加麻醉犬脑血流量，降低血管阻力，静脉注射 30mg/kg 能使血管阻力降低，说明其对脑血管之扩张作用。总黄酮有使异常脑循环正常化的趋向，而临床上常用的脑血管扩张剂罂粟碱则缺乏此种作用。葛根水煎剂和酒浸剂均具温和的降压作用。总黄酮不仅有改善脑循环作用，而且有改善外周循环作用，因而推测葛根改善高血压病人症状可能与上述因素有关。阜外医院对 18 例高血压病人肌内注射总黄酮 200mg，给药后 53% 的患者脑血流图有改善。本组 50 例患者中，除 3 例原本无症状者外，余均症状好转，有的即使脑血流图无进步，症状亦完全消失。已完成疗程并复查的 39 例，脑血流图恢复正常者达 16 例，好转 10 例，初步疗效尚可。

本组显效 19 例中未用丹参者 11 例，有效 10 例中未用丹参者 5 例，而无效病例中亦有加丹参仍罔效者。我们曾观察数例仅静脉滴注或肌内注射丹参注射液者，对脑血流图异常改变无影响。辨证论治方药中，寓活血化瘀治则者有之，然非此法者亦有半数，故可以认为疗效的显现，主要是葛根。当然，亦不能排除某病例并用活血化瘀治则，有可能产生协同增效作用的情况。总之，说明葛根确系一种治疗脑血管疾患有前途的药物，值得继续加以研究。

（2）脑血流图检查受到若干因素影响，本组除3例外，临床上均有不同程度的脑供血不足症状表现。其中2/3病例虽尚不足以构成脑动脉硬化之诊断，但却存在不同程度脑供血不足的表现，故亦亟须引起重视。"未雨绸缪"，此时进行早期治疗，有其重大意义。

（3）有单位曾以葛根治疗突发性耳聋疗效较以往用西药明显提高，并认为该病一定程度上反映出椎－基底动脉系统供血不足的倾向。一般说来，动脉硬化、脑血栓形成和颈椎病等皆存在此种病理状况，从而为葛根的扩大临床应用开拓了新的途径。

（4）本组病例多数治疗1~2个疗程，个别3~4个疗程，似存在着疗程越长，疗效越强的趋势。今后，若能在剂型改革、给药途径和剂量优选上有新的突破，疗程可望缩短，疗效当可进一步提高。

注：行脑血流图有关参数分析时，有3例已出院，病历暂未找到，故以36例进行分析。

附志：本文承我院李永年副院长审阅指正，整理资料过程中蒙病案室骆旸同志大力协助，并此致谢。

# 李兴培教授辨治痹证的学术思想和经验

李兴培教授治疗痹证，学术思想开阔，辨证简约贴切，用药灵活，屡奏佳效。现予扼要讨论如下。

## 一、论病机，本体先虚，风寒湿乘隙入侵

通过几十年来的临床观察，李老从中医观点出发指出致病之因："皆本体先虚，腠理空疏，风寒湿邪乘隙侵入乃发为痹。"即由于人体体质虚弱，气血不足，或劳累过度，肌肤毛孔疏松，营卫不固，外邪乘虚而入，按肌表、经络、脉络、肌肉、筋、关节次第传变，最深达于骨骼，彼时邪气留恋难去，治颇掣肘。

## 二、议治则，首重益气养血，尚须佐通络宣痹

从丰富的临床生涯中，李老体悟到，痹证病程多久远，鲜有不伤及气血阴阳者，是故以"扶正驱邪"为指导思想，提出益气养血、通络宣痹的治则，因创"益气养血宣痹汤"。

处方：黄芪15~30g，当归10~15g，桂枝6~10g，白芍、威灵仙、寻骨风、防

己、鸡血藤各 10~30g，生姜 3~15g，大枣 3~7 枚，蜈蚣全蝎散（等量为末，冲服）3~6g，炙甘草 1~6g。用法：一日 1 剂，水煎，分 3 次热服。一个月为一疗程。

本方充分体现了扶正与驱邪的有机联系，益气养血与活络宣痹之间的巧妙结合，理法井然，表明该方确具调和营卫、益胃健脾、养血祛风、宣痹定痛之殊功，为临床治疗痹证提供了有益的思路。十几年来用此方治疗痹证 418 例均获较满意疗效。

### 三、求疗效，关键辨证论治全面

李老认为，本病之治，选用益气养血宣痹汤，固然抓住了疾病的共性，但临床兼证层见迭出。显而易见，方药之适当增损，借以全面兼顾势所必然。如疼痛不甚，去蜈蚣全蝎散；行痹酌加防风、白芷、羌活、独活、荆芥；痛痹酌加熟附子、制乌头、细辛、乌梢蛇、雪莲花、青风藤、海风藤；着痹酌加苍术、薏苡仁、五加皮、海桐皮、木瓜；热痹酌加石膏、知母、忍冬藤、秦艽、地龙、络石藤；骨痹酌加补骨脂、巴戟天、鹿角霜、透骨草；顽痹酌加水蛭、露蜂房、穿山甲、土鳖虫、黑蚂蚁、千年健；气虚甚者酌加党参、白术、黄精、仙鹤草；血虚甚者酌加熟地黄、枸杞、何首乌；气阴两虚者酌加北沙参（甚者用西洋参）、玉竹；阴虚者酌加麦冬、石斛、天花粉；血瘀者酌加桃仁、红花、川芎、丹参、延胡索、乳香、没药、三七、赤芍；屈伸不利者酌加伸筋草、路路通、木瓜；麻木者酌加僵蚕、木瓜、半夏、南星、陈皮、白芥子、鸡血藤；上腹不适、纳差者加山药、百合、麦芽、枳壳；瘀肿者酌加刘寄奴、泽兰、益母草；红斑、结节者加丹皮、丹参、皂角刺、穿山甲；上肢痛酌加羌活、防风、桑枝；下肢痛酌加川牛膝、独活、五加皮；肩臂痛酌加天仙藤、白芷、姜黄；颈项痛酌加葛根、白蒺藜、羌活、藁本、白芷；脊背部痛酌加狗脊、鹿角霜、石楠藤；腰骶部痛酌加桑寄生、川续断、狗脊、鹿角霜、杜仲、蛇床子；指趾关节痛加松节、丝瓜络。

李老治痹常用蜈蚣、全蝎、乌梢蛇、土鳖虫、地龙、蚂蚁、僵蚕和蝉蜕等虫蚁之品，认为该类药既搜风剔邪、化瘀通络功著，又实缘其（及鹿角霜）皆血肉有情之品，对顽痹有很好的补虚扶羸之殊效，后述重要功效实为草木类药物所欠缺者，不可不知。

### 四、选方药要在紧扣病机，中西医理巧结合

本方中补气药黄芪在免疫药理学研究表明它可抑制痹证介质的释放，显著增强 T 细胞的免疫监督作用。虫类药如蜈蚣、全蝎善搜剔，还能促进垂体前叶、肾上腺皮质激素的合成和释放，使血中这种激素的浓度升高，从而可以消炎、消

肿、止痛。近年来有关抗炎免疫调节药的研究日渐增多，由于中药毒性及不良反应小，资源丰富，研究发展具有抗炎免疫活性的中药更是受到国内外学者的关注。益气养血宣痹汤可增强机体的免疫功能，通过扶正以驱邪，改变了以往用肾上腺上质激素、免疫抑制剂为治疗的传统方法，为自身免疫性疾病在中医药宝库中，探寻有效的治疗法则和组方选药，提供了治疗思路。

## 五、典型病案

周某，男，27岁，1998年1月19日初诊。

主诉及病史：1996年9月因双膝关节冷痛，伴行走乏力在某医院诊断为"风湿性关节炎"，行青霉素静脉滴注，结合双氯灭痛口服，症状缓解。两周前因天气骤冷，症状加重，经青霉素静脉滴注，佐以布洛芬口服治疗无效，即来李教授处就诊。

诊查：双膝关节冷痛，遇寒加重，面色晦暗，神疲乏力，舌淡苔薄白，脉沉细。

诊断：风湿性关节炎；痛痹。病久伤正，风寒阻络。

治法：温经散寒，活血通络。

处方：黄芪、威灵仙、鸡血藤各15g，桂枝、熟附子、生姜、当归、细辛、怀牛膝各10g，白芍12g，寻骨风30g，大枣7枚，炙甘草3g。日1剂，水煎，分3次热服。

1月26日二诊：服上方7剂，双膝关节冷痛及乏力明显减轻，精神振作，舌淡红苔薄白。嘱原方续服5剂。半年后见面，云5剂服完，症状消失，迄今未犯。

【按语】

患者宿有双膝冷痛，今遇骤冷加重，神疲乏力，脉沉细，皆如《灵枢·邪气脏腑病形》所云"阴阳形气俱不足……调以甘药"。《金匮要略》"血痹阴阳俱微……如风痹状，黄芪桂枝五物汤主之"，以"营卫兼理"（《金匮要略方论本义》）。宋本《伤寒论》305条："少阴病，身体痛，手足寒，骨节痛，脉沉者，附子汤主之。"《医宗必读·痹》："参以补血之剂，盖治风先治血，血行风自灭也。治痛痹者，散寒为主，疏风燥湿仍不可缺，大抵参以补火之剂，非大辛大温，不能释其凝寒之害也。"该患病久，迁延不愈，其邪已深。故李老组方借黄芪桂枝五物汤温中补虚，调和营卫，附子配怀牛膝鼓舞先天之火，脾肾阳气通达；熟附子配细辛补肾阳，除寒邪，细辛开达四末、荡邪外出；怀牛膝、当归、白芍滋补肝肾，温润筋骨，亦防附子、细辛上亢之弊；威灵仙、寻骨风、鸡血藤活血通络，祛风除湿；当归、鸡血藤、白芍、大枣、炙甘草养营血，防辛燥。全方阳药11味，阴药2味，通行之药9味，敛缓之药4味，合阴阳术数之道，行辛甘化阳之效，少许苦咸，引药入肾，以奏反佐之功。如此法度谨严，整体调整，自然其效彰然。

# 干燥关节炎综合征

干燥关节炎综合征，迄今病因尚不明晰，多数学者认为是一种自身免疫性疾病。主要侵犯唾液腺和泪腺。临床上以口、眼干燥，有的也有鼻、气管、支气管、阴道及皮肤干燥，多有干燥性角膜结膜炎和两侧腮腺呈慢性对称性肿大为特点。原发性干燥关节炎综合征只有口、眼等干燥症状，而继发性干燥关节炎综合征除有口、眼干燥症状外，伴有类风湿关节炎或其他结缔组织疾病。由于诊断水平的提高，本病有逐年增多的趋势。本病发病年龄以40~60岁居多，以女性为主，男性极少。

本病属中医学燥证、虚劳范畴。中医学认为，女性乃阴柔之体，以血为本，而40多岁正值天癸将竭或刚竭之际，生理功能减退，若素嗜辛香燥辣荤腥炙煿之品，或多次孕产、哺乳或奇经八脉受损，或病后汗下太过等，皆能使精血内夺，真水亏败，虚火内炽，血海枯竭，而引起燥疾。肝燥则双目干涩无泪，灼痒羞明。脾燥则口干无津，唇咽干燥，大便干结。肺燥则鼻干喉干，皮肤干燥，声门干燥嘶哑。心燥则舌干裂，虚烦不寐。肾燥则外阴干燥或萎缩瘙痒。诸脏之燥，可因外感风热、湿热或燥邪所诱发。诸脏之燥可以热化成毒，更伤气阴；也可燥以寒化，不能蒸腾津液，濡润脏腑。脾燥、肺燥皆可兼见皮肤干燥，广泛脱屑。燥而不润，脉络干闭，血运迟缓，更可酿成血瘀，形成种种本虚标实之病变。

本病往往呈缓解与加剧交替。其基本病机虽为燥邪伤阴，但其兼夹证在治疗中往往占有重要地位，故辨治之要，当虚实并举，即在生津润燥的基础上，着重实邪之治。中医对原发性干燥关节炎综合征的疗效较好，对继发性干燥关节炎综合征的治疗较难。

## 一、一般治疗

患者注意保持口腔卫生，进食时饮水以减少对口腔黏膜的损害；食后用金银花水漱口，以减少口腔黏膜感染；禁食烟酒辛辣燥火过咸食物，以减少对口腔黏膜的刺激。注意防寒保暖，减少感冒，因感冒时上呼吸道炎症会加重本病的干燥症状。中医学认为五志之火，最为难疗。是故平时做到情绪稳定，同时生活规律，不妄作劳，保持充足睡眠，不熬夜，不晒太阳，庶免更伤阴液。刮风时外出戴风镜，使眼睛免受风沙刺激。

## （一）宜食之品

下述食疗方，可因便选食，以辅助治疗。

（1）麦冬粥：麦门冬 30g，粳米 60g，煮粥喝。清咽润喉，生津止渴。

（2）三汁饮：生地黄 15g，麦门冬 10g，藕节 30g，煮汁饮服。养阴生津，补肺益肾。

（3）青果茶：青果 5 枚，每日以沸水浸泡后，代茶饮用。生津止渴润喉。

（4）胖大海 2 枚，蜂蜜 30~60g，鲜开水冲后，代茶饮用。润喉护嗓开音。

（5）生山药末 30g，蜂蜜 30~60g，夜睡前，开水适量调服，润燥清补脾肺肾。

（6）鲜山楂果或山楂片，随取缓慢嚼服。化瘀生津，健脾开胃。

（7）增液粥：生地黄、玄参、麦冬各 30g，粳米 60g，煮粥吃，肺肾同补，生津止渴。

（8）西瓜汁：清热解暑，生津止渴，大补元气。

（9）雪梨膏：清肺润肺，止咳化痰，生津止渴。

## （二）禁忌之品

举凡烟、酒及辛香燥烈之品如辣椒、胡椒、芥末、茴香、韭菜、生大蒜，热性食物如鹿、马、牛、羊、犬、鸽等，均当严格禁忌，否则导致病情复发或加重，后悔莫及。

## 二、辨证论治

根据气阴两虚、真阴亏耗与气滞血瘀病机，特拟此通用方。

处方：北沙参、石斛、天冬、生地黄、玄参、枸杞、地龙、丹参各 15g，夏枯草、山慈菇、蛇莓、鳖甲、牡蛎各 30g，浙贝母、全蝎、僵蚕、雪菊、黄柏各 10g，砂仁 6g，甘草 3g。

制用法：以本方 10 倍剂量，矿泉水煎煮，后按法加入上好蜂蜜，制为膏滋剂，一日 3 次，每次 5~10ml 剂量，饭后服。

## （一）气阴两虚证

多为两侧腮腺肿硬，呈弥散型，面色㿠白无华，头晕乏力，气短懒言，腹胀纳呆，大便干结或稀溏，易感冒，口咽干燥，不欲多饮，或饮不解渴，眼干涩无泪，牙龈破损，腰膝酸痛，舌尖微红，少苔乏津，或舌上糜点，脉沉细数无力。治宜纯甘壮水，益气生津。方用左归饮加味。

处方：太子参、黄精、络石藤、蛇莓、野菊花各30g，桑寄生、山楂、山药、山茱萸、熟地黄、麦门冬15g，黄芪、白术、茯苓各10g，甘草3g。

### （二）阴虚内热证

两侧腮腺酸胀、微痛或稍有肿胀，头晕痛耳鸣，面赤，手足心热，低热心烦，失寐多梦，腰酸腿软，眼干酸涩，口干咽燥，口角疼痛，大便干结，舌质红或红绛，苔薄黄中有剥脱，或舌光红无苔乏津，脉沉细数或细弦数。治宜养阴清热，生津润燥。方用一贯煎加减。

处方：北沙参、白花蛇舌草、白蒺藜、野菊花、麦芽各30g，生地黄15~25g，玄参、麦门冬、谷精草15g，当归、枸杞子、蝉蜕、知母各10g，黄连、甘草各5g。

### （三）湿热郁遏证

两侧腮腺肿胀发酸，可扪及肿块，头重如裹。胸闷纳呆，时作呕恶，咽干口燥，口苦口臭，黏腻不适，牙龈肿胀，渴不多饮，尿赤灼热，大便干结或稀溏极臭，舌质红，苔黄腻，脉滑数或弦数或濡数。治宜清热利湿，健脾和胃。方用二妙散合陈平汤加减。

处方：黄柏、厚朴、陈皮、半夏各10g，萆薢、郁金、薏苡仁各15g，茵陈、土茯苓各30g，苍术、甘草各5g，金银花、连翘各15~20g。

便秘，另用大黄5~10g，泡服，解便即停。

### （四）风热化毒证

两侧腮腺呈进行性肿胀疼痛，或腮腺体导管口有混浊雪花样分泌物，发热畏风，时作高热，咽痒肿痛，微咳痰黄，两眼干涩，口舌干燥，舌质红，苔薄黄或薄白乏津。脉浮数。治宜疏风生津，清热解毒。方用银翘大板合剂加减化裁。

处方：金银花、连翘、大青叶、板蓝根各30g，石膏60g，知母、黄芩、石斛、玉竹、玄参、生地黄、麦冬各15g，牛蒡子、马勃、荆芥、紫苏、杏仁、橘红、僵蚕、蝉蜕、甘草各10g。

### （五）阳虚内寒证

本证极少见，为阳虚内寒，以致津液不能蒸腾所致。其证口干不思饮，或但欲漱水不欲咽，神疲乏力，腰酸腿痛，口眼微干燥，纳差便溏，舌质淡红，苔薄白乏津，脉沉细弱。治宜温扶肾阳，蒸液上濡，补火生土。方用桂附八味丸合理中汤加减。

处方：制附子 10~30g（久煎），茯苓 30g，熟地黄 25g，党参、山药、山萸肉各 15g，桂枝、苍术、白术、泽泻、牡丹皮各 10g，干姜、甘草各 6g。

**加减法：**

上述各证候，可酌情选用下述加减法，每次选取 1~3 个病情最突出者即可。

（1）面色黧黑，肌肤甲错，身体有散在性或密集成片的瘀斑，唇舌紫暗，或舌有瘀点者，为燥久脉络闭阻而血瘀，酌加丹参、赤芍、桃仁、红花、当归、川芎、苏木活血化瘀。

（2）肝和（或）脾肿大者，亦为血瘀所致，酌加鳖甲、土鳖虫、丹参、山慈菇、桃仁、大黄、郁金。或加服大黄䗪虫丸或鳖甲煎丸（市售）软坚散结，化瘀消癥。

（3）肌肤发斑，口鼻干裂出血，或妇女月经过多者，为燥热伤络，酌加藕节、仙鹤草、白茅根、血余炭、茜草、紫草、小蓟清热凉血止血。

（4）手足心热，口渴喜冷，盗汗，低热者，为阴虚生内热，酌加地骨皮、白薇、银柴胡、知母、龟甲、鳖甲养阴清热止汗。

（5）腮腺肿大硬痛不消者，为瘀久化热生痰结滞。酌加夏枯草、连翘、赤芍、浙贝母、牡蛎、板蓝根、马勃清热解毒，化痰散结。

（6）眼干并发溃疡者，酌加谷精草、蒲公英、雪菊、蝉蜕。外用珍珠明目液点眼，1 日 2~3 次，清肝明目，解毒敛疡。

（7）妇女月经量少，经来小腹痛剧，经色暗，夹瘀者，为冲任瘀滞，酌加延胡索、香附、蒲黄、五灵脂活血化瘀，行气止痛。

## 三、针灸治疗

对不同证候和突出症状配合针灸，有辅助治疗作用。

**1. 气阴两虚证**

针刺足三里、脾俞、肾俞、三阴交、气海穴，健脾益气，滋补肾阴。

**2. 阴虚内热证**

针刺三阴交、肾俞、照海、后溪、太溪、厥阴俞以养阴清热。

**3. 湿热郁遏证**

针刺阳陵泉、支沟以清热利湿；针刺足三里、阴陵泉以健脾运湿，和胃止呕。

**4.风热化毒证**

针刺主穴太阳、风池、曲池、合谷、大椎、耳尖（放血），配穴睛明、四白、鱼腰，疏风散热，解毒明目。

**5.阳虚内寒证**

灸肾俞、命门，温肾阳，除寒湿；灸大椎、腰阳关以疏通督脉经气，振奋身之阳气。

**6.血瘀甚者**

针刺膈俞、太冲、支沟、三阴交、阿是穴（痛点、敏感点），活血化瘀，滋阴补肾。

**7.双目干涩，视力下降**

针刺四白、鱼腰、合谷穴，清热，疏风，明目。

**8.口干津少**

针刺廉泉、地仓、颊车、足三里、三阴交穴，健脾和胃，养阴生津。

## 四、敷贴治疗

此法有辅助治疗作用，可以试用。

（1）吴茱萸 15g，胡黄连、大黄各 6g，生南星 3g，研为细末，贮瓶备用。

（2）细辛研末，贮瓶备用。

以上任选一方、取药末加食醋调为糊状。夜间临卧前，在双涌泉穴各敷直径约 1~1.5cm，厚约 0.5cm 的药糊，覆以玻璃纸或油纸，再盖上一块纱布，绷带包扎，次晨取去，连敷数日。本法为发疱疗法，有降火功能，对减轻口舌干燥，有较好的助益。唯极个别患者敷后，局部痒甚，为对该药过敏，可立即取掉，症状即告消失。隔 2~3 天后，可另选一方敷治。若皆过敏，不必性急，停用，另选以上其他便方用之，即可。

## 五、善后调治

本病缠绵难愈。即使暂时得以缓解，若稍有不慎，亦可因各种因素诱发，故应巩固治疗。鉴于脾胃为后天之本，脾主气，气虚久可致阴虚损伤；肾为先天之本，维系着机体真阴真阳的平衡。故病情得以缓解后，可晨服参苓白术丸或人参健脾丸，暮吞知柏地黄丸或麦味地黄丸，先后天并补，有一定预防疾病再燃之作用。

# 真性红细胞增多症辨治

真性红细胞增多症（简称"真红"，PV），是一种原因未明的以红系细胞异常增殖为主的慢性进行性骨髓增殖性疾病。临床上以皮肤黏膜紫红、出血倾向、脾脏肿大、血管症状（如肢端动脉痉挛症、红斑性肢痛病等）和神经症状（如肌痉挛、瘫痪、舞蹈病、精神紊乱等）为特征。血液学特征，是红细胞数及全血总容量的绝对增多和血黏滞度增高。其红细胞数大多为（7.0~10.0）×$10^{12}$/L，血红蛋白可高达 180~240g/L，多数伴有白细胞和血小板增多。患者多为中老年人，男性多于女性。本症起病缓慢，或在一次抽血中偶然发现，个别可因血栓形成或出血等急性发病。常见症状有头痛、眩晕、健忘、疲乏、肢体麻木、多汗、出血倾向、皮肤瘙痒、视力障碍、面部皮肤和黏膜红紫、眼结合膜充血、脾肿大、肝轻度或中度肿大，部分患者可见骨骼疼痛。出血和血管栓塞为本症的主要死因。如无严重并发症，患者可存活 10~15 年以上。西医对本症治疗采用静脉放血，疗效仅能维持 1 个月左右；32P 放射治疗与化疗（马利兰、环磷酰胺、三尖杉酯碱）可导致骨髓抑制，且易诱发白血病。

本症属中医学"血证""癥积"范围。其基本病机为营热瘀滞。由于营热动血，迫血妄行，故有皮肤黏膜紫红、出血倾向诸症。由于血液瘀滞，故有脾肝肿大、血栓形成诸症。营热耗阴，阴伤则血流黏滞，于是加重了瘀血形成，而瘀血滞久化热，又必然加重营热的程度，二者相因为患，推进病情的发展。中医学认为，肝为藏血之脏，即肝有调节全身血液总量的功能，又肝主疏泄、条达，即有调节全身血液运行的功能。本症的红细胞及全血总容量增多，以及出血、血栓形成等种种异常情况，无不与肝不藏血、肝失条达有关。所谓营热、瘀滞亦本于肝也。

PV 治疗的目标，在于迅速降低红细胞量及全血总容量，从而使病情缓解，减少并发症，延长生存期。中医治疗之要，在于紧抓清营热、化瘀血，兼顾并发症，多能缓解。有报道以凉血化瘀为主治疗本症的缓解率在 75% 以上，鲜有罔效者。但如有重要器官血栓形成，心力衰竭等严重并发症者，当中西医结合救治。

## 一、一般治疗

首先注意情志治疗。患者罹患 PV 后，易心烦意乱、头晕头痛等，而最为担心的是自己会不会出现严重并发症，导致瘫痪，甚至死亡。一则要患者面对现实，特别告知本病大多疗效较好，以坚定其信心，这样纵然出现一些严重并发症，患者也不致惶恐不安。二则要患者树立长期治病思想，困本病毕竟非轻浅之疾，这样就不致半途而废，前功尽弃。三是劳逸适度，过逸，加重气壅血滞；过劳，耗气伤阴，也加重病情，要动静结合，于治疗很有裨益。四是患者必须绝对戒烟，还要充分注意饮食的辅助治疗作用。一般说，凡酒类、香辣辛燥和炙煿厚味之品应当禁忌，宜进清热凉润类食物。

PV食疗方：可因便交替选食。

（1）桃仁粥：桃仁15g，捣烂，加水浸泡，研汁去渣。粳米50g，红糖适量，同入砂锅内，加水400ml，文火煮成稀薄粥，每日早晚各服1次。通经络，活血脉，通中有润，不伤正气，有较好的抑制血凝和润肠通便作用。

（2）丹参粥：丹参30g，煎水取浓汁，去渣，入糯米50g，大枣5枚，红糖适量，加水如常法煮成稠粥。每日早晚各1次，温热服食，10天为1个疗程，停3天再服。本品既有凉血活血化瘀的作用，又能安定心神，疗效确切而平稳，对本病尤宜。

（3）鲜荷叶藕节饮：鲜荷叶一大张，藕节（或藕节尖）15g。荷叶洗净切丝，与藕节同入锅内加水煎煮，熟后去渣，取汁频频服用。用于热邪入营，迫血妄行所致之诸多出血，清热凉血止血之功著。蒲辅周老生前盛赞其升脾胃清气，醒脾健胃之功，夏用尤佳。

（4）黑木耳30g，冰糖适量，炖后趁热服用，一日2次。或黑木耳30~60g，瘦肉炒，佐餐食之，有化瘀血，改善血液高凝状态之作用。

（5）海带60g，炖瘦肉100g，食用；海带、海藻各30g，煎水服，一日2次，抗凝佳。

## 二、对症治疗

针对PV营热瘀滞这一基本病机，以清营、凉肝、化瘀为法，组成基本方，再根据不同的兼症进行加减治疗。

### （一）基本方

处方：桃仁、莪术各12g，红花15~30g，生地黄30g，牡丹皮、赤芍各15g，水蛭、川芎各10g，青黛3g（冲服），芦荟2g。

加减法：每次选用一二最突出者即可。

（1）肝脾肿大，胁下时时作胀痛，痛甚于胀者，为气滞血瘀较重，酌加柴胡、土鳖虫、郁金、山慈菇、鳖甲、牡蛎、香附、枳壳、青皮、大黄，以疏肝行气，化瘀消癥。

（2）头痛眩晕，心烦，口干口苦，或皮肤瘙痒，结膜充血，尿短赤，苔黄舌红，为肝胆实火上扰，酌加柴胡、龙胆草、栀子仁、黄芩、木通、菊花、泽泻、车前子、夏枯草、白蒺藜，以清利肝胆湿热，平肝除烦明目。

（3）发热，心烦、衄血、便血、尿血，为营热动血者，去红花、水蛭、莪术、川芎，酌加水牛角、茜草、白芍、阿胶、藕节、白茅根、旱莲草、地榆、大小蓟、海螵蛸、大黄炭、三七。鼻衄不止者，以湿棉球蘸枯白矾末塞鼻。齿龈或口腔黏膜出血者，以1%明矾液含漱，临时止血甚佳。清热、化瘀、收敛。和内服结合局部用药，各展其长，共奏殊功。

（4）高热不退，或兼神昏谵妄者，为营热入心包，加水牛角、石膏、金银花、连翘、知母、黄连、栀子，入煎剂。同时酌用安宫牛黄丸，或至宝丹、紫雪丹，或醒脑静注射液10~20ml，加入10%葡萄糖液500ml中，静脉滴注，清营即以固卫也。

（5）并发十二指肠溃疡而胃脘痛、反酸者，酌加煅瓦楞子、海螵蛸、延胡索、香附，白芍易赤芍。或用乌及散（乌贼骨、白及等量）3~6g，一日3次，冲服，以制酸止痛敛疡。

（6）心烦失眠者，为瘀热上扰，酌加栀子、淡豆豉、夜交藤、琥珀末之类。大便干结难解者，为瘀热下结，用大黄10g，泡服；或牛黄解毒丸5~10g，一日3次，以清心化瘀，除烦安眠。

（7）肌痉挛作痛者，为营热伤阴，脉络阻滞，加白芍30g、地龙15g；并发舞蹈病、癫痫样发作者，为瘀热动风，酌加全蝎、地龙、僵蚕祛风通络，舒挛定痉；并发静脉炎者，为瘀滞化热，酌加苏木、薏苡仁、地龙、丹参、金银花、连翘、黄柏，以凉营化瘀、通络止痛。

## （二）非药物疗法

针灸及其他非药物疗法对PV有较好的辅助治疗效果。

（1）针刺疗法　主穴膈俞、章门、三阴交、气海、足三里、血海。配穴委中、太渊、合谷、阴陵泉。每日1次，每次分别选用2~3穴，针刺得气后，留针10~15分钟，连针10天，休息3天，继续治疗。有健脾益气、行气活血、化瘀软坚之功效。

（2）耳针疗法　耳穴：心、肝、脾、肾、脑、三焦、神门、交感、皮质下。每日1次。每次选4~6穴，得气后埋针，胶布固定。自行每日稍加压2~3次，次日取掉，另换穴位，辨证择穴，有一定的全身调节作用。

（3）气功疗法　鹤翔庄气功、形神庄气功和郭林新气功等较适合PV。通过调息、意守和若干出神入化的特定动作，经历持之以恒的长期锻炼，起到吐故纳新、疏通经脉、和调气血的作用。气血和调，瘀去则生新，本病则会逐渐好转及至向愈。

## 三、善后调治

大量临床实践研究证实，养阴凉营，活血化瘀法，能纠正血液动力学异常，改善血液流变性，降低血液黏聚现象，从而使大多数 PV 患者病情获得明显好转的良好效果。然而，本病虽属血液系统疾病，但在发病过程中，随着时间的推移，已引起多系统、多脏器的病理损害，治疗绝非短期可以收效。即使通过治疗取得缓解或明显缓解的疗效，也不能停止治疗，原方续服半年或更长时间，以善后巩固和提高疗效。过程中不宜频频更方，可以每 2~3 周根据情况调整方中 1~2 味药，力避产生抗药性或耐药性，以资久用仍效。前述食疗方与非药物疗法，皆临床中优选，宜斟酌情况，坚持应用，有较大助益，切不可忽视。

## 四、验案辑要

朱某某，男，47 岁，干部。

主诉及病史：头晕、口干、倦怠乏力 1 年，头皮出血，血压渐升高，由过去 80/60mmHg 升到 100~130/90~100mmHg，血色素由 16.8g%，渐升至 20.5g%，红细胞 $5.77 \times 10^{12}$/L~$6.13 \times 10^{12}$/L，骨髓增生明显活跃，在外院诊断为 PV，曾在某医院治疗。

病人面色红赤，舌质胀暗，黄褐色腻苔，脉沉弦略数，证属肝热上冲，瘀血内滞。治以清热平肝，予凉血活血化瘀之剂。处方：龙胆草、黄芩、泽泻、川芎各 15g，栀子 10g，黄连 6g，银柴胡 12g，三棱、莪术各 18g，鸡血藤、白茅根、藕节各 30g，红花、桃仁、丹皮各 9g，芦荟 2g，青黛（分冲）3g，金银花 25g，水煎服。

二诊：服药 25 剂，头晕头痛显著减轻，头皮出血止。复查血象，红细胞降到 $4.7 \times 10^{12}$/L，血色素减到 17.9g%，血压降到 99/60 mm Hg，但便溏、全身乏力较前明显，脉沉细，舌紫暗，苔黄褐腻。上方去芦荟，减龙胆草，治疗 3 个月后血色素降到 15.4g%，头晕头胀基本消失。但大剂活血化瘀、清肝凉血药服后病人乏力。病人未坚持治疗。又过 3 个月后，血色素又见回升，继续服药后再次下降到 14g%。（翁维良、于英奇整理《郭士魁临床经验选集·杂病证治》.北京：人民卫生出版社，1983：134–135.）

# 阵发性睡眠性血红蛋白尿辨治

阵发性睡眠性血红蛋白尿（PNH），是一种由红细胞膜的获得性缺陷所致的慢性血管内溶血性疾病。以溶血性贫血和睡眠后出现阵发性血红蛋白尿为主要临床特征。本病多发于 20~40 岁青壮年人；男性明显多于女性。其起病较缓慢，首发症状半数以上为贫血，部分病例为血红蛋白尿。根据血红蛋白尿发作的情况，本病可分为频发、偶发和不发三类。典型的发作除睡眠后尿呈葡萄酒色或酱油色外，伴有急性溶血的其他表现，如发热，寒战，黄疸，腰腹痛，皮肤黏膜出血，皮肤色素沉着，肝、脾肿大等。本病常见并发症为继发感染、胆石症、肾功能不全和静脉血栓形成等。西医学对本病的治疗，主要应用肾上腺皮质激素及支持、对症疗法，目前尚缺乏特效治疗方法。

本病多属中医学"虚劳亡血""黄疸""尿血""癥积"等范畴。其致病缘由，多因心、肝、脾、肾诸脏虚损，而使气血亏耗，其中以脾、肾最为相关。盖肾为先天之本，藏五脏六腑之精气，肾虚则精亏，于是精以化血的功能锐减，引起虚黄，而肾虚则脏气皆虚，抗病力低下，易遭外邪侵袭。脾为后天之本，主运化；脾气虚损，则中焦失职，无法受气取汁变化而为血，引起血虚，而血虚不能滋养和濡润脏腑经络、组织器官和四肢百骸，可续发五脏六腑功能失调，阴阳俱损，出现心脾两虚、肝肾阴虚和脾肾阳虚诸症。虚损和外邪均可直接或间接诱致脾虚失运，水湿稽滞，湿蒸热遏，逼血妄行，下注则尿血。可知，本病是在阴血亏虚的前提下发病，而夜属阴，故夜间多发生阵发性睡眠性血红蛋白尿。有鉴于反复发作，精血大量亏耗，元气大伤，变证丛生，治颇掣肘，而经久缠绵不愈，甚至带病终身。

本病的治疗，以控制溶血发作为主要目标。在发作期间，突出表现为湿热内蕴，缓解期间则为心肝脾肾阴阳不足，据此辨证遣方，并注意实施一般治疗方法，即可逐渐减少和控制发作。若属频发类型，即起病突然，以发热和血红蛋白尿为主，每月发作多次，甚至连续发作，可适当配用西药激素之类，以顿挫病势，随着病情缓解慢慢撤除西药。对偶发类型，即 1~2 个月或半年以上发作 1 次。或仅尿隐血偶然阳性，或溶血不严重者，可单用中医治疗。发作期，应当标本同治，即补虚损、清湿热、凉血活血兼施；缓解期，则从本图治，着重补虚固本，调和阴阳。发病过程中如发生严重并发症，如呼吸、泌尿道严重感染，或重要器官血栓形成，应当积极配合西医治疗。

## 一、一般治疗

中医学认为，惊恐伤肾，思虑伤脾，郁怒伤肝，超限度的不良情绪刺激往往是诱发或加重本病的重要因素，故保持情绪稳定、心情舒畅十分重要。感染也是导致本病发作或病情加重的一个最常见因素，而感染又往往因感冒而起，故防止感冒对治疗本病的意义不可忽视。除注意天气变化增减衣服外，缓解期可佐服玉屏风散（黄芪4份，白术3份，防风2份，共研极细末），每次2~3g，一日3次冲服，有较好的益气固表、增强体质、防止感冒的作用。同时，还应适当地注意休息，因劳累亦往往是造成本病复发与病情加重的重要因素，发作期尤其要注意休息。缓解期恢复工作后，亦当量力而行，不使过劳。此外，合理的饮食对本病治疗十分重要。其饮食原则：禁食一切刺激性食物，如辣椒、花椒、葱、蒜、韭和炙煿肥厚食品，以及海鲜、虾、蟹、牛肉、羊肉、马肉、鹿肉、狗肉、鸽、鸡肉及猪头肉等食品；禁食酸性食物和饮酒，因二者皆能诱发和加重病情，千万不可疏忽；宜食西瓜、橘子、苹果、梨、莲子、柿饼、荸荠、冬瓜、鲜藕、马兰头、荠菜等瓜果和新鲜蔬菜。

下面几种食疗方，可因便选食：①鲜芹菜适量，冷开水洗净，捣烂，绞汁服，每次100~200ml，一日2次，有较好的清热利湿止血作用；②金针菜适量，煎汤代茶频饮；③冬瓜，每日煮食，不拘量；④芝麻15~30g，煎汤，嚼细饮咽；⑤藕粥：鲜藕200g，洗净切小块，加糯米50~100g，红糖适量，放入砂锅内，加水500ml，煮成稠粥，每日2~3次热服，有较好的调和血脉、益胃止血之功。

## 二、辨证论治

### （一）湿热内蕴证

发作期多为此证候。发热或不发热，面色萎黄，目黄，溲赤或呈酱油色或葡萄酒色，纳少恶心，舌质淡，苔黄腻，脉滑数或濡数。当清利湿热，茵陈蒿汤合茵陈五苓散加减。

处方：茵陈15~30g，黄芪30g，柴胡、当归、猪苓、茯苓、板蓝根各15g，白术20g，泽泻、栀子各10g，生大黄5g（后下）。

**加减法：**

（1）皮肤黏膜出血者，为血热盛，加生地黄20g，白茅根、藕节各30~40g，血余炭（包煎）、茜草各15g，三七粉6g（分冲）。

（2）发热较高，或往来寒热者，为湿热壅滞少阳三焦，柴胡加重至20g，加黄芩15g。发热消退之后，即按下述缓解期的几个常见证候辨治。

### （二）脾肾阳虚证

为缓解期最常见证候。贫血，面色萎黄，头晕耳鸣，气短懒言，畏寒乏力，四肢不温，腰酸腿软，夜尿频多，大便稀溏，下肢浮肿，舌质淡，舌体胖大，边有齿痕，苔薄白或白腻，脉沉弱或沉迟。治当温补脾肾。补中益气汤合茵陈术附汤增损。

处方：黄芪、党参各15~30g，白术、茵陈、茯苓各15g，制附子、当归、陈皮各10g，升麻、柴胡、肉桂各5g，炙甘草3g。

**加减法：**

（1）残留黄疸未退者，为湿热未消，加茵陈至30g，金钱草30~40g。

（2）头晕耳鸣，面唇淡白，心悸气短甚，贫血改善缓慢者，为兼肾虚，无力精以化血，宜酌加菟丝子、熟地黄、制何首乌、枸杞子、女贞子、旱莲草、山茱萸、补骨脂、淫羊藿、巴戟天、仙茅、阿胶（烊化），滋阴补肾、填补精血。

（3）头痛，或背腰痛，腹痛剧，有定处；或肢体肿胀疼痛，有定处者，可能为血栓瘀滞，酌加桃仁、红花、赤芍、川芎、丹参、苏木、降香，活血祛瘀，疏通室滞，通则不痛也。

（4）肝脾肿大者，为血瘀使然，加鳖甲、牡蛎各30g，大黄5g（后下），桃仁泥、土鳖虫各10g，或加服鳖甲煎丸，久服，软坚散结功著。

### （三）心脾两虚证

为缓解期颇常见的证候。贫血，面色萎黄，头晕乏力，心悸怔忡，失眠多梦，气短懒言，纳呆乏力，下肢浮肿，记忆力减退，舌质淡，边有齿痕，脉沉细而弱。治宜健脾益气，补血养心。方用归脾汤加减。

处方：党参、黄芪各30g，焦白术、茯神、龙眼肉各15g，酸枣仁15~30g，当归、陈皮各10g，木香、远志各6g，大枣5枚，生姜、炙甘草各5g。

**加减法：**

（1）心烦易怒，两胁胀满者，为兼肝郁，加山栀子、郁金、香附各10g，淡豆豉15g，以清肝除烦，行气止痛。

（2）悲伤欲哭，触事易惊，或少寐者，为血虚不养心神，酌加浮小麦120g、炒酸枣仁各30g，大枣6枚，炙甘草6g，茯神、夜交藤、合欢花各15g，以心肝两调，安神助眠。

其余兼症，参照前述各证加减法进行。

## （四）肝肾阴虚证

病程长，血虚生热伤阴，症见贫血，色素沉着，面色暗滞，头晕耳鸣，五心烦热，口渴喜凉，但饮不多，腰酸腿软，舌质淡或淡红，苔薄白或薄黄，或有裂痕，脉细弦。治宜滋补肝肾。方用六味地黄汤、大菟丝子饮合二至丸加减。

处方：菟丝子 30g，熟地黄、制何首乌各 20g，女贞子、旱莲草、山茱萸、枸杞子各 15g，茯苓、泽泻各 10g。

**加减法：**

（1）手足心烦热甚者，为阴虚阳亢，酌加鳖甲、地骨皮、知母、黄柏、丹皮、白薇、银柴胡、胡黄连、青黛，以滋阴降火，凉血清热。

（2）口咽干燥，渴喜凉饮，或气短乏力者，为气阴不足，酌加北沙参、玄参、麦门冬、生地黄、五味子，以气阴双补，生津止渴。

其余加减法，可参照上述各证施治。

## 三、非药物疗法

非药物疗法用以配合药物治疗，往往有较好之辅助治疗效果，不可轻忽。

### （一）体针治疗

主穴：命门、肾俞、关元。配穴：阴谷、太溪、大敦，补肾益精，清肝止血。每次各选 1~2 穴，交替进行。虚证，则用温和灸。

### （二）耳针治疗

酌针脾、胆、肾、输尿管、膀胱、外生殖器、骶椎、腰椎、神门、交感、肾上腺、脑、皮质下，每取 2~4 穴，留针 10~20 分钟，每日 1 次。

### （三）推拿疗法

患者坐位，医者一手握患者腕部，另手施揉拿手三阴法，点按劳宫、少府、大陵、神门，以泻心火，安心神；再以拇指点按小肠俞、膀胱俞，清利下焦湿热。复施提拿足三阴法，点按阴陵泉、三阴交、中极，清利湿热，凉血止血。脾肾阳虚者，医者双拇指点按脾俞、膈俞、胃俞、中脘，补脾健胃，补血生血；点按阴陵泉、三阴交，调理脾肾，益气止血。肝肾阴虚者，取仰卧位，揉拿手三阴，点按三阴交、血海、复溜、太溪，壮水制火，补益肝肾，清热滋阴，凉血止血。推拿及指压，手法宜稍重为好，太轻刺激量不够，疗效逊色。

## 四、善后调治

PNH 患者要达到彻底根治，仍属困难，坚持缓解期辨治，直至贫血纠正，骨髓象改善，也要坚持相当时间善后治疗。善后治疗改汤剂为丸剂，一般偏阳虚者，宜服参茸大补丸，每次 3~10g，一日 2~3 次；偏阴虚者，宜服十四味建中丸，每次 6~10g，一日 2~3 次；心脾两虚者，宜服人参归脾丸，每次 1 丸，一日 2~3 次。同时坚持食疗、气功、针灸和推拿等疗法，经年累月，或可使本病不致复发，或虽未痊愈，但体力增强，生存质量提高。

## 五、经验选辑

中国中医科学院西苑医院周霭祥、邓成珊等，以中药为主，配合泼尼松、雄性激素等，治疗 PNH 30 例，其中频发组 5 例，偶发组 19 例，不发组 6 例，缓解率 40%，有效率 83.4%。认为 PNH 有贫血和黄疸，多属"阴黄"范畴，当从除湿热、益气血、补脾肾三方面着手，应虚实兼顾，发作期清热利湿为主，兼益气血、补脾肾，用茵陈蒿汤、茵陈五苓散加当归补血汤等补血药物；不发作期重在补气血、益脾肾，酌加清利湿热之品；有瘀血者，加活血化瘀药，使补中有泻，方用十全大补汤，或补中益气汤，或大菟丝子饮加茵陈、金钱草等。

王金凯等以中西医结合治疗 PNH 28 例。心脾虚型 15 例，用归脾汤；肾阴虚型 8 例，用左归丸加味；肾阳虚型 5 例，用右归丸加味，配合泼尼松、雄激素治疗，总有效率 93%。强调 PNH 血红蛋白尿，主要诱发原因之一是感染，故在辨证论治基础上加用黄芩、黄柏和黄连等清热解毒之品，皆是广谱抗菌中药，疗效可靠。

余兴中应用自家血 2.0ml，双侧足三里穴位注射，隔日 1 次，共用 4~10 次，治疗 PNH 2 例，均获缓解。

黄锐尚等用杨梅科植物杨梅根皮提取"防溶灵"，治疗 PNH 8 例。方法：防溶灵 0.5~1.5g，每日 3~4 次口服，用药 78 天~4 年，中位数 195 天，总有效率为 79.3%。

注：以上四则经验，均转引自邓成珊、周霭祥主编《当代中西医结合血液病学》（人民卫生出版社，1997：90-91.）。

# 活络通脉汤治疗血栓性静脉炎

血栓性静脉炎为外科常见疾病，隶属于中医学"脉痹""恶脉"范畴。其临床表现是患部红肿、疼痛，沿静脉分布有条索状硬节，反复发作。特别是肢体干静脉血栓一旦形成，初期虽经积极治疗，常遗有水肿，继发性静脉曲张，小腿远侧 1/3 皮下组织呈硬化、色素沉着，慢性皮炎和溃疡形成，疼痛，易于疲劳和沉重感等静脉血栓形成综合症状、体征或静脉功能不全。我科自 1963 年以来，用自拟方"活络通脉汤"治疗血栓闭塞性静脉炎的同时，亦将其用于其他周围血管疾患，获效较为满意。

## 一、临床资料

本组 151 例病例包括浅静脉血栓性静脉炎、深静脉血栓性静脉炎和慢性静脉功能不全。

## 二、辨证分型

### 1. 湿热型
患部肿胀，发热，皮肤潮红或紫暗，灼痛，或沿浅静脉可扪及条索状硬节，或伴溃疡，或兼胸满纳呆，溲赤短少，舌苔黄腻，脉滑数或弦数。

### 2. 寒湿型
患部肿胀而痛，按之如泥，麻木，肤色紫暗，或伴溃疡，肉芽晦暗，脓水清稀，沿浅静脉有条索状硬节，按之柔韧或如弓弦，舌边尖紫点或瘀斑，苔薄白腻，脉沉细迟缓或沉涩。

## 三、治疗方法

### 1. 内服方：活络通脉汤
黄芪、丹参、当归、金银花、紫花地丁、延胡索、生地黄各 10~15g，制乳香、制没药、红花各 10g，蒲公英、土茯苓各 15~30g，甘草 3~30g。病在上肢加片姜黄 10g，下肢加川牛膝 10g。一日 1 剂，水煎，分 2~3 次温服。

加减法：血压高，或湿重肿甚者，甘草小其制或暂不用，佐桃仁、防己、苍术、泽泻，土茯苓加量至 60g；寒甚者去金银花、紫花地丁、蒲公英，导入阳和汤，辅以艾灸涌泉穴；热甚加连翘、黄柏、忍冬藤、山栀、黄连、大青叶等；气滞血瘀甚者加刘寄奴、桃仁、红花、泽兰、益母草等；条索状硬结明显者益以穿山甲、丝瓜络、皂角刺、丹皮、赤芍、地龙及蜈蚣全虫散（等量共末，1~2g，一日3次冲服）等；溃疡久不收口者，加鹿角霜、白芷、熟地黄等，或酌情佐服人参健脾丸，或补中益气丸，或人参养荣丸。

**2. 外用方**

兼溃疡者，五枝膏或柳枝膏外敷。1~3日换药1次。

**3. 辅助用药**

半数以上患者曾用复方丹参注射液5~10支，加5%~10%葡萄糖500ml静脉滴注，每日1次，15天为一疗程，休息一周后可重复使用。1例曾用腹蛇抗栓酶1支，加入5%~10%葡萄糖500ml中静脉滴注，15天为一疗程，休息两周后重复使用。

## 四、疗效标准及结果

临床痊愈：溃疡愈合，患部肿痛及索条状硬结消失。显效：溃疡愈合，患部肿痛消失，条索状硬结明显缩小、变软。有效：红肿基本消退，疼痛减轻，条索状硬结无明显改变。

结果：临床痊愈33例，显效96例，有效22例。

## 五、典型病例

例1：马某，女，26岁，1982年10月4日入院。其左小腿下1/3紫斑、水肿、疼痛3年余，兼小腿麻木、乏力，小腿外侧1/2处可叩及索条状硬结。3岁时左半身多处被烧伤，左腹股沟烧伤瘢痕挛缩，曾于月前在我院普外科行瘢痕松解加植皮术。舌质淡红，苔薄白，脉细涩。足背动脉搏动正常。

入院翌日给服下方：

黄芪25g，当归、赤芍、红花各15g，制乳香、制没药、川牛膝、延胡索、川芎、橘皮各10g，地龙、泽兰、忍冬藤、益母草各30g，甘草3g。水煎，每日1剂，两次分服。

上方服5剂后，水肿减轻，疼痛亦减；服半月后皮肤紫斑开始消退，条索状硬结变软；继服一周，水肿消退，各况进一步好转，半月后原方去忍冬藤加丹参25g，服10剂，疼痛完全消失，紫斑及条索状硬结均不明显，于11月22日显效出院。

例2：王某某，男，28岁，工人。1984年11月16日入院。其左小腿下1/3红肿热痛4年，曾在解放军13医院诊为"左下肢血栓性静脉炎"，经治（用药不详）好转。7个月前左小腿下 1/3 局部紫暗，因外出受伤致右小腿出现四处溃破，渗出较多，缠绵不愈。检见：双下肢肿胀，小腿下 1/3 皮色紫暗；左小腿最大周径 44cm，最小周径 24cm；右小腿有分别为 4cm×6cm、3cm×3cm 大小之四处溃疡，流浅黄色分泌物。

入院翌日即予下方服用：

黄芪、金银花、蒲公英各 25g，土茯苓、刘寄奴、桃仁各 30g，当归 15g，制乳香、制没药、苍术、黄柏、川牛膝各 10g，甘草 3g。煎服法同前。外用五枝膏换药。经上述方案治疗一周，双下肢肿胀明显好转，疼痛减轻，溃疡有新鲜肉芽组织生长，加丹参注射液 5 支(4 天后改为 10 支)静脉滴注。服 24 剂后疼痛消失，疮面长平，面积缩小，已无分泌物渗出。又服一周，两处溃疡愈合。49 剂后其余两处溃疡收口，水肿消失，皮肤弹性恢复，色素沉着明显转淡和缩小，小腿最大周径 42 ㎝，最小周径 22 ㎝，达致临床痊愈。彼时因尿路白色葡萄球菌感染留治，予清利湿热之剂，移时 1 个半月告愈，前症瘥后仍佳，无复发征象，于 1985 年 3 月 1 日出院。随访未犯。

## 六、讨论

### 1. 沿革

中医学古典医籍中无"血栓性静脉炎"病名，但类似该病的诱因、病机、症状、体征和转归的记述，却可以找到许多。如《素问·痹论》谓："风寒湿三气杂至，合而为痹。"其中之"脉痹"实缘痹"在于脉则血凝而不流"。《灵枢·周痹》所指"周痹"，特点在于"内不在脏，而外未发于皮""上下迁徙随脉""大络之血结而不通"。《肘后备急方》云："恶脉病，身中忽有赤络起如绷状。"《诸病源候论》称为恶脉，乃因"脉结而成"。《备急千金要方》论及本病时，虽引述了巢元方著作原文，但改称"赤脉病"。

《圣济总录》则言其"恶脉肿毒，毒气攻脉中，卒肿痛作结核，或似痛似疖，而非时使人头痛寒热气急者，数日不除"，指出该病与一般性化脓性疾患迥然有异，确属难能可贵。《医宗金鉴·黄鳅痈》："此证生在小腿肚里侧，疼痛硬肿，长有数寸，形如泥鳅，其色微红。"《外科大成》《医宗金鉴·外科心法要诀》之"青蛇毒"，《证治准绳》"裤口疮""裙风"，以及《外科证治准绳》之"烂腿"（后世俗作"臁疮"或"老烂脚"），可能都不同程度地包括了本病。

### 2. 病因病机

《内经》观点，前已述及，兹不复赘。《诸病源候论》指为"由冬春受恶风，入络脉中，其血癖结所生"；《医学入门》则归因于"七情劳役，复被外邪，生痰聚瘀，随气留住，故又曰瘤，总皆气血凝滞结成"。《医宗金鉴》认为系"肝、脾二经湿热凝结而成"。《疮疡经验全书》推断乃"湿热风毒相搏"而然。结合本组病例，其病因不越三端：湿热蕴结，寒湿郁滞，跌仆损伤；病机则为水湿与瘀血胶结，故临床见患部红肿、疼痛、硬节及溃疡等。

**3. 治疗原则**

本病病机既为水湿与瘀血胶结，治疗自当利湿与化瘀并行。而活络通脉汤为补气养阴、活血化瘀和清热解毒之剂，缘何施于斯疾？须知，《内经》有云："邪之所凑，其气必虚"；"正气存内，邪不可干"。正气充旺，气血和调，万病不生。六淫七情、跌仆外伤之所以罹病，还是由于内虚使然。该病长期用活血化瘀药，易于损耗正气。兼有溃疡者，尤须补气药内托。更何况活血化瘀药若伍以补气药，俾气足则血行畅旺，有助于提高疗效。此虑周意审，法外求法也。伍以四妙（苍术、黄柏、薏苡仁、牛膝）旨在加强除湿功能，而桃仁、红花、刘寄奴、泽兰、益母草之入选，更是出于此类药为活血化瘀与利水相兼佳品之考虑；土茯苓解毒利湿，忍冬藤清热活络，对减轻和解除本病血管壁内膜炎变有重要意义。盖方药与病机合拍，故疗效尚属佳良。唯本病究系沉痼之疾，本组病例治疗 30 天以内者 13 人，似嫌过短，若适当延长住院时间，疗效可望进一步得到提高。

# 中西医结合治疗慢性肾炎肾病型

几年来，我们以中西医结合治疗慢性肾炎肾病型（以 1977 年北戴河会议《关于原发性肾小球肾炎疾病的临床分类初步方案》及《中国医学百科全书·肾脏病学》为准）计 50 例，现予整理并探讨如下。

## 一、临床资料

（1）一般资料：男性 34 例，女性 16 例；年龄 14~52 岁，平均 32 岁；病程 0.5~15 年，平均 3 年余。

（2）临床资料：50 例中，可查到的 31 例发病因素与感冒、咽炎、扁桃体炎和肠炎等感染有关；全部有浮肿、蛋白尿及低蛋白血症；47 例查胆固醇，42 例增高；18 例有血压增高；28 例有氮质血症。31 例检验肝功，6 例谷丙转氨酶增高。

## 二、治疗方法

### （一）中医分型论治

**1. 脾虚湿困型**

主症：神疲乏力，气短懒言，全身浮肿，按之没指，面色萎黄，倦怠乏力，胸闷气短，腹胀纳呆，或有泛漾，大便稀溏，小便短少，舌质淡红，苔白而腻，或白而滑，脉沉缓，或细而濡。

治则：健脾利湿。

方药：①黄芪防己汤：黄芪、防己、白术、生姜、大枣、甘草。

②香砂六君子汤：党参、白术、茯苓、陈皮、半夏、木香、砂仁、甘草。

③实脾饮：炮附子、白术、炮姜、厚朴、木瓜、木香、草果、大腹皮、茯苓、生姜、大枣。

**2. 脾虚湿热型**

主症：乏力心烦，口干口苦，时作呕恶，大便干结，小便短涩，舌质发红，苔薄黄腻，舌尖无苔，脉细滑数。

治则：清利湿热。

方药：①茅根饮子：白茅根。

②茅根饮子加二妙散（苍术、黄柏）。

**3. 肺脾气虚型**

主症：身面浮肿，声低气怯，乏力思睡，易于感冒，咽干或痛，轻度发热，咳嗽流涕，舌苔薄白，脉浮细缓。

治则：宣肺益气。

方药：玉屏风散合杏苏散：黄芪、防风、白术、杏仁、苏叶、前胡、桔梗、枳壳、橘皮、半夏、茯苓、生姜、大枣、甘草。

**4. 肾阳虚弱型**

主症：身面浮肿，腰部酸痛，肢冷乏力，食欲不佳，昼溺短少，夜尿反多，大便溏薄，舌体胖嫩，边有齿痕，舌苔薄白，脉沉细濡。

治则：温补肾阳。

方药：①金匮肾气丸：附子、肉桂、熟地黄、丹皮、山萸肉、山药、茯苓、泽泻。

②济生肾气丸：金匮肾气丸加车前子、牛膝。

**5. 肾阴亏虚型**

主症：轻度浮肿，头晕耳鸣，腰酸腿软，口燥咽干，意欲饮冷，但饮不多，小便短涩，大便干结，舌质鲜红，舌净或苔薄黄乏津甚则有剥苔，脉沉细数。

治则：滋补肾阴。

方药：二至六味地黄汤：女贞子、丹皮、山萸肉、熟地黄、旱莲草、山药、茯苓、泽泻。

**6. 脾肾阳虚型**

主症：现上述 1、4 型症状。

治则：温补脾肾。

方药：实脾饮合金匮肾气丸。

**（二）临床分组**

**1. 中西医结合组**

（1）第一组：中药加一般措施（西药抗菌、利尿等），9 例。

（2）第二组：中药加一般措施加激素，17 例。

（3）第三组：中药加一般措施加激素加细胞毒药物（氮芥或环磷酰胺），17 例。

（4）第四组：中药加一般措施加激素加扑热息痛，7 例。

**2. 对照组**

（1）一般措施加激素组 50 例，其中血压增高 13 例，氮质血症 28 例。

（2）一般措施加激素加细胞毒药物组 20 例，其中血压增高 5 例，氮质血症 0 例。

## 三、疗效观察

**（一）近期疗效标准**

（1）完全缓解：水肿消退，血压正常（不用降压药），尿蛋白阴性或微量（0.3g/d 以下），血清胆固醇 250mg% 以下，血清白蛋白恢复或接近正常（包括增加一倍以上），肾功能试验明显改善或恢复正常。

（2）基本缓解：水肿消退，血压正常或接近正常，尿蛋白明显减少至"+"或微量，血清胆固醇在 250mg% 以下，血清白蛋白恢复或接近正常，肾功能试验明显改善。

（3）部分缓解：水肿消退或仅留轻微压痕，血压正常或接近正常，尿蛋白减少，血清胆固醇有所降低，血清白蛋白有所增加，肾功能试验有改善。

（4）无效：水肿不消退，尿蛋白不减少，肾功能减退。

## （二）疗效结果

见下表。

各型疗效（例数）

| 型别 | 完全缓解 | 基本缓解 | 部分缓解 | 无效 | 合计 |
|---|---|---|---|---|---|
| 脾虚湿困型 | 6 | 6 | 5 | 0 | 17 |
| 脾虚湿热型 | 0 | 1 | 2 | 0 | 3 |
| 肺脾气虚型 | 1 | 0 | 1 | 0 | 2 |
| 肾阳虚弱型 | 4 | 2 | 2 | 0 | 8 |
| 肾阴亏虚型 | 1 | 0 | 1 | 0 | 2 |
| 脾肾阳虚型 | 10 | 5 | 3 | 0 | 18 |
| 总计 | 22 | 14 | 14 | 0 | 50 |

各治疗组疗效（例数）

| 组别 | 完全缓解 | 基本缓解 | 部分缓解 | 无效 | 合计 |
|---|---|---|---|---|---|
| 第一组 | 1 | 4 | 4 | 0 | 9 |
| 第二组 | 9 | 3 | 5 | 0 | 17 |
| 第三组 | 9 | 6 | 2 | 0 | 17 |
| 第四组 | 3 | 1 | 3 | 0 | 7 |
| 总计 | 22 | 14 | 14 | 0 | 50 |

中西医结合组与对照组疗效（例数）

| 组别 | 完全缓解 | 基本缓解 | 部分缓解 | 无效 | 总计 | 有效率（%） |
|---|---|---|---|---|---|---|
| 中西医结合组 | 22 | 14 | 14 | 0 | 50 | 100 |
| 激素组 | 17 | 8 | 21 | 4 | 50 | 92 |
| 激素＋细胞毒药物组 | 6 | 5 | 7 | 2 | 20 | 90 |

中西医结合组激素组疗效比较

| 疗效 | 中西医结合组 | 激素组 | $p$ 值 |
|---|---|---|---|
| 显效 | 36/50 | 26/50 | < 0.05 |
| 有效 | 50/50 | 46/50 | < 0.01 |
| 复发 | 5/50 | 11/50 | > 0.05 |

中西医结合组与激素＋细胞毒药物组疗效对比

| 疗效 | 中西医结合组 | 激素＋细胞毒药物组 | $p$ 值 |
|------|------------|------------------|------|
| 显效 | 36/50 | 11/20 | ＞ 0.05 |
| 有效 | 50/50 | 18/20 | ＜ 0.01 |
| 复发 | 5/50 | 10/20 | ＜ 0.01 |

## 四、讨论

### （一）病因病机

本病属于中医学"水气""水肿"和"肿胀"病证范畴。其形成原因，乃是由于"六淫"（风、寒、暑、湿、燥、火）、"七情"（喜、怒、忧、思、悲、恐、惊）以及饮食、劳倦等多方面因素，引起肺、脾、肾三脏功能失调所致。中医学认为，人体水液运行，全仗肺气通调，脾气转输，肾气开阖。倘若肺气不宣，则无以通调水道；脾气虚弱，水湿失去运行，稽留体内；肾阳虚弱，不能温煦蒸腾，开阖失司，自然无由化气行水，以上诸因素综合，形成了复杂的病理机转，是故治疗颇感掣肘。

### （二）分型论治

纵观国内文献，对本病分作脾虚湿困、肾阳虚弱和脾肾阳虚者居多，本组亦然，各型依次为17例、8例、18例。但我们发现，有从始至终呈现脾虚湿热或肾阴亏虚、脾肺两虚者，也有只在某阶段出现者。各型之间，亦有相互转化以及兼见的情况，如脾虚湿困、肾阳虚弱、脾肺两虚和脾肾两虚过用温剂或持时稍长，则有化燥伤阴的情况。这些与使用激素剂量大、疗程长出现的虚性兴奋如出一辙。肾阴亏虚型柔润过剂或用药偏凉，或持时稍久，往往寒化，这也在一定程度上增加了治疗难度。

### （三）疗效分析

本组系回顾性治疗总结，资料来源于几年来病历统计分析，并非人为分组。各组中，凡用激素（泼尼松）、细胞毒药物，其剂量皆按常规剂量。用法亦大致相同，激素＋细胞毒药物组，多在激素疗效欠佳或在激素减量中，加用细胞毒药物。中西医结合组，则大多数皆在激素或激素＋细胞毒药物疗效欠佳时加用，故各组间存在着一定的可比性。本组完全缓解与基本缓解属显效，再加部分缓解属有效。中西医结合组与对照组的激素组及激素加细胞毒药物组有效率比较，均有高度显著性差异（$P<0.01$）。中西医结合组与激素组显效率比较，有显著差异（$P<0.05$）；与激素加细胞毒药物组比较，无显著性差异（$P>0.05$）。复发情况比较，中西医结合组与激素组无显著性差异 $P>0.05$），而与激素加细胞毒药物组比较有高度显著性差异（$P<0.01$），尤其中药的全身调节（例如扶正固本以补虚扶弱，降逆止呕以制止细胞毒药物所致恶心呕吐等）作用，都体现了中西医结合治疗本病，存在着协同增效及取长补短作用，有一定优越性，值得继续探究。

### （四）活血化瘀治则的确立

中医学认为"久病入络"。我们根据中医学"气血互根""血水同源"的学说，气行则血行，气行水亦行，气滞则血滞，气滞水亦滞。本组 50 例中，33 例不同程度地在辨证用药的基础上辅以益母草、丹参、当归、刘寄奴、泽兰、桃仁、红花、赤芍、川芎、藕节、苏木、川牛膝、土鳖虫和地龙等，初步观察到有一定增强利水功效，有的对恢复肾功能也有一定作用，但有的如益母草须大剂量使用，每日宜煎服 120g 方见效验，说明存在着剂量与作用的关系。证诸现代研究，可能此与活血化瘀药物的免疫抑制剂样作用以及疏通微循环作用密切相关。

### （五）固表、宣肺药的应用

50 例中，有 15 例合并呼吸道、胆道及泌尿系感染而造成复发或影响疗效。这是由于本病多先后天失调，精微日失，元气大亏，因此卫气随之虚弱，极易感染。而一旦感染，缠绵难愈，引致病情急转直下。对此类患者，常于方中导入玉屏风散（黄芪、防风、白术），有热者佐以芦根、鱼腥草、桔梗，属寒者加杏苏饮、三拗汤类方，借以扶正固表，宣畅肺气，对防治感染颇有一定助益。若已兼夹感染则应投予大剂清热解毒药如金银花、连翘、蒲公英、紫花地丁、鱼腥草、贯众和柴胡等，可酌情选用。我们还体会到僵蚕、蝉蜕、浮萍有较好的宣肺作用，无论属寒属热者可加入。若遇阳虚较甚高度水肿者，加用温经发表药制川乌、制草乌（前两味药须大火久煎两个小时）、麻黄、桂枝、细辛、荆芥、防风、生姜等，不但有一定的预防感冒的作用，而且有一定增强利水之功效。

### 参考文献

[1] 王叔咸.中国医学百科全书肾脏病学 [M]. 上海：上海科学技术出版社. 1983：34.

（李兴培　霍继光）

# 中西医结合治疗眼底出血53只眼病例分析

眼底出血为眼科常见病例，其原因殊多，治疗复杂，单纯西医治疗效果不甚理想。近几年来我院采用中西医结合治疗，收到较好效验。本文无选择地搜集各种原因引起的眼底出血56例，共100只眼，其中中西结合治疗者28例计53只眼，单纯西医治疗者28例共47只眼。现将有关资料整理分析于后，仅供参考。

## 一、临床资料

（1）一般资料：中西医结合组男20例，女8例；西药组男23例，女5例。年龄：中西医结合组11~40岁16例，41岁以上11例；西药组 < 10岁1例，11~40岁20例，41岁以上7例。可见11~40岁占36例居首，41岁以上18例次之，10岁以下较少。青壮年患者多系网膜静脉周围炎及外伤所致，40岁以上多为糖尿病、高血压等所引起。职业：中西医结合组工人9例，农民14例，干部4例，学生1例；西药组工人10例，农民9例，干部5例及学生各1例。以工人、农民患病者为多。

（2）临床资料：眼底出血诊断种类，中西医结合组与西药组分别为网膜静脉周围炎18和14只眼，网膜中央静脉栓塞8和5只眼，糖尿病性眼底出血12和10只眼、高血压眼底出血10和8只眼。西药组另有网膜中央动脉栓塞4只眼，结节性血管炎并发眼底出血2只眼。病程：中西医结合组和西药组，序贯分别为10天以内1例和9例，10天以上~1个月8例和9例，1个月以上~3个月10例，另中西医结合组3个月~1年、1年以上各4例。发病较久者多以中西医结合治疗。

## 三、治疗方法

### 1. 中西医结合组

按西医学常规治疗、病因治疗、对症处理，并结合中医辨证施治。新鲜出血以凉血育阴，收敛止血。方药：旱莲草、栀子炭、阿胶、侧柏炭、仙鹤草、白及、白蔹。陈旧出血分为血瘀型和肝肾阴虚型。血瘀型又分为气滞血瘀、气虚血瘀、血热血瘀三种。气滞血瘀型以行气活血化瘀治疗。方剂：桃红川芎汤（桃仁、红花、川芎）或桃红四物汤（上方加当归、赤芍、干地黄）。气虚血瘀型以补气化瘀治疗。方药：黄芪、丹参、川芎、藕节、枳壳、血余炭、侧柏炭、木贼。血热血瘀型以凉血化瘀止血。方剂是血府逐瘀汤（生地黄、赤芍、桃仁、桔梗、柴胡、枳壳、当归尾、怀牛膝、莪术、川芎、甘草）。肝肾阴虚型以滋阴肝肾为主，用归芍地黄汤（熟地黄、山药、山萸肉、丹皮、茯苓、泽泻、当归、白芍）或杞菊地黄汤治疗。

**2. 西药组（即对照组）**

按眼底出血病因治疗，或对症处理。一般用止血药物、维生素 C、高渗剂、低分子右旋糖酐、透明质酸酶等。

## 四、疗效观察

### （一）近期疗效标准

（1）显效：视力由 0.1 增至 0.5 以上者。

（2）有效：视力由 0.02 增至 0.1 者。

（3）无效：视力由光感增至 0.02 者或无效者。

### （二）疗效结果

**中西医结合组与西药组疗效比较（眼数）**

| 组别 | 眼数 | 显效 | 有效 | 无效 | 有效率（%） |
|---|---|---|---|---|---|
| 中西医结合组 | 53 | 10 | 37 | 6 | 88.7 |
| 西药组 | 47 | 5 | 28 | 14 | 70.2 |

经统计学显著性检验，$\chi^2=5.309$，$p<0.05$。故可证明中西医结合组与西药组之间有显著性差异，中西医结合组疗效较高。

**中医分型与疗效的关系（眼数）**

| 疗效 | 新鲜出血 | 陈旧性出血 | | | | 总计 |
|---|---|---|---|---|---|---|
| | | 血瘀型 | | | 肝肾阴虚 | |
| | | 气滞血瘀 | 气虚血瘀 | 血热血瘀 | | |
| 显效 | 1 | 0 | 3 | 3 | 3 | 10 |
| 有效 | 4 | 2 | 15 | 11 | 5 | 37 |
| 无效 | 0 | 0 | 1 | 2 | 3 | 6 |
| 合计 | 5 | 2 | 19 | 16 | 11 | 53 |

### （三）典型病例介绍

患者男性，18 岁，汉族，农民。1981 年 4 月 8 日住我院眼科。主诉左眼视物模糊半年余。于半年多前反复视力障碍数次，逐渐加重，于 1980 年 12 月 25

日第一次住入我院眼科，左眼视力眼前手动，诊为左眼视网膜静脉周围炎（青年性反复性玻璃体出血），经中西医结合治疗两个月，左眼视力恢复至 0.6 出院。出院后 40 天，因与人开玩笑，不慎被他人打伤（拳击）左眼部，当即自觉左眼前闪光数十秒钟后，眼前红红一片，过 5 分钟后变为黑矇，周余不见缓解再度入院。检查左眼视力眼前手动，角膜透明前房清晰，瞳孔大小正常，晶体透明，玻璃体混浊，眼底呈红光反射，模糊可见乳头，体查无特殊发现，血、尿、粪常规及胸透均正常。诊断同前。经用维生素 $B_1$、C 口服和高渗糖静脉注射 6 天后，左眼视力恢复至 0.04。4 月 15 日邀中医科会诊，舌苔薄白，脉细弦略数，即予滋补肝肾、活血化瘀、凉血止血之剂，药用归芍地黄丸 1 丸 1 日 3 次服 10 天），中药：丹皮10g，赤芍 12g，槐花 15g，藕节 30g，血余炭 12g，丹参 15g，大黄 3g，甘草 3g，1 日 1 剂水煎，1 日两次分服。左眼视力药后 5 天恢复至 0.6，13 天后至 0.8，续进汤剂又 5 天，视力恢复至 1.0 痊愈出院。

## 五、讨论

（1）本文中西医结合治疗眼底出血 53 只眼，与单纯用西药治疗眼底出血 47 只眼作对照，中西医结合组有效率为 88.7%，而西药组为 70.2%，以中西医结合治疗效果为佳。

（2）中医对眼底出血的认识。唐荣川《血证论》谓离经之血是瘀血，"恶血不去，新血难安"，可见眼底出血之主要病机在瘀血。故所选用药物如当归、川芎、赤芍、丹参、桃仁、红花等，皆活血化瘀之要药。现代药理研究，这类药物均具有较好之疏通微循环作用。桃仁一药，化中有润。丹皮、血余炭、藕节、三七诸药止血而不留瘀。川芎一药近年来国内将其有效成分川芎嗪提出，广泛用于多种瘀血病证。本文统计中西医结合组疗效较西药组高，但病例尚少，有待今后进一步观察。

（本文整理资料过程中承王建国、倪克俭医师大力协助，邓克勤医师行统计学处理，并致谢忱！）

（李兴培　高诵芬）

# 李老自创非药物疗法防病治病

当今多种化学合成药物引起中毒、过敏、致畸变和致癌等严重不良反应节节上升。世人面临着环境恶化，空气、水源和食物的严重污染，引起或加重多种疾病。我国和很多国家经济建设突飞猛进，人民生活水平明显提高，疾病谱业已发生巨大变化，肿瘤、心脑血管疾病、糖尿病、肝肾病和高黏血症等，以及各种病毒感染正向人们袭来，给广大民众的身体健康造成严重威胁，各国医学界、有识之士和广大民众对于防治疾病，都不约而同地寄厚望于我国传统医学——中医学，尤其是针灸和按摩推拿等非药物疗法。

## 一、自我保健按摩与指压疗法

"不用药，为上医"，李老对古贤此一掷地有声之语，向来备极推崇。他认为，长生不老，近乎天方夜谭。秦始皇挖空心思，遍求"长生不老之药"之举措，早已传为千古笑柄。但通过精神之豁达，规律之生活，持之以恒的锻炼，防病治病，延年益寿，并非可望不可及，大量古今文献记载，证实确能办到。

1982 年以来，李老根据中医学理论，中西医学抗衰老研究成果，编创"自我保健按摩"疗法。历经 40 多年来亲身实践和不断充实完善，有增强体质、防病治病和延年益寿之良好作用。

### （一）注意事项及准备工作

#### 1. 注意事项

（1）务必注意皮肤清洁，勤洗澡，勤剪指甲。按摩施术前，一定要用中性香皂洗干净面颈部及双手，严防按压穴位或推擦特定部位时掐破或划破皮肤，引起感染。

（2）春秋冬干燥季节，面部及手部皮肤适当涂抹一些凡士林或护肤霜，以免擦破皮肤。

（3）与上同理，欲施术皮肤有疮疖或皮损者，该部位暂不宜指压、击打或推擦。

（4）锻炼前应排尽大小便。

（5）早餐前 1 小时，晚餐后 1.5 小时，为最宜本法锻炼时段。过饱时暂不宜锻炼，过饥时锻炼手法不宜过重。

#### 2. 关于"指压"的准备工作

（1）去新华书店选购一本常见病针灸疗法类图书。书中附有针灸穴位的图谱或照片，有取穴方法，所治病症的文字说明，可照图取穴。多翻几本，然后选购一本自认为看得清、看得懂、比较满意者为好。有此书，就方便多了！如再买一张针灸挂图，印有全身穴位，与图书对照着看，取穴准确性高，疗效更佳。

（2）指压手法：用拇指或中指指压力大，可轮换使用。手法开始数日宜轻压，几日后逐步加力，再几日后重压。为何重压？因指压、推拿按摩部位都是从针灸经络穴位发展而来。针刺，其针（银针、合金针、不锈钢针）尖锋利，刺激量大，收效立竿见影。故指压手法宜重，如轻，或太轻，见效不大，或根本无效。切记！

## （二）方法步骤

### 1. 指压推擦头面部

（1）指压或推擦头顶及项部

①指压百会、神聪：两手手指伸向头顶部，以左或右中指尖放百会穴（两耳尖连线与头正中线连线的交点即此穴），余指任意4根手指指尖放于百会穴前后左右各1寸的四点（共为"神聪穴"，又名"四神聪穴"）上，余指可任意放于百会穴及四神聪穴周围，同时指压为1次，如此36次。同步叩齿。

②指压风池穴：两手手指伸向头后枕部，以左右中指尖放于左右风池穴，余指指尖放于风池穴周围皮肤上，同时用力指压为1次，如此36次。同步叩齿。

③推擦项部：以左手掌用力推擦项部为1次，如此36次。同步叩齿。

④推擦左颈部：以右手掌用力推擦左颈部为1次，如此36次。同步叩齿。

⑤推擦右颈部：以左手掌用力推擦左颈部为1次，如此36次。同步叩齿。

⑥推擦甲状腺部：以右手掌用力推擦甲状腺部为1次，如此36次。同步叩齿。

⑦推迎—睛带：以两手食指从双侧迎香穴推擦至睛明穴为1次，如此36次，同步叩齿。

⑧指压左太阳、印堂、迎香穴。上举左手至头，左手拇指压左太阳穴，中指同步压印堂穴1次，如此36次，同步叩齿。做上述动作同时，右手拇、食指分别同步按压双侧迎香穴为1次，如此36次，同步叩齿。

⑨指压右太阳、印堂、迎香穴。上举右手至头，右手拇指压右太阳穴，中指压印堂穴，左手拇、食指分别同步按压双侧迎香穴为1次，如此36次。同步叩齿。

⑩再次指压太阳穴：两手中指同时分别按压双侧太阳穴为1次，如此36次，同步叩齿。

⑪指压睛明穴：两手拇指微屈，以指背分别放于左右两侧内眼角（目内眦）睛明穴上按压为1次，如此36次。同步叩齿。

⑫指压眉弓：两手五指微屈并拢，同时用力分别指压左右眼眶上之眉弓为1次，如此36次，同步叩齿。

⑬指压四白穴：两手中指同时分别按压眼眶直下当颧骨上之四白穴为1次，如此36次，同步叩齿。

**功效：**

健脑活血，宁心安神，聪耳明目。经验上，百会穴用于防治头痛、眩晕、失眠、中风、昏厥、鼻炎等，配合四神聪更佳。

（2）推擦面部

①推擦额部：两手掌同时放于额上，指尖相对，两中指相接，各指与眉平行，自眉向上往发际用力推擦为1次，如此36次。同步叩齿。

②推擦两颞部：两手掌轻轻伸向两颞部，手指向上，与眉垂直，自两外眼角经太阳穴向耳前推擦为1次，如此36次。同步叩齿。

③推擦颧颊部：两手手指向上，两手手指分别置于两颧，手心当颧弓下，小指压于迎香穴上，分别按向外向下即往颊车方向推擦为一次，如此36次，同步叩齿。

④左手轻握拳，以合谷穴部位轻轻击打下颌当承浆穴部位10下；稍重击打下颌当廉泉穴部位10次。

**功效：**

疏风解表，通窍，宁心安神，醒脑益智，清肝明目，活血化瘀，通络养颜。能防治感冒、牙痛、口疮、慢性鼻炎、神经性头痛和健忘症，以及增强指压推擦部位及相邻器官组织功能。坚持指压，能保护和增进视力，预防面部暗疮，改善面部微循环，促进面部肌肉新陈代谢，延缓表皮细胞的衰老进程，起到"养颜""驻颜"即养容之作用。

**2. 捏压推擦耳部**

（1）捏压上提耳尖部：两手分别上抬至左右耳尖，拇指放于耳尖前部，食指、中指放于耳尖后部捏压上提耳尖部为1次，如此36次。同步叩齿。

（2）捏压下拉耳垂部：两手分别上抬至左右耳垂，食指放于耳尖前部，拇指放于耳尖后部用力捏压下拉耳垂部为1次，如此36次。同步叩齿。

（3）推擦耳廓：两手中指自上而下分别按4条线推擦左右耳轮、耳窝各10次，共36次。同步叩齿。

（4）推擦外耳道：两手中指分别伸进左右耳鼓膜前外耳道，呈"掏耳状"向外向下推擦为1次，如此36次，同步叩齿。

（5）捏压外耳垂部：两手拇食两指分别用力捏压左右外耳垂部为1次，如此36次，同步叩齿。

**功效：**

"肾开窍于耳""肾藏五脏六腑之精""耳得血而能闻（听）"，故局部指压功擅调理气血，协和阴阳。捏压耳尖穴有清热消肿、明目利咽之功，对头痛目翳、目赤肿痛和咽喉肿痛有效，有报道表明还有调整血压之作用。近代发现，冠心病患者大多出现耳垂折痕，捏压耳垂能宽胸理气、活血化瘀，防治冠心病。推擦耳轮、耳窝及内耳对全身气血阴阳有调整之作用。"耳聋无闻取耳中"，耳鸣、重听（听力减退）和眩晕患者加强推擦内外耳道，有一定防治作用。研究证实，耳部有似一个倒放人形的投影，可视作人身一个"小天地"，各国倾力研究发现具有防治全身各部疾病作用的耳部穴位已逾200多个，耳部按摩又称"耳功"，久久习之，裨益良多。工作、学习紧张之余，经常捏压推擦耳部，可起到调节各部功能，舒缓压力之作用。

**3. 推擦两上肢及指压合谷内关穴**

（1）擦两上肢

①推左上肢外侧：两掌心相对，搓擦至热感明显为止。左上肢屈肘，上抬左手与左乳平，左手心向下放正前方，距胸约30cm处。以右手掌自然张开，从左肩向下沿肘窝上部当曲池穴部位，向外关、太渊、合谷方向用力推擦为1次，如此36次。每推擦1次，同时稍用力叩齿1次，即同步叩齿达36次。以后每做一个动作，均伴以同步叩齿。

②推右上肢外侧：右上肢屈肘，上抬右手与右乳平，右手心向下放正前方，距胸约30cm处。以左手掌自然张开，从右肩向下沿肘窝上部当曲池穴部位，向外关、太渊、合谷方向用力推擦为1次，如此36次。同步叩齿。

③推左上肢内侧：左上肢动作同①，但手心向上，以右手掌从腋前线向下沿肘窝下当少海穴至神门穴方向用力推擦为1次，如此36次。同步叩齿。

④推右上肢内侧：右上肢动作同③，但手心向上，以左手掌从腋前线向下沿肘窝下当少海穴至神门穴方向用力推擦为1次，如此36次。同步叩齿。

**功效：**

舒筋活血，扶正益肺。推擦以上部位，畅旺血循，能疏通上肢经脉，祛散风寒，除湿宣痹，松解关节肌腱肌肉之紧张度，防治上肢风寒湿痹与局部疼痛麻木。

（2）指压合谷穴

方法：张开拇指、食指，当第一、二掌骨间稍偏食指处取穴。

①指压左侧合谷穴：以右拇指甲切压左侧合谷穴为1次，如此36次，同步叩齿。

②指压右侧合谷穴：以左拇指甲切压右侧合谷穴为1次，如此36次，同步叩齿。

为加强疗效，可反复切压80~120次，切压方向可与上次呈十字交叉状。

**功效：**

舒筋活络，祛风散寒。《四总穴歌》："面口合谷收。"古人用以防治面部及口腔疾病，如感冒及上肢关节疼痛、肌肉麻木疼痛。与推压头面部和耳部协同，对感冒尤有良好之防治效验。传统上，该穴被广泛用于头痛、目赤肿痛、耳聋、鼻渊、鼻衄、齿痛、失音、口眼歪斜、发热畏寒、无汗或多汗、咳嗽、血瘀经闭、滞产等病证。

（3）指压内关穴

**方法：**

仰掌，手腕部横纹上2寸，当两筋之间取穴。

①指压左侧内关穴：以右拇指甲切压合谷穴为1次，如此36次，同步叩齿。

②指压右侧内关穴：以左拇指甲切压合谷穴为1次，如此36次，同步叩齿。

**功效：**

宁神镇痛，疏肝和胃。本穴为疗效确切的强壮穴。经验上，常用于防治胃痛、腹胀、纳差、恶心、呕吐、心烦、胸闷、心痛、惊悸、失眠等多种内脏病证。临床上用以止吐，缓解心绞痛和阵发性心动过速有速效。

**4. 推擦胸胁部**

（1）推擦左胸胁部：以右手掌从左锁骨下之胸胁推擦至左肋缘为1次，如此36次，同步叩齿。

（2）推擦右胸胁部：以左手掌从右锁骨下之胸胁推擦至右肋缘为1次，如此36次，同步叩齿。

**功效：**

活血通络，理气宽胸，调和肝胆。两胸胁为心肺肝胆所居，成为心、肺、肝、胆、脾、胰之外护。肝经经脉布于胁肋，肝郁气滞所致之胸胁满闷、胀痛不舒，推擦则有预防和辅助治疗心、肺、肝、胆、脾、胰等脏器病证之作用。

**5. 熨按腹部**

不拘左右手掌，按顺时针方向绕脐稍用力熨按为1次，如此10次，再逆时针方内绕脐熨按1周为1次，如此10次。如是交替进行至各熨按36次为止。同步叩齿。

**功效：**

健脾和胃，行气消胀。熨按后，肠蠕动明显增加，有健胃消食和通便之功，用于胃肠疾患。但肝脾肿大至胁下、腹部肿瘤、胃肠出血者不宜熨按腹部。

**6. 击打背部**

（1）击打右背部：自然举起伸开手指的左手，以左手掌稍重（以能耐受为度）击打右背部当肩胛上冈肌群。第六、七颈椎，第一、二、三胸椎分别旁开 1.5 寸处的大杼、风门、肺俞为 1 次，如此 36 次。同步叩齿。

（2）击打左背部：自然举起伸开手指的右手，以右手掌稍重（以能耐受为度）击打左背部当肩胛上冈肌群，第六、七颈椎，第一、二、三胸椎分别旁开 1.5 寸处的大杼、风门、肺俞为 1 次，如此 36 次。同步叩齿。

**功效：**

益气固表，温经散寒。两背为足太阳膀胱经循行部位，大椎穴为三阳督脉之会，击打则激发两经经气，可以温阳益气，扶正驱邪，发汗解表，止咳平喘。

**7. 叩击脊柱，推擦腰背夹脊**

（1）叩击脊柱：双手尽量绕至胸椎呈上下紧靠握拳状，以双合谷穴部位，从背部脊柱中心线循序自颈椎→胸椎→腰椎→骶椎叩击 6 次为 1 遍，如此自上而下共叩击 6 遍 36 次。同步叩齿。

（2）推擦腰背夹脊：解开衣带，内裤稍下拉。双手握拳，以双手第二指掌关节部位，尽量由上而下从背部脊柱两侧向腰椎、骶椎两侧稍用力推擦为 1 次，如此 36 次。同步叩齿。

**功效：**

疏通督脉，强腰益肾，健脾和胃。脊柱是以后正中线贯穿为标志的督脉经循行部位，中医学认为，督脉总督全身阳气。腰为肾之外府。经常推擦腰背夹脊部，有较好之益肾功效，且强健腰背部肌群，使之起到固定、支撑作用，缓解腰椎骨质增生、腰椎间盘突出、强直性脊柱炎、慢性腰肌劳损和轻度腰扭伤等所致疼痛，还有明显之健胃作用，既往治疗小儿疳疾常用捏脊疗法。阳虚乏力、畏寒、便溏和脉沉迟者加强锻炼，久之效验颇著。虚人易感冒，或感冒之初，或冬令酷寒之时，用力做此动作 100~200 次，可振奋身之阳气，抵御风寒邪气入侵。每次能推擦腰背夹脊至出黏腻稠浊之微汗最佳，可收到驱风散寒、舒筋强腰、活络止痛之满意疗效。

**8. 击打骶臀部**

（1）击打骶部：左右手轻握拳，同时将两手自然下垂绕至后腰下并拢，一前一后，以各自合谷穴部位从击打腰椎至骶部 6 次为 1 遍，如此击打 6 遍共 36 次。同步叩齿。

（2）击打臀部：左右手轻握拳，同时将两手自然下垂绕至后腰两侧，分别以各自合谷穴部位稍重击打臀部环跳穴部位为1次，如此36次。同步叩齿。

**功效：**

补肾强腰，舒筋活络，调节二便。对慢性腰肌劳损、坐骨神经痛引起的腰骶部和腰腿疼痛麻木，以及下肢腿肚抽筋（腓肠肌痉挛）；对多种原因导致的大小便失调，如便秘、便难或慢性腹泻，非病原微生物因素所致的小便频数或小便滞涩难解（其中包括部分老年人前列腺增生症），皆有较好的防治作用。有报道击打臀部对抑郁性精神病伴自杀倾向者有一定治疗作用，录此以供参考。

**9. 指压蹬推下肢**

（1）指压三阴交，蹬推涌泉

①指压三阴交，蹬推左涌泉：床上坐位，以双手拇指同步按压三阴交穴（内踝上3寸处即该穴），余四指握该穴外侧小腿，同时以右脚后掌向前蹬推左涌泉穴（足掌前大人字纹凹陷处即该穴）为1次，如此36次。同步叩齿。

②指压三阴交，蹬推右涌泉：床上坐位，以双手拇指同步按压三阴交穴，余四指握该穴外侧小腿，同时以左脚后掌向前蹬推右涌泉穴为1次，如此36次。同步叩齿。

**功效：**

三阴交、涌泉穴皆保健要穴，功擅清热泻浊、补肾调经、健脾安神。对防治头晕目眩，心烦不寐，口干咽痛，二便不利，腰腿疼痛，纳差水肿，男子阳痿遗精，女子崩漏带下，月经不调，疗效较好。

（2）推擦下肢

①推擦下肢前部：两手掌掌心向下，张开虎口，两拇指靠近，当下肢前正中线上，余指并拢与身体长轴平行，用力向前推擦从大腿根部直下经膝推擦至解溪部位为1次，如此36次。左右皆同。同步叩齿。

②推擦下肢后部：两手掌掌心向上，中指在腿后相接，张开虎口，拇指向上，余指并拢呈抱腿状，同步用力自大腿后根部直下，经膝后委中穴、小腿肚至跟腱部位为1次，如此36次。左右皆同。同步叩齿。

③擦膝：两手手掌分别直放于膝关节伏兔穴上，向下用力推擦膝关节为1次，如此36次。同步叩齿。

**功效：**

舒筋活络，祛风散寒。于防治下肢至跟腱酸痛、风湿麻木、小腿肚抽筋（腓肠肌痉挛）、腰酸腿软等病证有不同程度之效验。最近几年，体会到指压、击打、蹬推或推擦头颈部、腰脊、腰骶部和下肢相关部位，对强直性脊柱炎、椎间盘突出膨出、椎管狭窄等所致腰腿疼痛麻木有不同程度减轻症状之作用。

## （三）讨论及体会

### 1. 编创本法之由来

（1）民众强烈需要：工作头 20 年医疗生涯中，亲睹各民族众多患者为疾病折磨所带来的肉体上和精神上的痛苦，不少中老年人渴求强身健体与延年益寿的非药物疗法。

（2）李老当年直面两大难题

①严酷的家族健康史：爷爷吸烟，62 岁时因肺源性心脏病并感染、呼吸衰竭、心力衰竭病故；外公吸烟和饮少量酒，外婆吸烟，62 岁时、60 岁时均死于脑中风。父亲吸烟和饮少量酒，64 岁时因肺源性心脏病并感染、肺性脑病、呼吸衰竭、心力衰竭辞世；母亲吸烟，58 岁时罹肺癌脑转移伴全身多脏器衰竭西去。依据两辈老人寿限判定，均非长寿家族。

②自身的糟糕现状

a）先天禀赋不足，后天营养失调。自幼身体虚弱，不是生疮，就是患病（经常感冒，后患肺结核病）。1962 年底踏入社会以来，鉴于工作、学习忙累，生活规律紊乱，身体每况愈下。

b）1982 年前长期频繁被感冒、上感困扰，成为医院保健科"常客"。1979 年起，每年赴内地参加一次全国（或国际）性重要学术会议，长途跋涉，归来时火车深夜途经秦岭、乌梢岭或祁连山等受寒，难逃感冒发热，咳咯脓痰，返院即须住院治疗。

c）长期失眠：每晚靠安眠药方能入睡。即令夜间看书、备课或写作睡得很晚，由于产生"超限抑制"，更睡不着，仍须服安眠药始能安卧须臾。

d）每年 10 余次发生口腔溃疡，牙痛和牙齿松动感，每次持时 1~2 周左右，经常牙龈出血，有时不刷牙也渗血，口腔常有血腥味。

e）经常上腹部嘈杂胀满不适，时时作痛，饭量不大，饮食稍有不慎即腹痛腹泻，经常不敢进晚餐。

f）自幼即罹脱肛未愈，工作数年后因久坐等因又患痔疾，不时便血。

g）腰背痛：1966 年初，挑热水回家欲洗衣服，在水房前冰雪地上滑倒摔伤致尾骨骨折，未曾休息即下乡巡回医疗 3 个月，仍腰痛不已；返院后拍片证实尚有第 2 腰椎压缩性骨折，稍劳或坐 1 个多小时即腰背疼痛不适、酸楚异常。1977 年后经常稍有不慎即出现腰部"岔气"感，疼痛较甚，弯腰困难。1982 年拍片发现颈椎、胸椎及腰椎广泛性增生。

h）视力明显减退：1982 年时两眼出现飞蚊症（右目稍重），视物昏花，须带

300度老花镜。

ⅰ）右侧耳鸣较甚，听力近乎消失（音叉试验证实：空气传导消失，骨传导尚存，诊为混合性耳聋）。

因于以上原因，当时不但工作受到影响，连基本生活也经常发生不尽之困扰。基于不属"长寿家族"，按当代预测寿命最时髦的"基因决定"论观点，更兼之体质糟糕现状，"长寿"简直成为奢望。身体很难受时，内心曾经颇为落寞与悲观。

（3）痛苦中沉思、联想与顿悟：当时毕竟年轻，常用中西医两法调理，身体间有好转，同时饱览大量中西医健康长寿书籍与文献，不时勾起沉思、联想，进而从"大我（民众）"之需求与"小我"危机相结合，为寻求"出路"（解决之道）产生的倒逼机制引发"顿悟"：所谓"基因决定"论，恐非金科玉律！要有个健康体魄，进而延年益寿，单靠药物绝非良策，何不发挥华夏几千年中医智慧，挑战极限，"预防为主"，防治并重，主动出击，靠锻炼"闯"出一条健身防病、延年益寿之路，奉献社会，让天下人同登寿域。因之，萌发编创自我按摩疗法之动念。

（4）本法优异之处：李老时年充分考虑到中老年人体质特点和易患之常见疾病等，根据中医脏腑学、经络学和腧穴学古今研究成果，参酌中西医学有关衰老和抗衰老文献，编创"自我保健按摩15分钟"，结合40年来自身实践体会和教导数百人所获经验，不断完善，删繁就简，编创而成。此法简便易学，老少咸宜，安全无任何不良反应，久练既能增强体质，又能预防、治疗或辅助治疗包括神经、呼吸、心血管、消化、内分泌、泌尿、皮肤和骨骼系统的多种病证，还有较好之增强视力、美容和延缓衰老作用，诚为防病治病、延年益寿之佳法，深值推广，以更好地造福人类。

**2. 本法锻炼的注意事项**

（1）循序渐进：锻炼之初，手法宁轻勿重。要逐步增加至强度适中，切忌一开始即手法过重，或后来不适当地手法过重，导致皮肤损伤。

（2）锻炼频度：因人而异。一般以早晨或晚间锻炼30分钟为宜。冬春防感冒，头面部相应部位，可分别另行指压或推擦72~144次；肠胃病、消化差，足三里指压360次；睡眠差、心烦乱，指压三阴交、蹬推涌泉穴72次；上或下肢痛，相应部位推擦144~288次。中老年人，即令再忙再累，起码每周锻炼3~4次。

（3）持之以恒：本法成败关键。此犹希冀"吃一餐而常饱"，在异想天开，有悖科学锻炼之常理。又如一个真正靠"打仗打出来"的大国将帅，哪一个没有"一将功成万骨枯"的惨烈经历？所以希冀"毕其功于一役"的军人，只能是痴心妄想。"磨刀不误砍柴工"，通过日积月累锻炼虽然耽误了一些时间，但是日复一日锻炼后，体质改善从"量的积累"到一定时日则"功到自然成"地引起体质"质的飞跃"，换来用金钱难买到的健康活力。其间，充满了活的辩证法。从这个意义上说，每个人应当"生命不止，锻炼不息"。

### 3. 动作协调问题

初练本法时，各种动作不甚协调，经常顾此忘彼，谈不到动作协调和同步叩齿。本法贵乎全面，强调松静自然，呼吸柔匀，举凡本此原则，专心致志，循序渐进地坚持下去，一般1~2周最多1个月后即能达到要求。对此，切勿丧失信心。反之"为锻炼而锻炼"地赶进度，导致精神紧张，呼吸迫促，过度劳累，如此反而"欲速则不达"也。慎之！

### 4. 配合叩齿

中医学认为，肾主骨，骨生髓，齿为骨之余。因而加强同步叩齿，有促进齿龈及相邻部位血液循环和新陈代谢之作用，起到补肾、壮骨、固齿和防治口腔疾病之功效。现代研究还证实，咀嚼充分，可以增强面部咀嚼肌功能和眼部微循环，起到增强视力，推迟面部皱纹出现之作用。可见，叩齿有其特殊重大之意义。

叩齿次数，从孙思邈观点定为36次。若上下牙咬合不整齐，可顺序全齿叩36次，再门齿叩36次，皆与其他动作同步进行，周而复始。倘某上或下智齿（俗称"尽头牙"）拔除无对应咬合者，齿龈得不到锻炼，常易于发炎，此时可取上下牙交错，使无咬合之智齿能与对应邻近牙齿咬合叩击，这样所有牙齿即能得以全面锻炼。本法所有动作手法，一概配合同步叩齿，此为本法之不同于任何按摩推拿方法的显著特点之一，万勿忽视。

### 5. 本法原理

（1）中医原理：中医学认为，"人有阴阳，即为血气。阳主气，故气全则神旺，阴主血，故血盛则形强。人生所赖，唯期而已"（《景岳全书》）。说明人之生存与正常生理活动，全仗气血。须知"气血冲和，万病不生"，若"一有拂郁，诸病生焉"（《丹溪心法》）。尤甚者，"气结则血凝"（《血证论》），常续发多种（包括肿瘤在内的）病证。而人体五脏六腑，各部器官，皮肉筋骨，四肢百骸，全赖"经络"（包括十二经脉和奇经八脉）这个特殊的庞大的网状感应传导系统连接上下内外，将人体形成一个统一的有机整体。"有诸内必形诸外"，即人体脏腑经络气血病变，往往通过经络反映到体表的一定部位，这就是腧穴（穴位），以及一些反应点、区、带。无论施以针灸，或按摩（导引、推拿），皆旨在"通其外，由外及内，以和气血……通则不痛，痛则不通，盖指本来原通，而今塞者言。或在内，或在外，一通则不痛。宜十二经络、脏腑各随其处而通之"（《吴医汇讲》）。自我按摩旨在疏通经络，畅旺气血，调理全身。有病者习之，俾脏腑经络气血无所滞碍，常令痼疾减轻甚或默默消于无形；无病者习之，常保气畅血行，健身防病，延年益寿，蔚为尽善。

（2）西医原理：大量现代资料证实，通过主动按摩，刺激末梢神经，促使血流加快，微循环改善，皮肤、肌肉和各脏器组织有效血流灌注量明显增加，心脑肾等要害器官和所有脏器组织，对氧和营养物质利用率锐增；同时亦促进了淋巴液和组织间液的循环与新陈代谢。这些因素的综合，使身体各部功能渐趋协调，整体功能从而得到改善和加强。所以，自我按摩后，普遍感到头脑清晰，全身舒适，精力倍增。足见，中西医虽然理论体系迥异，但均着眼于人体，从根本上讲，很多地方俱有着共通之处，所异者只不过是各自表述语言不同罢了。

根据近代生物学巨擘"进化论"的倡导者达尔文"用进废退"的著名观点，通过本法持之以恒的锻炼，就是要最大限度地从头到足激发人体的各部潜能，保持机体旺盛活力，从而保有健康的体魄，达到延年益寿之目的。

**6. 本法特点**

本法编创，学有渊源，源出实践，简单易学，无须条件，老少咸宜，不出偏差；贵在有恒，坚持锻炼，防病治病，强身健体，延年益寿，可以预期。

## 二、指压预防感冒并发口周疱疹

少数体虚或平素虽健康的，每当罹患感冒将愈之时，口周（以上唇、鼻孔与鼻唇沟为多见）必起疱疹，疼痛，甚至糜烂流黄色分泌物，缠绵难愈，既妨碍观瞻，更带给患者诸多不便，因而至为苦恼。其预防与治疗，均颇令医者掣肘。李老近几年来摸索出以指压相应腧穴，大多可以成功地截断，预防疱疹发生。

### （一）施术时机

一旦感冒，治疗同时，立即进行指压疗法，一日3次。以36次为一回，如能达到4~6回为佳。因故指压稍晚，疱疹将起或方起者，应日压6~8回，力度宜重，有明显之酸麻感，其效尤著。所谓按压穴位时之同步叩齿，就是每指压一次，即同时叩齿一次。

### （二）具体方法

剪短指甲，用舒肤佳类消毒清洁皂类，洗净双手及面部皮肤，以避免指压时掐破皮肤与发生病菌感染。

（1）拇食二指指压双侧迎香穴 36 次，每次指压时辅以同时叩齿。

（2）拇食二指指压双侧少商穴各 36 次，每次指压时辅以同时叩齿。

（3）拇食二指指压双侧合谷穴各 36 次，每次指压时辅以同时叩齿。

（4）拇食二指指压双侧鱼际穴各 36 次，每次指压时辅以同时叩齿。

（5）拇食二指指压双侧内关穴各 36 次，每次指压时辅以同时叩齿。

### （三）疗效原理

口周疱疹之发生，往往由肺胃火毒炽盛所致。指压迎香穴，清肺益胃，对减缓与消除嚏涕有确效；少商穴、鱼际穴，分别为肺经井穴、荥穴，指压清肺利咽，对咳嗽、咽痛有良好治疗作用；合谷穴，清热解表，对咳嗽、咽痛效佳，尤有引领前述诸穴经气直达面部与口周，起到"面口合谷收"（《四总穴歌》）之独特作用。内关穴，安胃强心，为保健要穴。叩齿有畅旺口腔血液循环，增强机体防卫功能之作用，对防治口周疱疹发生颇有效验。只要尽早坚持按法施术，鲜有失效者。

### （四）注意事项

易于"上火"（口干舌燥、目干涩和便秘等）的热性体质，应忌辛辣刺激性热性食物（如牛、羊、犬、鸡、鸽、鹿制品等）。烟酒对人"有百弊而无一利"，烟酒上火伤肝肺胃脑，无论男女老幼，均应戒除。李老晚年常谓："不抽烟不喝酒，一定活到九十九"，并将此语赠人，辅以药疗、食疗和锻炼，获得健康体魄，同登寿域。

## 三、指压益智健脑安眠与防治头痛

晚年在研习自我按摩强身健体、延年益寿后期，李老强烈地感到自己和所有中老年人，都切望有一个简捷锻炼方法，增强大脑功能，令他久久地陷入沉思之中。

缘起：①他曾亲睹有个病毒性脑炎后遗症患儿，神志呆滞，不能翻身，不会哭闹，双目失明（以手在其眼前晃动无任何反应），二便失禁，卧病儿科床上，西医束手，来自兵团基层连队的年轻父母以泪洗面。师母应邀会诊，急以针灸百会穴、四神聪穴为主，辅以针刺人中、球后、哑门、廉泉及有关体针、王不留行籽耳穴埋压（胶布固定后定时轻压），经历 3 个多月治疗，患儿神志、视力逐渐恢复，会哭闹、翻身，二便失禁消失。她扶助患儿走路，教其发声讲话，出院后由其父母带孩锻炼。几年后，患儿父母打来电话，言孩子一切功能恢复如常人，发育好个头大，上学后成绩不错。②又例，师母应用山西焦顺发医师所创"头针疗法"治疗脑中风瘫痪经验，让众多患者恢复肢体活动功能。其中一位兵团南疆某工程团现役领导之妻中风瘫痪入住神经内科，患者丈夫按过去观点对妻子康复早已不抱希望，在应邀会诊用头针疗法治疗当天，即返单位交待工作，立嘱木工房制作一能坐并解便木椅（解便前把坐板拉起，其下一大圆形空洞，洞下几个横衬支架，上放接便盆器）。及至几天后患者丈夫携木椅至病房时，患者正在过道上走步锻炼，行动接近常人。其夫喜出望外，速将特制其下留洞木椅亲送针灸室，留作针灸卓效见证。受此两案启示，坚定了指压健脑之信心。

（一）施术时机

中老年人，均可进行指压疗法锻炼，借以益智健脑安眠与防治头痛。指压疗法，一日3次。以36次为一回，如能达到4~6回为佳。所谓按压穴位时之同步叩齿，就是说每指压一次，即同时叩齿一次。

（二）具体方法

（1）左手中指微屈放百会穴上，余4指皆分按于百会四周1寸处即"四神聪"穴，右手各指分压于左手掌下之百会周围头皮，10指同时发力重压双侧神聪穴与邻近头皮各36次，每次指压时辅以同步叩齿。

（2）两手各指轻放枕部，两拇指分别按于左右风池穴上，其余8指呈丛状分压于枕下凹陷皮肤上，同时重压相应头皮36次，每次指压时辅以同步叩齿。

（三）疗效原理

神聪穴，《银海精微》取名"四神聪"，并谓主治"眼疾，偏正头痛"；《太平圣惠方》谓治"头风目眩，狂乱风痛"。杨甲三《针灸学》誉其"宁心安神，明目聪耳"，广泛用于头痛、目眩、失眠、健忘、癫狂、痫证、中风、偏瘫、耳聋、眼疾。风池穴，为手足少阳阳维之会，主治中风偏枯，少阳头痛，乃风邪蓄积之所，故名。《针灸甲乙经》中主治颈痛项不得顾，气厥，耳目不明，用之畅旺颈部血循，缓解颈部肌群之挛痛颇效；《备急千金要方》中主治诸瘿，中风发热头痛；《针灸大成》中主治洒淅寒热，伤寒温病汗不出，偏正头痛，目不明，腰背俱疼，大风中风，气塞涎上不语，昏危。"高巅之上唯风可到"，两穴皆在头近脑，经常指压局部，通过经络感传至脑，当可益智健脑安眠，防治头晕头痛，且有一定明目增视和防治耳聋之作用。

### （四）治疗病证

经常头晕头痛，特别有腔隙性脑梗死、脑萎缩和早期轻型老年性痴呆症者，应每天指压 6~8 回，每回指压增加 1 倍，36 次 ×2 = 72 次，力度宜重，有明显之酸麻感，其效尤著。有上述病证的老年人如行为能力极差者，以及中风后遗症患者，也可以"被动锻炼"代替"主动锻炼"，即在家人耐心鼓励下，帮其按法锻炼，持之以恒，久久为功，当有效验。

## 四、指压明目增视防治眼病

晚年，李老仍夜以继日地寝馈于中医典籍和总结几十年临床经验之中，费脑耗眼，以致经常出现头晕目花，视力减退，有时看书时间稍久，须借助放大镜看书，特别是数次双眼出现圆圈状彩虹阵阵袭来，此即白内障始有的"虹视"现象。18 年前在成都母校附院眼科检查，证实已有早期白内障、玻璃体混浊和黄斑病变。真如晴天霹雳！因为眼睛对他来说，太重要了。他不甘心因眼带来之困扰，终于冥思苦索后在穴位指压中觅得应对之策。

### （一）施术时机、力度及频度

中老年人，尤其经常用眼长时间看书或工作者，无论有无眼病，均可进行指压疗法，按每指压 36 次为一回。无眼病者，一日 2~3 回，以明目及预防眼病。有眼底病如早期白内障、黄斑病变者，宜达到每日 6~8 回为佳。指压力度应由轻→稍重→重，即有明显之酸麻感，其效尤著。所谓按压穴位时之同步叩齿，就是每指压一次，即同时叩齿一次。

### （二）具体方法

（1）两手拇指微屈，一二指骨间关节形成之指背，重压双侧太阳穴 36 次，每次指压时辅以同步叩齿。

（2）两手各指微屈，分别以"丛指"指尖，重压左右两侧眉弓各 36 次，每次指压时辅以同步叩齿。

（3）以一二指骨间关节形成之指背，重压双侧睛明穴 36 次，每次指压时辅以同步叩齿。

（4）以两拇指指背，重压双眼正下方四白穴各 36 次，每次指压时辅以同步叩齿。

（5）指压双侧合谷穴各 36 次，每次指压时辅以同步叩齿。

## （三）疗效原理

太阳穴，为经外奇穴，功擅清热消肿、通络止痛。《太平圣惠方》中用其治"赤眼头痛，目眩目涩"；《玉龙赋》中言"除血翳两目不明"，为治眼要穴。攒竹穴，《针灸甲乙经》列其别名有始光、夜光与明光，主治目如欲脱及目系急；《针灸大成》中用其治视物不明，泪出目眩。鱼腰穴，功擅明目消肿，舒筋活络，有眼科名著将其呼为"光明"；《奇效良方》中用其治"眼睑垂帘，翳膜"，《针灸集成》云"主治眼疾"，对其明目疗眼病功效竭力推崇。睛明穴，《针灸甲乙经》：目不明，目泪出憎寒，目痛目眩，内眦赤痛；《针灸大成》：主目远视不明，胬肉侵睛；《医宗金鉴》：睛明、攒竹二穴，主治目痛视不明，迎风流泪，胬肉攀睛，白翳眦痒，雀目诸症。四白，亦明目防治眼病要穴。合谷穴，《针灸大成》：主头痛，脊强，目视不明，生白翳，下齿龋，耳聋，喉痹，喑不能言，偏风，偏正头痛；《针灸甲乙经》：聋，耳中不通，合谷主之。合谷之明目防治眼病作用，古人颇肯定，且能防治头痛、齿咽和耳聋等病证。

## （四）注意事项

### 1. 用眼卫生

工作1~2小时后，宜休息须臾，闭目眨眼10余下后，看周围绿色植物，有滋润眼球，恢复眼肌疲劳之作用。

### 2. 个人卫生

必须剪短指甲，洗净双手及面部皮肤，以避免指压时掐破皮肤及发生病菌感染。因要指压睛明等眼周穴位，此项务须严格实行。曾有各地媒体报道，小学生眼保健操对防止近视效果较好。后因个别学校疏忽，学生没有洗净双手，或面部滞尘后指压，导致感染，有媒体据此否定眼保健操疗效。不能"因噎废食"，只要加强剪指甲洗手洁面，把住"病从肤入"这个"关"，指压疗法仍不失为护眼明目增视，防治眼病的好方法。

为避免意外，小学生眼保健操，睛明、四白二穴暂不指压也可，但仍须洗净双手。

### 3. 饮食禁忌

易于"上火"（口干舌燥、目干涩和便秘等）的热性体质，应忌辛辣刺激性热性食物（如牛、羊、犬、鸡、鸽、鹿制品等），也不得滥用人参、鹿茸、肉苁蓉、巴戟天和动物"鞭"类等温补壮阳类中药。

疗效：李老经过每日4~6次指压（适当重压），第三日再未出现"虹视"现象，半月后视力大增。但今年秋冬因撰修文稿日夜兼程，特别是熬夜过多太晚，仍多有反复，增加指压至日重压 6~8 回，每回指压 72 次，可保不出现"虹视"现象。李老每回指压结束后，顿感头目清爽，视物清晰，视力增进，表明诸穴协同应用功效卓著。曾介绍给数位中老年患者锻炼，凡持之以恒者，均感有效。望有兴趣者参与共同验证，以造福民众。

## 五、指压合谷、颊车防治牙周炎

牙周炎，属于中医学"牙疳"范畴。症见齿龈萎缩以致牙龈外露，牙酸痛，口臭，多为长期不正规刷牙（正确刷牙应垂直轻刷拉动，不正确者为左右拉锯样刷动，久之）导致齿龈萎缩；一说为机体抵抗力低下，也可引起牙周炎。指压合谷、颊车对本病颇效。

### （一）方法

（1）取合谷穴（两手虎口处），拇指重压 1 回为 1 次，共重压 36 次，每次同步叩齿。

（2）颊车：开口取穴，在下颌角前上方一横指凹陷中，上下齿咬紧时，在隆起的咬肌高点处即穴位，施术时拇指在穴位上重压 1 回为 1 次，共重压 36 次，每次同步叩齿。

### （二）疗效原理

合谷穴，《四总穴歌》曰"面口合谷收"，其对面口炎症性疼痛有效，对单纯性疼痛有速效。颊车：杨甲三《针灸学》：功擅"散风清热，开关通络"，主治"颊肿""齿痛"。《针灸甲乙经》："颊肿，口急，颊车痛不可以嚼，颊车主之。"

## 六、李老练习本法 40 年的切身体验

自锻炼本法 3 个月后，感冒逐渐减少，睡眠明显好转，食纳增进，余皆有不同程度好转。半年后，各况更加好转；胃况明显好转。口腔溃疡、牙痛、牙松动感和齿龈出血未再发作，上腹部已无任何不适感，三餐纳谷正常，腰酸腰痛仅在昼夜持续伏案工作过久，或弯腰劳动稍久轻作。锻炼 1 年后，基本摆脱感冒药和安眠药之多年困扰，有时气候突变，气温明显下降，来不及防范，似有感冒征兆，马上加强面部穴位按压推擦，结合本法全身锻炼，得微汗而解。1991 年，因右耳疑胆脂瘤全麻下手术，合并肺部感染，发热，咯脓痰，经中西医结合治疗，炎症得到基本控制，即继续本法锻炼，各况逐渐恢复正常，康复出院。好多次感

冒流行期，大多数人感冒，李老亦未染疾，仅极个别时候稍有症状，经锻炼和（或）稍佐中药即安后，一直未犯，从事正常工作。锻炼 2 年后，目力渐增，直至可不戴老花眼镜，远近皆能阅书看报（包括小体字）；锻炼 5 年后，飞蚊症明显减轻。说明头部腧穴有较好之保护视力（调节焦距）、增进视力之作用。锻炼 8 年后，耳鸣明显减轻。这无疑对于青少年预防近视眼，已罹近视眼防止恶化，中老年人预防（或预防加重）老花眼，预防或减轻神经性耳鸣均有重大意义。唯熬夜过多，近两年来视力和听力明显退化，时须戴眼镜及助听器。

自编创"自我保健按摩"以来，身体力行，坚持每天早晚各锻炼一次。今年虽逾 85 高龄，生活中，依然积极、乐观和向上，生活规律；坚持不沾烟酒，不挑食，不过食，慎寒温，每天精力充沛，很少感冒，腰背痛仅劳累后轻发，眠纳二便均佳，尽享天伦之乐与现代生活之情趣。今年他届 85 高龄，较父母多活 20 多年，李老说："全仗坚持锻炼此法。"

当下，欣逢盛世，他正值 85 高龄，从医 60 年，每周在医院上一个大半天门诊，继续为各族患者服务，负责带教下级医师，承担院内外部分会诊；另有 4 个半天在诊所为各族患者服务。眼下，头脑清晰，思维敏捷，精力尚充沛，目力听力虽不及从前，但脑力尚健，他说毕竟来日无多，故利用一切可以利用的时间，继续奋力工作，完成带教下级医师的任务，以及几部书稿的整理出版工作，奉献国家，有益后人，力争在有生之年继续为振兴中医事业做点事情。

［本文原载《新中医》（广州中医药大学主办，国内外发行月刊），1993 年第 12 期。同年该文被收入国家中医药管理局主编《中华名医特技集成》一书，中国医药科技出版社出版。此次编入本书有增删］。

医案精选

# 内 科

## 湿 温

【验案辑要】

王某某，男，65 岁。1967 年 4 月 25 日初诊。

主诉及病史：高热烦热身痛 5 天。5 天前出现头晕痛，恶寒发热，身痛，咳嗽痰白，纳差，口苦。某医曾按感冒治疗（用药不详）罔效。

诊查：高热烦热，扪头额热烫灼手，体温 39.6℃，胸闷甚，腹胀，不饥，不思饮食，口渴不饮，大便稀溏，小便赤涩，舌质鲜红，苔黄厚燥腻，脉弦缓。

辨证：湿热弥漫三焦，邪热乖张伤阴。

治法：清热利湿，芳香化浊，佐以生津。藿佩栀芩连苍陈银翘散加减化裁。

处方：藿香、佩兰叶、苍术、陈皮、黄芩、栀子、淡豆豉、竹叶、玉竹、石斛各 10g，薏苡仁 12g，黄连 5g，金银花、滑石（包煎）各 18g，连翘 25g。日 1 剂。水煎服。

4 月 28 日二诊：服上方 3 剂后，高热消退，心烦亦除，口渴大减，唯头晕，乏力，纳差，便溏，舌苔中后部垢腻，脉细濡。

处方：党参、白术、茯苓、藿香、佩兰叶、陈皮、炒扁豆、玉竹各 10g，砂仁 6g，黄连 3g，六一散（包煎）12g，车前子 15g。

7 月 17 日三诊：左胸部挫伤来诊，云前症服上方 2 剂，精神大振，知饥，能食，便溏已，病愈，迄今未犯。

【按语】

本案患者高热烦热身痛 5 天，兼咳嗽痰白，纳差，口苦。某医曾按感冒治疗（用药不详）罔效。刻诊高热烦热，扪头额热烫灼手，体温 39.6℃，胸闷甚，腹胀，不饥，不食，口渴不饮，大便稀溏，小便赤涩，舌质绛红，苔黄厚燥乏津，脉弦缓，乃一派湿热弥漫三焦，邪热乖张伤阴之征。李老断为典型的"湿温"证，遂径投藿佩栀芩连苍陈银翘散加减化裁。方中藿香、佩兰、苍术、陈皮，解芳香化浊；栀子、黄芩、黄连、薏苡仁、滑石及六一散，清利湿热；金银花、连翘、竹叶，微辛轻解以退热；栀子、淡豆豉，泻火除烦；高龄发热数日，未有不伤阴津者，故加玉竹、石斛养阴生津。药进 3 剂，高热退，烦除，渴大减，唯尚头晕，乏力，纳差，便溏，舌苔中后部垢腻，脉细濡，为正气未复，脾虚胃弱之象。遂以五味异功散加藿香、佩兰、扁豆、砂仁、车前子等补气扶正，健脾燥湿。服2剂，诸症悉解。李老认为是例获愈关键：治贵及时，治贵对症。

该患高热稽留，脉缓，乃"肠伤寒"之征，惜乎，患者系农民，当时无钱化验肥达反应，加之时间紧迫，患者要求尽快服药，故未化验，作罢。是为记。

# 发　热

【验案辑要】

岩某，男，36岁，2015年3月11日初诊。

主诉及病史：发热半月，皆下午5~8点发热，体温39.6℃，后即大汗出，湿透衣衫。

诊查：微恶寒，不思饮食，舌质红绛而干，苔光剥呈多个小片状黄厚苔分布其中，脉洪大弦滑数。

辨证：阳明少阳合病。

治法：和解清热。

处方：柴胡、黄芩、贯众、大青叶、知母、僵蚕、蝉蜕各15g，西洋参、半夏、杏仁各10g，金银花、白花蛇舌草、生石膏、炒枣仁各30g，大枣3枚，生姜、甘草各3g。

3月16日二诊：11日服上方当晚体温38.6℃，12日晚38.2℃，微恶寒，干咳，头晕已，精神眠纳显著好转，入夜平静，上方加鱼腥草30g、桔梗15g，生石膏加量至120g。服上方后，14、15两日体温37℃，汗出大减，纳佳，干咳显著减轻，大便干微结，16日体温36.3℃，汗收，尚有轻度恶寒。上方石膏减量至30g，加竹叶10g、葛根15g，服药5剂，体温连日正常，大便爽软，诸症向安。

【按语】

发热是他觉或自觉体温身高的一种症状，也是中医内科疾病较常见的症状之一，其病机有"阳盛则热"和"阴虚发热"两种病机，主要为正气与邪气相争，阴阳失调的病理反应，根据病因又可分为外感发热和内伤发热，本患者有恶寒症状，有一分恶寒就有一分表证，故属于外感发热。感受寒邪，寒邪袭表，卫表遏郁，正邪相争故发热；邪伤脾胃，影响脾胃运化，故不思饮食；邪气入里化热，邪热伤津，又加之大汗出，加重津伤，故舌红绛而干；素体有湿，湿邪重浊黏腻，湿热内阻，故舌苔黄厚。表里同病，属少阳阳明并病。

大柴胡汤为表里双解剂，柴胡配黄芩和解清热，除少阳之邪，患者发热重，恶寒轻，热邪入里化热，予金银花、贯众、大青叶、知母、僵蚕、蝉蜕、白花蛇舌草、石膏疏散风寒，辛凉透表，清热解毒；半夏燥湿化痰；酸枣仁安神助眠；杏仁宣降肺气；患者大汗出，气阴两伤，伤津伤气，予西洋参益气养阴；生姜、甘草和中健运脾胃。复诊患者热势逐渐减轻，诸症改善，说明辨证准确。后期仍有热邪存在，故加强清热，使热退身凉脉静。临床上须做到辨证精准，才可有的放矢，适中病机。

# 全身燥热·不寐

**【验案辑要】**

杨某某，女，48 岁，2018 年 11 月 29 日初诊。

主诉及病史：全身燥热"冒火"感，失寐 10 余年，历用中西药物（具体不详）乏效。

诊查：五心烦热难当，急躁易怒，每当头面全身"冒火"感出现时，弃衣亦不能解除，甚至打开冰箱吸入冷气稍安，全身酸痛，失寐，至为痛苦，舌质红，苔薄黄，脉细滑促数。

辨证：肝肾阴虚，心肾不交。

治法：补益肝肾，滋阴降火。人参白虎汤、青蒿鳖甲汤合沙参麦冬汤加减。

处方：珍珠母、龟甲、鳖甲、牡蛎（砸，另包先煎 1 小时），北沙参、知母各 30g，天冬、白术各 15g，柏子仁、忍冬藤各 60g，石膏 120g，青蒿 12g，甘草 3g。

三诊：服上方 7 剂，燥热、不寐及心烦依然。再进 7 剂，了无寸效。前方石膏加量至 250g，再进 7 剂，燥热遂平，仅遗手心微热，足转凉，身微凉，随之夜寐安宁。

**【按语】**

《医宗必读·不得卧》将失眠原因概括为"一曰气盛，一曰阴虚，一曰痰滞，一曰水停，一曰胃不和"五个方面。本案患者为典型的肝肾阴虚，肝阳偏亢，火盛神动，肾阴不足，不能上奉于心，水火不济，心火独亢，心肾失交而致全身"冒火"、失眠。《医效秘传·不得眠》："夜以阴为主，阴气盛则目闭而安卧，若阴虚为阳所胜，则终夜烦扰而不眠也。"《景岳全书，不寐》云："真阴精血不足，阴阳不交，而神有不安其室耳。"本案方选青蒿鳖甲汤合沙参麦冬汤加减化裁。

鳖甲专入阴分滋阴，青蒿可出阳分透热，使养阴而不恋邪，透热而不伤正，有相得益彰之妙。此方有先入后出之妙，青蒿不能直入阴分，有鳖甲领之入也；鳖甲不能独出阳分，有青蒿领之出也。龟甲善通任脉，滋阴之力大于鳖甲；鳖甲善走督脉，清虚热之力大于龟甲，又同为血肉有情之品，二者相伍可交通任督，滋阴潜阳。另加珍珠母、牡蛎平肝潜阳，重镇安神；柏子仁调养心血，养心安神，诸药配伍可增强安神的功效。知母滋阴清热，助鳖甲养阴以退虚热；石膏清气分实热，与知母相须为用；沙参、天冬、白术益气养阴清热；忍冬藤清热疏风通络，可改善全身酸痛症状。此患者阴虚火旺较甚，连用14剂燥热仍未解。三诊石膏倍量，燥热乃平，夜寐即安。关乎本案，李老指出，理法固属谨严，然主症"冒火"燥热两周未平，后将石膏大剂倍量至250g，燥热遂平。可见特殊病证的治疗，有时一味关键药之剂量，即可左右全方之性能，因之取效，足征"学海无涯"，值得进一步探究。观是例可知。

# 慢性迁延性肝炎

## 【验案辑要】

张某某，女，24岁。初诊日期：1977年12月27日。

主诉及病史：倦怠、纳减8个月余，加重伴皮肤发黄1月余。8个多月前（1977年3月）出现倦怠、纳减等症状，曾在某医院化验肝功诊为"急性无黄疸型肝炎"，行保肝治疗（用药不详）无效。近1个多月来上述症状加重，出现皮肤发黄、尿黄、恶心、厌油和腹胀，11月22日肝功报告：ZnTT10U，TTT9U，TFT（+++），GPT（ALT）87U，乃于11月24日诊为：①慢性迁延性肝炎；②早孕，收住入我院传染科。入院后体检：肝不大，脾可及边。经用维生素 $B_1$、维生素 C、肝乐、维丙胺、黄体酮、青霉素、链霉素和维生素 $K_4$ 等保肝、保胎及抗感染治疗，12月12日早产，流出胚胎样组织，行刮宫术，停用黄体酮。服以上保肝药共1个月后，复查肝功能：ZnTT20U，TTT15U，TFT（+++），GPT（ALT）<40U，$HB_SAg$（-），遂邀中医科会诊，给服中药治疗。

诊查：右胁下疼痛，腹胀不适，食后更甚，睡眠欠佳，时轻度鼻衄，口不干渴，二便如常，舌质淡红，苔薄白润，脉细濡。

辨证：脾虚气弱，肝肾两虚，瘀热缠绵。

治法：补气健脾，滋补肝肾，凉血化瘀。参苓白术散加味。

处方：太子参、女贞子、楮实子、丹参各15g，炒白术、茯苓、菟丝子各12g，生麦芽25g，炒陈皮、炙甘草各3g。

1978年1月18日二诊：服上方8剂后，睡眠渐见好转，腹胀减轻。再进8剂后，乏力、呕恶消失，鼻衄亦止。

续进8剂后，复查肝功能，除TFT（++）外，余均转为正常，其他症状、体征亦告消失。1月23日基本痊愈出院。

附注：服中药后，原用之西药维生素$B_1$、维生素C、肝乐继续服用。

## 【按语】

中医学对肝病的认识由来已久，属于"黄疸""胁痛""积聚""鼓胀"等范畴，积累了丰富的诊疗经验。中医学认为黄疸性肝炎病人早期以肝郁症状为特征，但正如《金匮要略》所阐明的2个观点：①肝之病易传于脾；②肝病久必传于脾。随着病程不断演变，因受患者体质、饮食、环境和情绪等影响，临床上往往产生脾运化功能不足的病理变化，而形成慢性肝炎中最常见的肝郁脾虚型，贯穿于慢性肝炎的整个病程中，由此可知肝郁必定会产生脾虚的改变，脾虚即是肝病发展的必然改变，也是肝病的主要病机，故健脾为治疗肝病最基本法则，即如《金匮要略》总结曰："上工治未病，见肝之病，知肝传脾，当先实脾。"

李老以参苓白术散加减治疗肝郁脾虚型肝炎，一则为培土泄木法，可健脾达到未病先防的目的，则肝邪虽盛，但脾因实，则肝邪不易乘脾，避免脾功能受伐而致脾虚；二则可达到健脾调肝的目的，脏腑气化功能必须有脾胃的枢转才能发挥作用，脾生血统血，脾土健旺，统摄有权，才能使血循脉道，肝木得养，肝功能正常，则脾得肝之疏泄升降协调，运化功能健旺，最终达到良性循环。参苓白术散出自《太平惠民和剂局方》，主治脾胃气虚夹湿之证，方中太子参以益气健脾为主，白术、茯苓健脾利湿；陈皮、麦芽健脾消食；甘草益气和中、协和诸药；菟丝子、女贞子、楮实子滋补肝肾；丹参凉肝化瘀、活血通络，诸药合用，补其虚，除其湿，行其滞，调其所，肝脾和，诸症自除。本案应用参苓白术散加减治疗黄疸型肝炎的全过程，为仲景"上工治未病"大旨提供了有力佐证。

# 急性肾盂肾炎

肾盂肾炎是由各种病原微生物引起的，主要是细菌，有极少数为真菌、原虫和病毒。肾盂肾炎分急性、慢性两类。急性肾盂肾炎以起病急骤，具有尿频、尿急、排尿困难，排尿时尿道口灼热等尿路刺激征的特点。大部分患者具有腰痛，病情重者，可突发寒战、高热，甚至伴发血行感染、败血症乃至休克。药检可有脓尿、菌尿和血尿，白细胞可达 $40 \times 10^9$/L。若误治失治可转化为慢性肾盂肾炎。急性肾盂肾炎属中医学"热淋""血淋"范畴，如治疗及时，疗效一般良好。

**案 1**

邓某某，女，45 岁，1973 年 11 月 5 日初诊。

主诉及病史：腰痛、尿急、尿频、尿痛 1 天，尿检蛋白（++++），白细胞、红细胞均满布 /HP，上皮细胞（++），某省级医院诊为"急性肾盂肾炎"，拟开西药治疗，但患者婉拒之，遂至李老处求治。

诊查：口干，不思饮，心烦，恶心，食欲不振，小便呈暗红色，大便干结，眠差，舌质淡红，苔薄黄垢腻，脉细弦滑而数。

辨证：湿热乖张，弥漫下焦，气滞血瘀。

治法：清利湿热，健脾和胃，化瘀止血。小蓟饮子、五苓散合导赤散化裁。

处方：小蓟 30g，生地黄、猪苓、茯苓、泽泻各 15g，竹茹、瞿麦各 12g，半夏、神曲、木通各 10g，竹叶 4.5g，甘草 3g。4 剂。

11 月 9 日二诊：其夫前来带药，言其药后各症显著好转，尿色清澈，便畅，恶心止，纳增，烦除，眠佳，唯腰酸痛仍甚。

处方：桑寄生 25g，川续断、猪苓、茯苓、泽泻各 15g，炒杜仲、山萸肉、女贞子、旱莲草各 10g，瞿麦 12g，甘草 3g。4 剂。

服上方 4 剂，腰酸痛逐日显著减轻，及至消失。上方加枸杞子 15g，4 剂。药尽，复查小便常规，完全正常。应患者及家属要求，为巩固疗效，嘱原方继续服 4 剂。后因他疾来诊，谓药尽病愈，无复发征象。

**【按语】**

舌脉症合参，李老断为湿热乖张，弥漫下焦，气滞血瘀，此系泌尿系疾病重症，不容稍懈。急疏小蓟饮子、五苓散合导赤散化裁。药用小蓟、生地黄凉血止血，养阴清热；生地黄补肾气，除血痹，佐以瞿麦疏通窒滞，其效尤彰；猪苓、茯苓、泽泻、瞿麦、木通，淡渗利湿与清热利湿融于一炉，解除尿急频痛其功尤著；导赤散，泻心肝火，从溺窍出，竹茹、半夏、神曲降逆和胃助运，以除恶心，以上诸药中，不少有抑杀病原微生物的作用，协同增效，有如从肾→输尿管→膀胱→尿道进行连续大冲洗，可谓全面兼顾，一举多得。服药 4 剂，各症显著减轻，尿色清澈，便畅，恶心止，纳增，烦除，眠佳，唯腰酸痛仍甚。仍以猪苓、茯苓、泽泻、瞿麦清利湿热，佐以化瘀；桑寄生、川续断、杜仲、山萸肉、女贞子、旱莲草，滋补肝肾，以强腰膝，旱莲草尚有补血宁血止血之功。仅服 4 剂，腰痛消失。上方加枸杞子，药后复查尿检正常。

**案 2**

周某某，女，30 岁，1973 年 11 月 17 日初诊。

主诉及病史：昨下午开始突发腰痛、尿急、尿频、尿痛，当即去某省级医院化验小便：蛋白（++），白细胞、红细胞均满布 /HP，诊为"急性肾盂肾炎"。当即去李老处就诊。

诊查：身酸困乏力，小便浓茶色，焦急，心烦，舌质淡红，苔薄白，脉弦滑微数。

辨证：下焦湿热稽滞。

治法：清利下焦湿热。小蓟饮子、八正散合六一散化裁。

处方：小蓟、白茅根各 30g，猪苓、茯苓、泽泻各 15g，瞿麦 12g，木通 10g，滑石（布包煎）20g，甘草 3g。3 剂。日 1 剂，水煎服。

11 月 20 日二诊：服上方 1 剂，尿色转清澈，烦除，诸症显著减轻。3 剂服完，康复如初。原方再予 3 剂，巩固疗效。月后他疾来院，顺告服完 3 剂，诸况佳，无复发征象。

**【按语】**

本案与前案病情大同小异，所同者皆为下焦湿热为患，但后者突发，下焦湿热更甚，故呈现焦急、心烦，脉弦滑略数。径投小蓟饮子、八正散合六一散化裁，药用小蓟、白茅根凉血止血，清热利尿；猪苓、茯苓、泽泻、木通疏通溺窍，利尿通淋；滑石、甘草即（六一散）佐瞿麦，荡涤溺窍，利尿通淋功著，亦是中医引经靶向治疗的具体体现。两案皆奏效速捷，充分说明，诬指中医治病是"慢郎中"的说法，多么令人可笑！

# IgA 肾病

**【验案辑要】**

栾某，男，44 岁，2015 年 7 月 10 日初诊。

主诉及病史：头晕恶心时作，血压时高，常感冒。20 年前在西安读书，就诊于某军医大学附属医院，行肾脏穿刺病检诊断为 IgA 肾病并肾性高血压。尿检蛋白（++~++++），10 年前曾用泼尼松、硝苯地平，又曾用雷公藤片半年，血压得到控制，尿检蛋白（+）。毕业后来疆工作，就诊于新疆某省级医院，究因病久体质虚衰，虽经几度住院治疗，仍血压时高，尿蛋白长期不能消除，乏力，腰酸，经亲戚介绍前来李老处诊治。

诊查：症见形体瘦削，面色微暗而带倦容，不任劳累，头晕微痛、目花，眼干涩、恶心、纳差，乏力、口干、心烦、腰酸和小便不适，舌质淡红，苔薄白，脉细弦而数。

辨证：肝肾不足，肝阳偏亢，肾阴亏虚。

治法：平肝息风，清热活血，补益肝肾。

处方：夏枯草、野菊花、白蒺藜、芡实各30g，天麻、钩藤、地龙、蝉蜕、桑寄生各15g，白术、杜仲、半夏各10g，六月雪、玉米须各20g，甘草3g。

2015年9月1日八诊：服上方4剂，诸症显著减轻，唯纳尚差，时尿不适，上方加水蛭10g，麦芽30g。之后间有酌情加减，服药49剂，血压正常，各症消失，尿蛋白曾出现一次转阴。缘于感冒兼劳累，不久又出现尿蛋白微量，兼见轻度恶寒，小便不利和腰酸，咽干，咳吐黄痰半月，舌脉大致如上述。

处方：熟地黄25g，山萸肉、山药、贯众各15g，丹皮12g，茯苓、泽泻、乌药、怀牛膝、车前子（布包煎）各10g，玉米须、鱼腥草、白茅根、芡实、薏苡仁各30g，熟附子、肉桂各6g。

2015年11月23日十八诊：服上方15剂，恶寒、咽干、咳吐黄痰、腰酸逐日减轻，但乏力，咽干仍著。9月16日上方加西洋参、水蛭各10g，麦冬15g。服21剂，诸症基本消失，尿检蛋白(－)。后因工作忙，熬夜多，兼之去杭州开会，断药，劳累感冒，出现头晕，纳差，便溏，乏力颇甚，精力不支，恶寒，咽干口燥，咳吐黄痰，腰膝酸软，小便通畅度显著减轻，尿检蛋白（＋）。10月12日法予辛凉疏风、清肺豁痰、补气养阴，方疏西洋参、桃仁、黄芩、竹叶、冬瓜仁、桔梗、辛夷、陈皮、枇杷叶各10g，鱼腥草45g，金银花30g，芦根20g，麦冬、连翘、贯众、僵蚕、蝉蜕、薏苡仁各15g，甘草3g。服1剂毕，精神大振，诸症平复，又服7剂巩固之。继则复进9月1日方28剂，恶寒、少腹及小便不适虽时有小发，但药后渐安。究系表气不固，气阴两虚，肝肾不足之体，转投补气固表，益气育阴，滋补肝肾之剂续调之。

处方：西洋参10g，黄芪、芡实、薏苡仁、玉米须各30g，熟地黄25g，麦冬、山萸肉、山药、薏苡仁、芡实、贯众各15g，丹皮12g，白术、杜仲、防风、茯苓、泽泻、乌药、车前子（布包煎）、怀牛膝各10g，熟附子、肉桂各6g。

2016年2月5日二十六诊：服上方14剂，精神增进，恶寒显著减轻，但咳吐黄痰又现，上方加鱼腥草、白茅根各30g。服上方21剂，精神大振，恶寒及咳吐黄痰尽除，上方加水蛭10g。服21剂，小便常规复检：尿蛋白（－）。全程累计服药188剂，断续持时半年余，停药。嘱服金水宝胶囊3粒，口服，一日3次，持时3个月。

1 年半后其妻因病来诊，告知正常工作，各况俱佳。患者因劳累过度，兼之外感于 2018、2019 年曾分别出现恶寒，乏力，眠差，尿蛋白（+），潜血（+），肌酐、尿酸略增高，再以上述方案投治短期控制病情。嘱防外感，节劳逸，重食疗，尽量避免复发。

**【按语】**

IgA 肾病是由 Berger 和 Hinglais 在 1968 年首次提出的免疫病理诊断，是一种以 IgA 或 IgA 为主的免疫球蛋白及补体成分沉积在肾小球系膜区为主要特征的原发性肾小球疾病，病变可累及肾小球、肾小管间质以及肾内血管等多个部位。近年来，IgA 肾病已成为全球最常见的一种原发性肾小球疾病，尤其在亚太地区，其发病率更高。目前 IgA 肾病的发病机制并未明确，但已有大量动物实验及临床数据证实，该病是一种免疫复合物介导的肾小球肾炎，其中补体系统的活化在 IgA 肾病发病中起重要作用。肾脏是免疫损伤的靶器官，在肾小球上皮细胞、系膜细胞和肾小管细胞中都能合成相关补体成分，而肾小管细胞又是多种补体 mRNA 和相应蛋白最主要的合成部位。补体激活的 3 种途径（经典途径、旁路途径和甘露糖凝集素途径）活化后都需激活 C3 从而启动级联反应，最终形成复合物 C5b-9，即对肾组织造成损伤的膜攻击复合物（MAC）。

本案患者首诊高血压病 20 年余，即呈现肝阳偏亢，风阳上扰，故眩晕；肝阳有余，化热扰心，故心神不安、眼干涩等。证属本虚标实，而以标实为主，如血压升高时，治以平肝息风为主，佐以清热安神、补益肝肾之法，以天麻钩藤饮加减。方中天麻、钩藤平肝息风；夏枯草、野菊花、白蒺藜、芡实平肝潜阳，并能清肝明目；杜仲、桑寄生补肾。间以上感时以疏风清肺，用千金苇茎汤加银翘、鱼腥草、桔梗、僵蚕、蝉蜕之属应对。如此磨荡消息，屡获佳效。尿蛋白经久不消，酌加黄芪、水蛭、芡实、金樱子、薏苡仁、六月雪、玉米须利尿通淋，诸药合用，共奏平肝息风、清热活血、补益肝肾之功。二诊服上方 4 剂，诸症显著减轻，唯纳尚差，时尿不适，上方加水蛭 10g、麦芽 30g。之后间有酌情加减，服药 49 剂，血压正常，各症消失，尿蛋白曾出现一次转阴。缘于感冒兼劳累，不久又出现尿蛋白微量，兼见轻度恶寒，尿不适和腰酸、咽干、咳吐黄痰半月。辨证为肾阳亏虚，以桂附地黄丸加减补肾通淋，服用 15 剂后，诸症消除；平稳期桂附地黄、济生肾气加玉屏风散脾肾两调，为扶正固本之图。后患者因工作忙，熬夜多，病情多次反复，一直以桂附地黄丸加减化裁使用，全程累计服药 188 剂，诸症消除。

李老在用药时注重阴阳双补，痰热两清，屡屡见效。他对于古代名家医方，往往并不拘泥于所治病种，根据脉症认真体察、揣摩，但师其意而不泥其药，灵活运用，随证遣方用药，每多应验。

# 尿失禁

【验案辑要】

段某某，女，12岁，2017年7月6日初诊。

主诉及病史：母代诉，尿失禁8年。4岁时，遭惊吓后即白天经常小便失禁，尿在裤中。近5年来加重，白天经常控制不住小便而尿在裤中。

诊查：精神、睡眠、食纳及大便正常，舌质淡红，苔薄白，脉细缓。

辨证：心胆气虚，胆郁痰扰。

治法：和解枢机，温通胆腑，化痰和胃。黄连温胆汤、甘麦大枣汤合缩泉丸加减。

处方：竹茹12g，枳壳、半夏、茯苓、香附、台乌、甘草各10g，陈皮15g，益智仁20g，黄连6g，大枣10g，麦芽60g。一日1剂，水煎服。

7月13日二诊：服药1剂后，尿失禁大减，全天仅失禁1次。再进1剂后，尿失禁消失。续服5剂，未再出现尿失禁现象，唯酷暑难当，出汗甚多，上方加桑叶、荷叶各15g，山萸肉25g。后未再犯。

【按语】

温胆汤首见于唐•孙思邈《备急千金要方》。其中单加清心泻火之黄连者名黄连温胆汤，首见于清•陆廷珍《六因条辨》一书。本案患孩幼时受惊吓后出现小便失禁长达8年未愈，其病因初期为"胆寒故也"，然久病未愈，胆气郁遏，日久化热生痰。胆为少阳，少阳主少火，司春升之气。《素问•阴阳应象大论》谓："少火生气"。胆气温和，始能条达。根据胆喜温和而主升发，郁则生热，升发疏泄则郁热可解的特点，通过和解枢机、温通胆腑、化痰和胃而治疗胆郁痰热上扰之证。故温胆汤实有"清胆"之功。李老方选黄连温胆汤、甘麦大枣汤合缩泉丸加减化裁。方中半夏配黄连辛散苦降开结畅气，枳壳配竹茹清热化痰行气，黄连并半夏、陈皮取三圣丸之意，此配伍为该方清化痰热的核心配伍。此处深恐生姜过于辛散，故本方剔除之。缩泉丸加减缩尿止遗，方用益智仁温肾纳气、固涩缩尿；乌药温暖下焦，以助膀胱气化，固涩小便。另加香附、麦芽、茯苓行气疏肝，健脾除湿；甘麦大枣汤心肝脾俱调，诸药配伍，相须为用，怡情爽志，畅涩并施，收效甚佳，仅服2剂长达8年的尿失禁即痊愈。因天热汗出甚，继服5剂，加桑叶、荷叶清暑热，山萸肉补肾敛汗，巩固疗效。3个月后其父病多次来诊，皆称宿恙未犯，体健愉悦，正常上学。

# 气道反应性增高症

气道反应性增高症，是指气道对正常不引起或仅引起轻度应答反应的非抗原性刺激物，出现过度的气道收缩反应。属中医学咳嗽、久咳、哮病、喘证等范畴。以咳嗽，痰少难咯，甚或气急、气促胸闷等为主症。肺脾肾虚损是根本原因，补益肺脾肾为根本治法。治疗上难于完全根除，即使哮喘缓解期气道高反应仍然存在，在各种诱因作用下反复发作，病程日久，正气耗损，故"正虚邪实"是其最基本的病理机制。本病总的病因为正气不足，肺、脾、肾三脏气虚，宿痰内伏加之外邪侵袭；肝阴血不足，肝失条达疏泄；素体阴虚致气机升降失调，肺气上逆而致诸症。《素问·咳论》中早有"五脏六腑皆令人咳，非独肺也"之说，历代医家亦有"不止于肺，不离于肺"的论述。临证之时，谨守"发时治肺，平时治肾"，一要分清寒热虚实，务求始发中的：二要时时顾护肺气，兼理脾肾，待病势得控，则三脏俱调，方可治本。肺为咳喘本脏，"发作期治肺可缓其急，缓解期治肾可清其源"。

## 【验案辑要】

孙某某，男，25 岁，新疆军区某部队干部。2015 年 1 月 17 日初诊。

主诉及病史：部队上山训练或执行任务即出现气短，渐发展至不上山，在活动稍甚或刚上山途中即出现上述征象，伴有明显胸闷窒塞感 2 个月余。曾服西药（具体不详）罔效。乃于 12 月 23 日在某军区总医院行"乙酰甲胆碱激发试验"，呈"阳性"反应。鉴于久治乏效，经朋友介绍前来李老处诊治。

诊查：时有咽干痛，痰堵塞感。舌质淡红，苔薄黄腻而干，脉细濡数。

辨证：气阴两虚，痰湿蕴肺，气逆胸痞。

治法：气阴双补，利湿豁痰，降逆散结。参麦陈平汤合三子养亲汤加味。

处方：西洋参、苍术、川厚朴、半夏、杏仁、枇杷叶、白芥子各 10g，麦冬、浙贝母、苏子、莱菔子、茯苓、陈皮各 15g，冬瓜仁 12g，甘草 3g。

2 月 27 日二诊：服上方 10 剂，气短消失，但出现咽干痛，后鼻孔似有痰滞堵塞感。为肺热伤津，痰滞鼻咽，上方加辛夷、射干各 10g，胖大海 3 枚。

服上方 10 剂，咽干痛止，后鼻孔痰堵塞感显著减轻。上方去辛夷、射干、胖大海，加芦根、薏苡仁各 30g，桃仁 10g，服 3 剂收功。嘱食疗调摄。

**【按语】**

患者系军人，气候严寒时，随部队上天山训练或执行任务，即出现气短，渐发展至不上山，活动稍甚或刚上山途中即出现上述征象，伴有明显胸闷窒塞感，实为正气受损，脉症合参，断为气阴两虚，痰湿蕴肺，气逆胸痞，是故方遣参麦陈平汤合三子养亲汤加味。方中西洋参、麦冬益气养阴，显示扶正驱邪为第一要着；陈平汤健脾燥湿、理气化痰，加杏仁、浙贝母、枇杷叶、冬瓜仁，降气止咳、化痰散结；三子养亲汤源自《韩氏医通》，由苏子、白芥子、莱菔子三子组成，顺气降逆、化痰消滞功著，《本草经疏》云白芥子辛温，能搜剔内外痰结及胸膈寒痰，冷涩壅塞者殊效，具温肺利气、快膈消痰作用；紫苏子辛温能降气行痰，使气降而痰不逆，止咳平喘功效显；莱菔子辛甘平，消食化积，降气化痰，气行则痰行。上述诸除痰湿药合三子养亲汤，疏调气机温化痰湿，根据"以消为补"的原则，相须为用，使痰消气顺，咳喘自平。相继出现咽干痛，后鼻孔似有痰滞堵塞感，但无气短。为肺热伤津，热痰滞于鼻咽，上方加辛夷、射干、胖大海，咽干痛止，后鼻孔痰堵塞感显著减轻。上方去辛夷、射干、胖大海，加芦根、薏苡仁、桃仁，即伍以千金苇茎汤收功。李老指出，中医治病要始终贯彻"整体观念"与"辨证论治"，断不可忘。因为，将气血、阳阳、寒热、虚实调正，病邪自无遁形。此乃中医制胜"法宝"及"看家本领"，亦即"中医特色"。

# 少阳咳嗽

咳嗽为肺系常见病症，其论始于《素问·咳论》。后世诸家论说众多，而在学习和临床过程中通过辨证论治对部分咳嗽运用《伤寒论》中理论从少阳论治。《素问·咳论》云："五脏六腑皆令人咳，非独肺也"，然咳嗽一症，莫不关乎肺，病及少阳累及肺系必然有咳嗽症状出现。首先，肺为娇脏，畏火者也，过热则咳。又少阳主相火，病则易从火化，火邪犯肺则咳嗽作。另外，少阳主枢，调畅一身气机，病因诸多，或因外感，或因内伤，犯及少阳自然影响肺宣肃功能，肺失宣肃便会出现咳嗽。然而，少阳证，症见繁多，在临床辨证中较难把握。《伤寒论》101条有"有柴胡证，但见一证便是，不必悉具"。故少阳证出现寒热往来，心烦，目赤，口苦，咽痒痛，咳嗽，痰少而黄等症，说明邪已犯肺，而肺为水之上源，少阳三焦主通调水道，此二脏为病必会出现津液失于布散的表现，所以少阳咳嗽出现口咽干燥、口渴、痰液相对较少，咳而遗溺等均属此类。

**【验案辑要】**

董某某，女，39 岁，2011 年 2 月 23 日初诊。

主诉及病史：咽痒咳嗽 7 天，寒热往来，热多于寒，其痰多黄白兼见，咳甚时伴气短。

诊查：口干，心烦，眠差，大便干结，舌质淡红，苔薄白中后薄黄略腻。

辨证：少阳咳嗽。

治法：和解少阳，疏风清热止咳。小柴胡汤合银翘败毒汤加减。

处方：柴胡、黄芩各 12g，太子参、半夏、杏仁、浙贝母、前胡、知母、蝉蜕各 10g，百合、连翘、大青叶各 15g，金银花、莱菔子、炒枣仁各 20g，生姜 3g，大枣 3 枚，甘草 3g。

3 月 11 日二诊：服药后咳嗽及各症逐日减轻，5 剂后表解咳止，口干止烦除，睡眠明显好转，再进两剂诸症告痊。唯四肢酸痛，系风邪引动慢性产后痹之征，上方去金银花、连翘、大青叶，加忍冬藤 30g、寻骨风 15g。服上方 7 剂，寒热未作，咳促止，四肢酸痛基本消失。

1 个月后其母因病来诊，告知病愈，常参加健身活动。

**【按语】**

此案为少阳咳嗽。《伤寒论》原文："伤寒五六日中风，往来寒热，胸胁苦满，默默不欲饮食，心烦喜呕，或渴，或腹中痛，或胁下痞硬，或心下悸、小便不利，或不渴，身有微热，或咳者，小柴胡汤主之"。"有柴胡证，但见一证便是，不必悉具"。此类咳嗽因正邪相争，相持不下，肺气上逆而致。咽痒是风象，少阳风火上迫导致咽痒咳嗽口干。少阳咳嗽之病邪在半表半里，邪气不能直入，正气也不能立即驱邪于外，正邪纷争，相持不下，如单一发汗解表则损伤正气，如补气扶正则易"闭门留寇"，故采取"和"法，方选小柴胡汤加减化裁。宋代许叔微在其《伤寒百证歌》中称"小柴胡汤治咳值千金"。方中柴胡、黄芩清解少阳之邪热，又能疏利肝胆气机；另外柴胡主升，半夏主降，一升一降，疏利少阳气机；将党参换为太子参，配伍甘草，健脾益气和中，使邪不得复传入里。邪在半里半表，则营卫相争，故用姜、枣之辛甘，以和营卫。本方中还融桑杏汤合银翘败毒汤加减化裁，方中金银花、连翘、蝉蜕、大青叶，辛凉透表，清热解毒；杏仁宣利肺气，润燥止咳；浙贝母清化热痰，助杏仁止咳化痰；前胡，降气化痰，宣散肺热；百合、知母，养阴生津，润肺止咳；莱菔子润燥降逆通便；枣仁心肝两调，除烦助眠；本方辛平甘润，升降有则，使正胜邪却，肺气宣畅。二诊口干止烦除，睡眠好转，又两剂诸症向安。唯四肢酸痛，系风邪引动慢性产后痹之征，上方去金银花、连翘、大青叶，加忍冬藤、寻骨风清热疏风，通络止痛。

服 7 剂后病乃告愈。

# 冠心病·心绞痛·房颤·惊悸

【验案辑要】

赵某某，男，40 岁，2015 年 1 月 16 日初诊。

主诉及病史：胸闷痛、心悸、气短 6 年余。6 年前在某省级医院确诊为"冠心病"，并在心脏放置支架一具。近两月胸闷痛加剧，在某医院心电图检查示"心房颤动"。

诊查：乏力，夜间入睡较难，3 天前发生半夜惊悸、口干舌燥，心烦急，汗出，舌质淡红，苔薄白，脉细缓。

辨证：气阴两虚，气滞血瘀，痰瘀胶结，胸阳不振。

治法：补气养阴，活血化瘀，利湿化痰，宽胸理气。冠心通舒汤（详见《李兴培临床经验集》188 页）加减。

处方：北沙参、葛根、薤白、茵陈、百合、炒枣仁各 30g，麦冬、知母、瓜蒌壳、赤芍、丹参、橘红、川芎、红花、茯苓各 15g，半夏 10g，甘草 6g。

1 月 23 日二诊：服方 7 剂，乏力、眠差好转，胸闷痛、心悸、气短大减，口已不干，烦除汗收，时欲嗳气则舒，肠鸣，上方加竹茹、枳壳各 10g。

2 月 7 日三诊：服上方 7 剂后，诸症平复，半夜惊悸再未出现，唯右胁近日轻度胀痛两次，伸懒腰后即止，乃肝胆气机不利，上方加香附、郁金各 10g。

迭进上方 14 剂，3 个月后其家人因病来诊，称其药后精神佳，胸闷痛未犯，右胁痛止，前后共服药 28 剂，迄今痼疾得瘥，且无复发征象。

【按语】

本案冠心病 6 年，曾在心脏放置支架一具，近两月胸闷痛加剧，证兼乏力，夜间入睡难，半夜惊悸、口干舌燥，心烦急，汗出，在某医院心电图检查证实出现"房颤"。脉症合参，李老责之本案为气阴两虚，痰瘀胶结，胸阳不振。乃急投自创经验方"冠心通舒汤"（北沙参、葛根、薤白、麦冬、瓜蒌壳、赤芍、丹参、橘红、川芎、红花、甘草），合酸枣仁汤、百合知母汤加茵陈。用药 14 剂，诸症平复，半夜惊悸再未出现。唯出现右胁轻度胀痛，伸懒腰后方止，乃肝胆气机不利，遂原方加郁金、香附，续服 14 剂，前后共计服药 28 剂，诸症悉除。

西医学对参脉散、瓜蒌薤白半夏汤及其单味药，以及葛根、茵陈、赤芍、川芎、丹参、红花等，不断从微观的角度去探索其治疗冠心病的奥秘，对单味药药理成分做了多方位多层次的研究，取得了不少阶段性成果，为中医方药治疗心血管疾患的疗愈机制提供了若干佐证，颇值参看。李老认为，古方今用，成果辉煌，我辈应义无反顾地继续加以深入探究，不断总结，发扬光大。

# 冠心病·多汗·噩梦

**【验案辑要】**

张某某，女，56 岁，2016 年 9 月 23 日初诊。

主诉及病史：左胸闷痛，心悸，气短 9 年余，曾在省级医院检查，确诊为"冠心病、心律失常"，经用多种西药（具体不详）乏效。9 年前因胆总管结石在青海省西宁市切除胆囊，后感染化脓，转至北京 301 医院行胆肠吻合术。

诊查：月经已 3 年未至，烘热，多汗，甚则汗出如洗，口干喜温，心烦，失眠，多梦且多为噩梦。舌质淡红，苔薄黄，脉细濡数。

辨证：气阴两虚，虚火上炎，热扰心神，气滞血瘀。

治法：益气养阴，清热宁心，养心安神，活血化瘀。

处方：西洋参、香附、茯苓、淫羊藿各 10g，麦冬、白薇、知母、丹参、赤芍、桑叶各 15g，炒枣仁、百合、郁金、麦芽、龟甲、龙骨、牡蛎（后三味另先煎 1 小时）各 30g，大枣 3 枚，甘草 3g。

10 月 15 日三诊：服药 7 剂，诸症大减。原方加五味子 10g，炒枣仁加量至 45g，茯苓加量至 30g。续服上方 37 剂，左胸闷痛、心悸、气短完全消失，汗收，口干渴止，烦除寐安，噩梦已除。

久病得瘥，喜不自禁。患者担心复发，要求再进 15 剂，诸恙未燃，如愿以偿。停药，谆嘱畅其情志，劳逸适度，严防外感，食不过饱，清淡为佳，以资巩固，庶免复发。

**【按语】**

根据症状患者属中医学"胸痹"范畴。胸痹是以胸部闷痛，甚则胸痛彻背，喘息不得卧为主要临床表现的病证，主要病机为心脉痹阻，其病因多与饮食、情志、正虚、感受外邪等相关。胸痹总属本虚标实，虚实夹杂。

患者病史 9 年，久病耗气伤阴，久病入血，气滞血瘀，故症见气阴两虚，自觉心悸、气短、自汗。气虚无力推动血行，故胸部闷痛。阴虚火旺，故有烘热。热邪伤津，故口干。津血同源，化血乏源，故月经量少，甚则闭经。热迫汗出，汗出伤阳，故喜温。心主藏神，热扰心神，故心烦失眠。气藏血，血舍魂，心藏神，血养心，肝血不足则魂不守舍，故见噩梦。李老治以益气养阴，清热宁心，养心安神，活血化瘀，药用西洋参、麦冬、白薇、知母、桑叶补气养阴，兼清虚热；加香附、茯苓、淫羊藿、炒枣仁、百合、郁金、麦芽、大枣、甘草，心脾肝胆肾同调；丹参、赤芍凉血活血化瘀；龟甲、龙骨、牡蛎、五味子重镇潜阳，安神敛汗。如此疑难杂证，全仗李老谨守病机，全面兼顾，前后共服药59剂，诸症化解，终获满意疗效。

# 高血压·冠心病·面部四肢顽麻

**【验案辑要】**

党某，女，70岁，2016年9月17日初诊。

主诉及病史：头晕痛、胸闷、心悸6年余，在某军区总医院诊为高血压病、冠心病，伴四肢麻木，心血管造影显示前降支有50%狭窄。

诊查：头目不清爽，手足顽麻以清晨为甚，且牵及右侧面部也甚。尚伴夜间入眠后鼾声大作，舌质淡红，苔薄白，脉细濡涩尺部尤弱。

辨证：气阴两虚，胸阳不振，气滞血瘀，痰瘀互结。

治法：补气养阴，开胸散结，豁痰化瘀。冠心通舒汤加减。

处方：北沙参、丹参、葛根各30g，麦冬、赤芍、川芎、瓜蒌壳、红花、橘红、菊花各15g，薤白20g，鸡血藤60g，半夏10g，甘草3g。

11月1日五诊：服上方7剂，诸症见减，原方加天麻、白术各10g，钩藤、桑寄生各15g，淫羊藿12g。服上方7剂，麻木消失已两天，各症显著好转。续服10剂胸闷已。续进7剂，前后共服31剂，效捷且较为巩固。

**【按语】**

本案病程久远，耗气伤正，久则湿盛生痰，痰凝气滞，瘀血由生，痰瘀互结，阻遏心脉，发为胸痹。李老通过多年临床观察，从参麦饮、桃红四物汤、瓜蒌薤白汤、丹参饮等经方、古方和时方中创造出治疗该病的经验方"冠心通舒汤"。本案以此方为主，酌情加减，药用北沙参（病重用西洋参）、麦冬补气养阴；瓜蒌皮、薤白、半夏、橘红通阳散结，开胸理气；丹参、赤芍、红花、川芎、葛根活血化瘀，疏通冠状动脉，增加心肌血流量，但不增加心肌耗氧量；葛根与北沙参、麦冬相伍，升津功效尤著；甘草调和诸药；菊花平抑肝阳；鸡血藤行血养血、舒筋活络，治疗肢体麻木大多效佳，若系顽麻，当加量至60g久煎，入络疏通荡涤深伏之瘀滞效卓。服上方7剂，诸症见减，原方加天麻钩藤饮以平肝息风，天麻、钩藤平肝息风，钩藤还有入络通达之妙；桑寄生补益肝肾；淫羊藿入肝肾强筋骨，加强缓解肢体麻木之功；白术加强健脾化痰；大剂量薤白凸显涤痰之功，诸药协同，痰瘀虚风共治，俾诸症尽除。

# 慢性冠状动脉供血不足·不寐

**【验案辑要】**

阿某，女，50岁，哈萨克族，2017年3月27日初诊。

主诉及病史：胸闷、心悸、气短3年余，失眠7年余。3年曾因胸闷、心悸、气短在某市级中心医院行心电图检查为慢性冠状动脉供血不足。7年多前开始失眠，经常在床上辗转反侧，彻夜不寐，最多睡4~5小时，其友人介绍来李老处诊治。

诊查：乏力、畏寒，曾服用中西药物（具体不详）仅有一时性微效。舌质淡红，苔薄白，脉沉细缓涩。

辨证：心血不足，胸阳不振。

治法：益气宽胸，养血安神。归脾汤加减。

处方：党参、黄芪、柏子仁、丹参、麦芽各30g，白术、麦冬、瓜蒌壳、陈皮各15g，炒枣仁45g，当归、远志各10g，木香、生姜各6g，大枣3枚，炙甘草3g。

4月19日二诊：服上方7剂，精神明显好转，畏寒及胸闷、心悸、气短均减轻，已无彻夜不寐。上方参、芪各减量为15g，服药7剂，诸症消失，睡眠可达6~7个小时。续进7剂，佳况如前无反弹。

**【按语】**

《难经》最早提出"不寐"这一病名。《景岳全书·不寐》较全面地归纳了不寐的病因病机及辨证施治方法，"寐本乎阴，神其主也，神安则寐，神不安则不寐。其所以不安者，一由邪气之扰，二由营气之不足耳"。复云："无邪而不寐者，必营气之不足也，营主血，血虚则无以养心，心虚则神不守舍。"继之指出无邪而不寐者"宜以养营气为主治""即有微痰微火皆不必顾，只宜培养气血，血气复则诸症自退"。李老细询患者，为何经常彻夜难寐，她说家务事多，很操心费力，足见其为劳伤心脾，心血亏虚，伴胸阳不振，久则导致慢性冠状动脉供血不足。治当益气养血安神为主，方选归脾汤加减。《医方考》论述该方组成配伍：五味入口，甘先入脾。参、芪、苓、术、草，皆甘物也，故用之以补脾；虚则补其母，龙眼肉、酸枣仁、远志，所以养心而补母；脾气喜快，故用木香；脾苦亡血，故用当归。本案乃归脾汤去茯苓、龙眼肉，改用白术、柏子仁，增强其补气健脾、养心安神之功效。因患者有冠状动脉供血不足之胸闷、心悸，说明伴有气虚血瘀，加丹参、瓜蒌壳活血安神、利气宽胸。麦芽《药性论》：消化宿食，破冷气，去心腹胀满。加麦与党配伍取其生脉饮之义。陈皮有三大类作用，一导胸中寒邪，二破滞气，三益脾胃。因其健脾理气，用作补气药之佐使，使补而不滞，防止壅遏作胀。另姜、枣在表可调和营卫、扶正驱邪；在里调和脾胃、温补中焦。二诊畏寒、胸闷、心悸、气短均减轻，故参、芪用量减半，无使过之，以避免"气有余便是火"，堪为允当。本案之治，亦是从问诊细询中着手，辨症求因，余无他也。

# 慢性冠状动脉供血不足

## 【验案辑要】

马某某，男，65 岁，回族，2010 年 9 月 20 日初诊。

主诉及病史：头晕、胸闷、气憋、心悸 5 年余，加重 1 个月余，曾在乌鲁木齐两家省级医院检查，均诊断为慢性冠状动脉供血不足，亦曾服中西药物（具体不详），短期有效，越时重发。鉴于病情控制不住，经常发作，经亲朋介绍，专程前来找李老诊治。

诊查：亚肥胖体形，身重，心烦，经常在夜间胸闷痛，气憋甚醒来，惊悸不已，汗出，舌质淡红苔薄黄，脉细滑数。

辨证：气阴两虚，胸阳不振，痰瘀胶结。

治法：补气养阴，宽胸通阳，豁痰化瘀。

处方：西洋参、瓜蒌壳、知母、陈皮、半夏、郁金、山药、枳壳各 10g，麦冬、赤芍、丹参、茯苓、红花各 15g，葛根、山萸肉、百合各 20g，泽泻 25g，柏子仁、薤白、麦芽各 30g，大枣 3 枚，甘草 3g。一日 1 剂，水煎，一日 3 次，饭后热服 100ml。建议低盐、低脂和低糖饮食，多走路，但勿过劳。

10 月 27 日复诊：服上方（间有个别增损）后，诸症逐日减轻，至服完 33 剂，头晕、夜间胸闷痛、气憋、心烦、惊悸、汗出均告消失，体重减轻 2kg，患者自谓此为 5 年最好情况，颇感愉悦。其深恐再犯，要求巩固治疗，仍以上方去山药、泽泻、山萸肉，加川芎、竹茹各 10g。

续服上方 55 剂，精神、眠纳、二便正常，诸症未见再燃。停药，嘱其保持精神愉快，生活规律，劳逸结合，避免痼疾复发。

**【按语】**

本案患者系农民，长年耕耘劳作，相当辛苦，兼之该县长年刮风及冰雪期长，久则戕伐阳气，胸阳不振。痰湿内生，痰湿中阻，脾失健运，见形体肥胖。湿邪重浊，故自觉身体困重。病久入血，阻滞气机，形成瘀血。痰湿瘀血皆为阴邪，互渗胶结，阻遏胸中气机，续发夜间胸闷痛，气憋甚，醒来惊悸不已。痰瘀久郁化热，故脉细滑数。

药用西洋参、麦冬、山萸肉、山药、知母益气养阴；麦芽、大枣、甘草养心气，健脾胃；百合、柏子仁养心安神；瓜蒌薤白半夏汤豁痰泄浊，通阳开结，瓜蒌为治胸痹要药，功效清热涤痰，宽胸散结，润燥滑肠；又二陈汤（半夏、陈皮、茯苓、甘草）燥湿化痰；赤芍、丹参、郁金、红花行气活血化瘀；葛根升津、扩冠；泽泻利湿气、化痰浊，有利于控制体重（服完33剂减轻2kg）。诸药协同，各展其长，最终使心阳复振，心血充足，血脉通畅，心神安宁，诸症皆除，获致良效。

# 腔隙性脑梗死·慢性冠状动脉供血不足

**【验案辑要】**

王某某，女，61岁，2014年7月7日初诊。

主诉及病史：头颈部震颤8年余，其时行路间有身体往右倒之感，逐年加重，在某省级医院检查确诊为"腔隙性脑梗死"；尚兼胸闷、心悸及气短，诊为"慢性冠状动脉供血不足"。

诊查：乏力，口干舌燥，心神不定，精神不易集中，眠差，舌质淡红，苔薄白，脉细数。

辨证：气阴两虚，肝阳上亢，痰瘀胶结。

治法：益气养阴，镇肝潜阳，豁痰化瘀。沙麦镇肝息风汤、天麻半夏白术汤、酸枣仁汤合黄连温胆汤增损。

处方：珍珠母、龟甲、磁石、龙骨、牡蛎（上五味砸粗末另包先煎1小时）、北沙参、白蒺藜、麦芽各30g，天麻、菊花、黄连、竹茹、半夏、白术、茯苓、枳壳、蝉蜕各10g，炒枣仁45g，葛根、百合各20g，麦冬、知母、郁金、陈皮、赤芍、丹参各15g，大枣3枚，甘草3g。

9月10日二诊：服上方10剂心神不定已无，睡眠转佳，震颤及诸症显著减轻。原方再进 10 剂，活动时仅现轻微震颤，偶心烦。8 月 1 日上方加生地黄 15g，栀子、香附各 10g。续服 10 剂，头颈部震颤消失，再嘱续进 10 剂后，未见复发。停药。嘱生活规律，不熬夜，保持乐观、精神愉快，饮食勿进辛香燥辣之品。

2018 年因他疾来诊，谓头颈部震颤迄今未犯，余况亦佳。为时已逾 4 年矣！

【按语】

本案患者病逾 8 载，可谓"病久"，症见乏力、胸闷、心悸及气短、口干舌燥，脉细数，气阴两虚可知，此基本病机在脑梗死和慢性冠状动脉供血不足两病中所起主导作用可谓并行不悖。

头颈部震颤属于中医学"颤病"范畴，腔隙性脑梗死为中医学"中风""眩晕"等范畴，中医对颤证早有阐述，《素问·至真要大论》曰"诸风掉眩，皆属于肝"。肝阴不足，肝阳上亢，夹痰热上扰，致风动则震颤；胆为清净之府，性善宁谧而恶烦扰，胆为邪扰，失其宁谧，扰乱心神，则会出现心神不定、精神不易集中、寐差；治以平肝潜阳、滋阴清热、化痰，予珍珠母、龙骨、牡蛎、磁石镇肝潜阳以息风；龟甲滋阴潜阳，养心安神；麦芽疏肝理气健胃，以防重镇之品影响肝脏条达之性，且能和胃安中，以防金石、介类药物碍胃；白蒺藜、菊花清利头目，天麻、蝉蜕平肝息风；枣仁心肝两调，安神助眠；沙参、葛根、百合、麦冬、知母养阴生津，清金制木，以防风动；郁金，气中血药，疏肝活血；丹参、芍药凉血清肝，活血化瘀，与诸制痰方药相须为用，豁痰化瘀之功著；黄连、半夏清热燥湿；竹茹清热化痰；陈皮、枳壳燥湿化痰；茯苓、白术健脾化湿；大枣和脾益血；甘草护胃调和诸药；二诊服上方 10 剂，心神不定已无，眠佳，震颤及诸症显著减轻。原方再进 10 剂，活动时仅微颤，偶心烦。8 月 1 日上方加生地黄加强清热生津，栀子清心肝之热而除烦；香附疏肝除烦。续服上方 10 剂，头颈部震颤及胸闷、心悸及气短均告消失。再嘱续进上方 10 剂后，未见复发。又，上述药中，已形成大致的"十味温胆汤"格局，其为治疗冠心病或慢性冠状动脉供血不足痰瘀胶结型之至稳至当方，昔贤中医泰斗蒲辅周老有佳案传世。该患用之亦佳，洵不诬也！如此病机复杂，病程久远之痼疾，仅服 30 剂而安，再进 10 剂巩固疗效。追踪观察 4 年，无复发征象。

颇值一提的是，"葛根"一味，系李老多年来治疗心、脑疾患惯常加入以协同奏效之良药，效案不胜枚举。故纵观全案，不失为心脑同调，痰瘀同治之代表性案例。

# 胆心综合征

胆心综合征为西医学病名，是指在胆道症状的基础上，出现心前区疼痛不适，或心绞痛、心悸等为主症的疾病。胆心综合征相当于中医学中"心掣"的范畴。张介宾《类经·疾病类》将王冰的心热结合一阳发病之少阳相火作了补充，云"心为君火，而相火上炎，则同气相求，邪归于心，心动不宁，若有所引，名曰心掣。"李中梓《内经知要·病能》言："少阳为一阳，胆与三焦也。胆属木，三焦属火，壮火食气，相火刑金，故少气善咳，木旺则侮土，故善泄。三焦火动，则心掣而不宁。"黄元御《素问悬解》："君相同气，其传为心掣。胆火冲心，则胁肋牵心而痛。掣，引也。"李梴《医学入门·脏腑条分》："心与胆相通，心病怔忡，宜温胆为主。"揭示出胆与心有着母病及子的病理联系，临床上亦存在心病（心悸、怔忡）从胆论治的案例。

【验案辑要】

曾某，男，38岁，2015年4月27日初诊。

主诉及病史：①口苦，右胁下牵及右肩胛下胀痛7年，每于进油脂性食物过多时诱发，在某省级医院行多普勒彩超检查，发现胆囊壁毛糙，确诊为"慢性胆囊炎"；②胸闷时痛、心悸、气短，眠差5年，某省级医院行心电图检查为"慢性冠状动脉供血不足"，近年来每进油脂多的食物后，胸闷痛即发作，某省级医院诊为"胆心综合征"，曾开中西药物（具体不详），见效不大。

诊查：肥胖体型，乏甚，稍劳即气短，经常感冒，近几日出现"倒春寒"，受风寒侵袭，畏寒，下肢凉，口干，心烦急，眠差，时在梦中惊醒，胸闷痛，动悸不已，舌质淡红，苔薄白，左关脉弦滑数。

辨证：气阴两虚，胸阳不振，气滞血瘀，心胆失调。

治法：补气养阴，宽胸理气，活血从瘀，调畅心胆。参麦黄连温胆合瓜蒌枣仁汤化裁。

处方：北沙参、黄芪、炒枣仁、薤白、丹参、茵陈各30g，麦冬、赤芍、川芎、瓜蒌壳、橘红、郁金、知母各15g，白术、竹茹、半夏、防风、茯苓各10g，黄连、甘草各3g。

10月30日二诊：服上方7剂，除偶有口苦、胸闷，余皆消失转常迄今已逾5月余。因工作太忙，未遑巩固疗效，兼之劳累，饮食时有失调，进油腻过多，近10天来又感困乏，口苦，右胁牵及右肩胛下胀痛，稍劳即心悸、胸闷痛、气短，易饥，口干，心烦急，眠差，显为前症复燃。急予上方去白术、橘红、防风，加怀山药60g，顺嘱禁戒烟酒，节制油腻及辛燥饮食。

服上方21剂，诸症渐瘥，疏调而安，疗效巩固。

【按语】

该患为一小业主，工作劳累，夜间应酬多，喜食荤腥炙煿之品，饮酒少量，以致积劳成疾，先后罹患慢性胆囊炎，慢性冠状动脉供血不足，近年来每进油脂多食物后，胸闷痛即发作，医院诊为"胆心综合征"。李老根据脉症，断为气阴两虚，胸阳不振，气滞血瘀，心胆失调，当即投予参麦黄连温胆合瓜蒌枣仁汤加减化裁。方中北沙参、黄芪、白术、麦冬、知母补气养阴，清热生津；瓜蒌薤白半夏汤，仲景治胸痹名方，屡用屡验；丹参凉血清热，化瘀安神，所佐赤芍、川芎，皆活血化瘀之佳品，与前述药物合用互补，对慢性冠状动脉供血不足，颇著效验。茵陈、郁金清利肝胆湿热有殊功；黄连温胆汤疏利肝胆气机有安眠与壮胆作用；酸枣仁汤舒调心肝，宁神助眠；易饥，中虚也，加山药益气填中，补肺脾肾；黄芪、白术、防风即玉屏风散，益气固表，祛风散寒。诸药相须为用，胆病牵心之疾获瘥。李老谓，临证时，有些病中西医学理可互参，以资激发思维碰撞与沟通，尤贵在把握核心病机，理法方药融为一体，如此焉有投之不效者。试观是例，足资借鉴。

# 慢性结肠炎

【验案辑要】

高某某，男，27岁，2015年5月20日初诊。

主诉及病史：腹胀痛时作泄2年余，常因腹部受凉，尤其吃生冷、油腻及辛燥烈饮食诱发腹痛腹泄，大便中带黏冻，某省级医院诊为慢性结肠炎。

诊查：此次2天前因吃凉西红柿及黄瓜，引起腹痛腹泄，解水样便，日4~5次，肛周灼痛，伴后重感，昨晚曾呕吐1次，夹有不消化物，血常规检查白细胞$12.78 \times 10^9$/L，面色㿠白，乏力，纳差，不思食，舌质淡红，苔薄白，脉细濡迟缓。

辨证：湿热炽盛，袭迫于下。

治法：清热利湿，凉血解毒止痢。葛根芩连汤、白头翁汤加减。

处方：葛根、萹蓄各30g，木香6g，黄连、黄芩各10g，白头翁、白芍、藿香各15g，秦皮12g，马齿苋60g，甘草3g。

5月27日二诊：服上方2剂泄止，续服5剂知饥索食，但消化吸收仍差，嘱进多次少量热糜粥，以渐扶胃气。上方加神曲、麦芽各30g（均炒），服7剂腹泄止后尚巩固，食欲恢复常态，精神体力大增。后嘱以香砂养胃丸常量服用半个月，康复如初。停药，食疗调摄之。

【按语】

中医学将结肠炎划分为"泄泻""腹痛"等范畴，多因长期饮食失调，久病缠绵，致脾胃虚弱，不能受纳水谷和运化精微，水谷停滞，清浊不分，混杂而下，遂成泄泻。生冷之物易损伤脾胃，传导失职，升降失调，发为泄泻。《医宗必读》有"无湿不成泄"之说。夏令暑湿伤及肠胃，传化失常，发生泄泻，暴注下迫，皆属于热，肠中有热，故泻下急迫。湿热互结则泄而不爽；湿热下注故肛周灼痛、里急后重，为湿热内盛之象，投予葛根芩连汤、白头翁汤加减，清热利湿，凉血解毒止痢。方中葛根升阳益胃，清热止泻；起病缘于吃凉西红柿及黄瓜，引起痛泄，解水样便，日4~5次，肛灼痛，后重感，昨晚曾呕吐夹有残留不消化物，血检白细胞$12.78 \times 10^9$/L，显示吃不洁食物所致，故择用马齿苋、萹蓄、清热利尿、制菌止痢功著，亦"利小便，实大便"，否则"非其治也"；木香、藿香醒脾开胃，理气止痛，消散阴霾，"调气则后重自除"；黄芩、黄连苦寒清热燥湿；白芍养血和营，与甘草相配缓急止痛，体现"行血则便脓血自愈"；白头翁汤善清血分之热；秦皮、马齿苋清热燥湿，凉血止痢，诸药合用，共奏清利泄热、化湿解毒、凉血止痢之功。

二诊服上方两剂泄止，续服5剂知饥索食，但消化吸收仍差，嘱进多次少量热糜粥，以渐扶胃气。上方加炒神曲、炒麦芽消食和胃，服7剂腹泄止后尚巩固，食欲恢复常态，精神体力大增。后嘱以香砂养胃丸顾护脾胃根本，扶助正气，亦是根本之图。

# 胆囊术后综合征

【验案辑要】

郝某某，女，49岁，2011年6月10日初诊。

主诉及病史：乏力，消化不良，睡眠极差1年余，起于1年多前因胆囊息肉行胆囊切除术后。曾在某省级医院诊为胆囊术后综合征，历用中西药（具体不详）见效不大，在朋友陪同下来诊。

诊查：微畏寒，心烦急，口干时渴少饮，厌凉喜温，饮食稍有不慎，如稍进油腻，或饮食稍过量，或稍凉稍硬，即腹痛腹泻，一日大便至少二三次，睡眠极差，每晚只能入睡1~2小时，每周有二三晚彻夜难寐。舌质淡红，苔薄白，脉细缓。

辨证：胆郁痰扰，胆胃不和。

治法：清胆和胃，理气化痰。小柴胡汤合温胆汤、理中丸、参苓白术丸等方加减化裁。

处方：柴胡、黄芩、郁金各12g，党参、半夏、陈皮、白术、枳壳各10g，炒枣仁60g，麦芽30g，甘草3g。谆嘱饮食定时，寡油腻，食宜少，宜热，忌奶制品及生凉瓜果。

7月14日二诊：服上方7剂后，心烦显著减轻，精神及食量大增，脘腹较舒服，每晚能睡眠三四小时，上方加丹参15g。续服上方3剂后，中午与亲戚共餐，在对方兴致高力劝下，盛情难却，稍进油腻，1个多小时后，恶心，痛泄旋作，呈水便分离状，即于上方去枳壳，加藿香、防风、香附各10g，白芍、茯苓各15g。嘱禁食，服上方采取一日多次、少量和热服法，至半夜时分，痛泄俱止，安然入睡。继续服药17剂，巩固疗效，精神、眠纳、二便均恢复常态。

半年后其友因病来诊，转达患者谢意，并称"一切正常"。

【按语】

不寐即失眠，概因阳不入阴所致，此患者因胆囊切除后胆气不疏，痰热阻滞少阳半表半里，阻碍阳入于阴而致失眠。《成方便读》："胆寄附于肝，与肝相表里，肝藏魂，夜卧则魂归于肝，胆有邪，岂不波及于肝哉？且胆为甲木，其象应春，今胆虚即不能遂其生长发陈之令，于是土得木而达者，因木郁而不达矣，土不达则痰涎易生"。胆为清净之腑，性喜宁谧而恶骚扰，与肝同属木，胆囊切除则木郁不达，木乘脾土，故见气虚乏力、微畏寒，厌凉喜温；胆胃失和，故见消化不良，腹痛腹泻；胆主决断，痰热内扰则见心烦急，口干时渴少饮，失眠。故治当清胆利湿，和解少阳。本案主方选用小柴胡汤、温胆汤、理中丸、参苓白术丸等方加减化裁。柴胡苦平，少阳主药，疏泻气机之郁滞，清解少阳之邪为君。黄芩苦寒，清泄少阳之热为臣。半夏辛温，能燥湿化痰；党参、甘草补正和中，使邪不得复传入里；陈皮与枳壳相合，一温一凉，理气化痰之力增；白术、麦芽健脾和胃，以杜生痰之源；另麦芽也可疏肝解郁；郁金、大枣行气解郁，养心安神；共为佐使。诸药合用，以和解少阳为主，清胆安神、理气和胃为辅，则邪气得解，枢机得利，诸症自除。二诊失眠较前减轻，加丹参活血养心安神；因进食油腻病情反复出现恶心，痛泄、水便分离，三诊去理气消积之枳壳，加藿香和中止呕；防风，风能胜湿，为止濡泻之一大助；茯苓淡渗利湿、健脾止泻，尚可宁心助眠；香附、白芍行气止痛。李老指出，此时加用防风、白芍，与初诊方中之白术、陈皮四药相合乃为名方"痛泻要方"，旨在"泻肝木而补脾土，调气机以止痛泻"。服法上，强调患者采取多次少量热服，利于吸收，不致格拒产生呕恶，故至当晚半夜时分，痛泄俱止，胃肠宽舒，安然入睡（而既往则是"胃不和则卧不安"），继续服药17剂，诸症尽除，康复如初。

# 胰腺癌术后

**【验案辑要】**

陈某某，女，64岁，2015年11月19日初诊。

主诉及病史：胰腺癌术后咳嗽、便秘1个月。患者于9月30日始上腹部疼痛，逐渐加重，不能忍受，遂至某省级医院就诊，确诊为胰腺癌，乃于10月19日手术切除。术后咳嗽，推测"肺血管有栓塞"，便秘3、4日不解，用开塞露亦欠畅。

诊查：纳差，腹胀，口干不思饮，眠差，舌质淡红，苔薄黄乏津，脉沉细微弦数。

辨证：气阴两虚，肝脾不调。

治法：益气养阴，疏利肝脾（胰），破积散结。小柴胡汤、一贯煎合大承气汤加减。

处方：柴胡、黄芩各12g，北沙参、枳实、半枝莲各30g，麦芽60g，麦冬、赤芍各15g，半夏、郁金、芒硝（另包冲入将喝汤药中服）、大黄各10g，小红枣10枚。

11月26日二诊：服上方7剂后，咳嗽稍减，大便爽软，腹胀显著减轻，仍口干，睡眠好转。上方去硝、黄，加炒枣仁、莱菔子各30g（均捣为粗末），紫菀15g。

服上方7剂后，咳嗽显著减轻，大便爽软，口干已，眠转佳。

**【按语】**

胰腺癌属于中医"伏梁"痞块""黄疸""积聚"等范畴。其病因、病机主要为七情内伤、饮食不节而致肝脾受损，脏腑失和，湿浊阻滞，气滞血瘀日久形成本病。故治疗上采用疏肝利胆、活血化瘀、清热利湿、破积散结等法。本案患者证属肝脾不调，土（脾）虚木（肝）乘，木（脾）气壅滞，刑金（肺）而鸣，故发为咳嗽。

西医学研究发现，小柴胡汤对化学致癌物质有明显抑制效果，已受到医学界高度重视。日本医家对小柴胡汤治癌效果进行大量探索，成效可喜。如大阪市立大学于动物实验基础上，进行临床实验研究，认为肝硬化者服用小柴胡汤，可预防潜在的微小肝细胞癌发生，或延迟其发病，是十分有意义的肝癌预防剂。胰腺所在之处亦属足厥阴肝经循行所过之处，故胰腺疾患也多从肝论治。

本案选小柴胡汤加减化裁疏肝经之气，利肝经之湿热。合一贯煎加减化裁补肝肾之阴；合大承气汤加减化裁急下存阴，通便而不伤阴，硝、黄得枳实之下气，荡涤肠间之宿垢癌毒；紫菀入肺经止咳化痰，肺与大肠相表里，亦有通便作用。另加麦芽健脾消食、行气开郁；半枝莲清热解毒抗癌；加赤芍、郁金行气活血消积。诸药配伍使本方兼具疏肝行气、益气养阴、活血消积、清热通便的功效。二诊加炒枣仁、莱菔子、紫菀止咳化痰，养心安神。诸药协同，全面兼顾，遂奏捷效。

# 妇　科

## 经前紧张症·不寐·痤疮

【验案辑要】

王某某，女，38岁，2015年6月3日初诊。

主诉及病史：性情烦躁，手足心发热，每到月经前7~13天上述症状即出现或加重；月经每月提前8~15天，微恶寒，多汗，眠差，不易入寐；面部尤其口周有多个中小粒状痤疮，经前尤甚且兼胸胀3年余。曾在州医院及乌鲁木齐某省级医院诊为"经前紧张症"，用多种中西药物（具体不详），皆欠理想。经同事介绍，来李老处诊治。

诊查：乏力，口干苦，口唇干裂，微恶寒，多汗，不易入寐，一旦睡着，即乱梦袭扰，甚至惊醒，舌质暗红，苔薄黄间白，脉沉细弦滑。

辨证：中虚寒遏，冲任失调，久郁化热，伤及肝肾心胆。

治法：补气温中，调和冲任，养阴清热，疏肝利胆以健脾。黄芪建中汤、酸枣仁汤、百合地黄知母汤、甘麦大枣汤、寿胎丸合剂化裁。

处方：黄芪、炒枣仁、百合、薏苡仁、白鲜皮、乌梢蛇、麦芽各30g，生地黄、连翘各25g，白芍、知母、郁金、桑寄生、川续断、野菊花、菟丝子各15g，白术、香附各 10g，桂枝 6g，大枣 3 枚，甘草 3g。

6 月 27 日二诊：服上方 7 剂，恶寒消失，口干苦、面部痤疮显著减轻，月经 13 日尽，行经 5 天，先期 5 天，经色微暗、无块、量中，寒邪尽去，口干舌燥，五心烦热，睡眠不实，乱梦纷纭，多汗，气阴虚、血热甚毕露。原方去黄芪、桂枝，加西洋参、丹皮、黄芩各 10g，天冬、川续断各 15g，珍珠母（另包先煎 1 小时）45g。服上方 20 剂，虚热平，口唇润，汗出已，烦躁去，眠安稳，面部痤疮大部分消失，月经正常。总计服药 34 剂，诸症渐瘥，停药，嘱食疗调摄之。

**【按语】**

经前期紧张症在古医籍中无此病名，但其临床症状包括在中医的"经行发热""经行头痛""经行身痛""经行泄泻""经行浮肿""经行眩晕""经行口糜""经行风疹""经行乳房胀痛""经行情志异常"等病证中。《女科百问》中有"经水欲行，先身体疼痛"的记载。

本病的形成与冲任失调，全身阴血相对不足，虚火亢盛，血伤过久正气受损，阴阳失调，脏腑功能紊乱有关。乏力、微恶寒，属中阳受损，营卫不和；性情烦躁、手足心热、多汗、失眠，属阴虚火旺；经前口周小红疹增多，兼胸胀，口干苦，口唇干裂，不易入寐，一旦睡着，即乱梦袭扰，甚至惊醒，舌质暗红，李老考虑肾阴亏虚，肝胆火旺，扰心乘脾所致，故方遣黄芪建中汤、酸枣仁汤、百合地黄汤、百合知母汤、甘麦大枣汤、寿胎丸合剂化裁。加野菊花、连翘、白鲜皮、乌梢蛇清热利湿，活络解毒以消疹；脾主四肢肌肉，口周痤疮与脾胃关系尤切，遂用黄芪、白术益气健脾；肺开窍于皮毛，薏苡仁、桑白皮开肺调中，健脾除湿，是为消疹之一大助，寓泻于补，补泻兼施，仅服 7 剂，恶寒消失，口干苦、面部痤疮显著减轻，行经 5 天，先期 5 天，经色微暗、无块、量中，初战告捷。唯气虚血热甚，阴伤毕露，原方去芪、桂，加西洋参、丹皮、黄芩、天冬、川续断、珍珠母，服 20 剂，虚热平，口润，汗收，烦去眠安，面部痤疮大部分消失，月经正常，获效满意。本案患者虽寒热夹杂、虚实并见，针对病情所选五经方与寿胎丸合剂化裁，频奏佳效，体现中医辨证论治之高妙，俾药到病除也。

# 月经过多

**【验案辑要】**

蒲某某，女，48 岁，2014 年 6 月 21 日初诊。

主诉及病史：经行两月余不尽，某军区总医院诊刮检为"子宫内膜呈分泌状态改变"。

诊查：崩证（子宫功能性出血），月经暴下如注，色黑，夹小血块，头晕，乏力，多汗，口干，心烦，心悸，眠差，舌质淡红，苔薄白，脉细数。

辨证：气阴两虚，肝阳上亢，虚热内扰。

治法：补气养阴，镇肝潜阳，清热止血。参麦补中益气汤合四乌贼骨一芦茹汤加减。

处方：西洋参、麦冬、白术、山药、茜草各 15g，乌贼骨、龟甲、龙骨、牡蛎（另包先煎 1 小时）、生地黄榆、白茅根、藕节各 30g，炒枣仁 45g，阿胶（另烊化）20g，升麻、柴胡、陈皮各 10g，当归、甘草各 3g。

6 月 25 日二诊：服药当晚血止，服完 4 剂，再未出血，诸症悉除。

【按语】

根据患者临床症状属"崩漏"范畴，是周期、经期、经量发生异常的病证。其发病急骤，暴下如注，大量出血者为"崩"；病史缓，出血量少，淋漓不绝者为"漏"。其主要病因为肾－天癸－冲任－胞宫轴的失调，冲任损伤，不能制约精血，使子宫藏泄失常。

患者证属气阴两虚，气虚则不能升举阳气及精微物质，脑窍失养，见头晕，脾主四肢肌肉，气虚肌肉失养见乏力；气虚失摄故见月经淋漓不尽；气虚腠理不固见自汗。阴虚内热，耗伤津液，则有口干；心主藏神，虚热扰心，见心烦、心悸、失眠；热灼精血，见月经色黑加血块。综合舌脉，属气阴两虚。急投补中益气汤为主加减，以西洋参、麦冬益气养阴；白术、山药、陈皮、甘草益气健脾；茜草、乌贼骨为《内经》四乌贼骨一芦茹汤，收敛固涩，化瘀止血；生地黄榆、白茅根清热凉血止血；藕节收敛止血兼化瘀；阿胶养血止血；龟甲、龙骨、牡蛎镇肝潜阳、安神助眠，龟甲尚能滋阴清热；升麻、柴胡升举阳气，加强固摄；配大剂量酸枣仁养肝宁心，安神敛汗。在谈及本案之治，李老根据多年治疗崩漏经验，常用当归活血补血，其剂量仅 3g，确有"引血归经"和"止血不留瘀"之功效；该患之所以两月之疾，4 剂而愈，全仗认证准确，遣方用药得当，全面兼顾。舍此，别无他途。

# 白崩·经闭·便秘

【验案辑要】

谭某某，女，46 岁，1982 年 8 月 20 日初诊。

主诉及病史：白带极多如行经血崩状 3 个月余，月经逾期两月未至，化验 HCG 阴性。曾自购中成药及某医院治疗（用药不详）未效，即来李教授处就治。

诊查：白带清冷无异臭气味，淋漓不断，每天需换几次卫生巾，肥胖体型，面色微苍白，畏寒，虽值盛夏仍需着毛衣毛裤，头晕重，腰痛绵绵，身酸困，嗜睡，声低气怯，口淡乏味，食欲较差，少腹冷感，大便干结难下，常 3~5 日始解 1 次，舌质淡红，苔白厚而腻多津，右关及两尺脉沉细濡缓。

辨证：脾肾阳虚，气滞血瘀，寒湿阻胞。

治法：健脾补肾，温经散寒，利湿涩带，活血化瘀。

处方：黄芪、芡实、薏苡仁、金樱子各 30g，党参、桂枝、当归、细辛、艾叶、香附、白果各 10g，蛇床子、菟丝子、川芎、白术、白芍、泽泻、土茯苓各 15g，甘草 3g。

9 月 10 日二诊：服上方 7 剂，白带逐日减少及至消失，精神大振，畏寒明显减轻，食纳已接近正常，便秘解除，但仍需久蹲始能解出。上方去芡实、薏苡仁、金樱子、土茯苓，加莪术 30g、全蝎 6g、怀牛膝 10g、益母草 60g。服 6 剂经行，量中，色微暗，血中夹小血块，余况均趋正常。

**【按语】**

李老谓本案患者体型肥胖，痰湿体质可知。因脾肾两虚，带脉不固，任脉失约，白带极多如血崩状 3 个月余，暗耗气血至巨，故见面微苍白，头晕重，困乏，声低气怯，纳差，脉沉细濡缓。气血既伤，藩篱失固，卫外之力不济，寒邪易于入侵，形成畏寒，盛夏仍着毛衣毛裤。病久伤气，入络，气滞血瘀，而致经闭。伤肾，遂见腰痛绵绵。基于上述，遣用当归芍药散、水陆二仙丹、参苓白术散、黄芪建中汤、温经汤合剂增损。方中黄芪、党参、白术补气健脾以制水；蛇床子、菟丝子补肾以固带脉；桂枝、细辛、艾叶、香附温经散寒，助阳暖宫；芡实、金樱子即水陆二仙丹，加白果，健脾涩带功著；泽泻、土茯苓、薏苡仁渗利水湿以断带之本源，诸药协同，共奏脾肾得补，寒邪尽去，白崩消失，气顺血活，月经畅行之殊功。

# 不孕症

西医学之"原发不孕症"，相当于中医学"无子""全不产"和"不孕"等范畴。《素问·上古天真论》有云："女子二七而天癸至，任脉通，太冲脉盛，月事以时下，故有子。"须知冲脉系十二经脉气血汇聚处所，全身气血运行之要冲；任脉主身之阴，即为精、血、津、液等阴液之总司，人体孕养之本，是故冲任通盛乃是正常月经和受孕的先决条件。

以中医脏腑病机学说而论，妇女经孕与肾、肝、脾关系至为密切。盖肾藏精，肝藏血，脾统血，特别是肾为先天之本，元气之根，受藏五脏六腑之精，包括本脏生殖之精，而"精"有赖于后天之本的脾胃不断化生与输布水谷精微，进而"中焦受气取汁变化而赤是谓血"（《灵枢·决气》），充养濡润机体，奠定女子正常月经和受孕的物质基础。

"不孕"因由，古有指生理缺陷之螺、纹、鼓、角、脉"五不女"，其中"脉"尚可以药饵调治。病理方面，言之较全面透彻者，首推清代陈无择《外经微言》之谓："女子不生子者，病者十也……胞胎寒也，脾胃冷也，带脉急也，肝气郁也，痰气盛也，相火旺也，肾水衰也，任督病也，膀胱气化不行也，气血虚而不能摄也。"但就李老多年临床所见，单一因素致不孕者有之，更多为两种以上兼夹而致不孕者，临证贵乎审证周详，治疗自能左右逢源也。

### 1. 肝郁化火性不孕

王某某，女，28岁，2008年11月11日初诊。

主诉及病史：结婚3年余未孕。

诊查：乏力口干，五心烦热，月经先期10~15天左右即至，经来色暗少块，7~10天点滴而尽，两胁及少腹轻微胀痛，饮食欠佳，腰酸，舌质红，苔薄黄干，脉沉细数。

辨证：肝郁化火，冲任不调。

治法：清肝达郁，调补冲任。丹栀逍遥散加减治之。

处方：丹皮、柴胡、当归、香附、白芍、首乌、茯苓、白术、黄芩、栀子各10g，女贞子、山萸肉各15g，甘草3g。

服上方及上方稍肆增损15剂，月经仅提前5天而至，6天干净，经量色质尚可，精神大振，五心烦热显著减轻，纳增，胁腹胀痛与腰酸已无，唯大便溏薄。上方当归减量至3g，加马齿苋30g。断续服药25剂，月经逾期5天未至，检HCG（++），证实已获孕也。10个月后正常娩出一健康男婴。

【按语】

该患婚3年未孕，李老从舌脉症证入手，认为核心病机，当属肝郁化火，冲任不调。瞬即投予丹栀逍遥散加减治之。药用：丹皮、栀子、柴胡、当归、白芍、茯苓、白术、甘草，为丹栀逍遥散全方，疏肝解郁，清热除烦，针对性极强，屡用皆效；香附、白芍疏肝行气止痛；首乌、女贞子、山萸肉滋补肝肾，固涩冲任。药后诸症渐减，及至迅速消失，断续服药25剂，喜怀麒麟，与亲朋同事奔走相告。

**2. 宫寒瘀血，冲任失调性不孕**

许某某，女，25岁，2010年2月6日初诊。

主诉及病史：结婚3年余不孕。

诊查：近4年来常感疲乏无力，面白，畏寒，以腰、少腹及下肢为甚，经来量少色暗多块，末次月经为上月17日干净，行经5天，平时白带多，大便秘结，2~3日一行，舌质淡红，苔薄白，脉细缓。

辨证：宫寒血瘀，冲任失调。

治法：暖宫祛瘀，调补冲任。温经汤合寿胎丸进退出入。

处方：红参、麦冬、桂枝、白芍、当归、川续断、补骨脂、淫羊藿、阿胶（烊化）、细辛、山药、艾叶、香附各10g，桑寄生12g，菟丝子20g，黄芪30g，生姜6g，大枣3枚，甘草3g。4剂。

3月13日二诊：服上方2剂后来经，色暗减轻，经量稍增，血块仍多，畏寒显著减轻，便秘消失。上方加杜仲、乌药各10g，肉苁蓉15g。

服上方12剂。药后精神增进，口干心烦急显著减轻，经来量增多，色正，无血块。

处方：北沙参、柏子仁、麦芽各30g，菟丝子、百合各20g，麦冬、生地黄各15g，桑寄生12g，当归、白芍、香附、知母、川续断、丹参、丹皮、黄芩各10g，大枣3枚，甘草3g。5剂。

3月21日三诊：精神眠纳佳，口干心烦消失，平调气血及柔肝滋肾。

处方：西洋参、柏子仁、当归、白芍、香附、知母、桑寄生、川续断、茯苓、菊花各10g，黄芪、麦冬、生地黄、菟丝子各15g，百合20g，甘草3g。7剂。

2011年3月8日四诊：产后8天，因恶露未尽，腰背酸痛，睡眠欠佳，少乳来诊，前后服药28剂，告知服上方后，翌月未行经，尿检：HCG阳性。后顺娩一健康男婴，体重3.8kg。

**【按语】**

该患婚后3年不孕，脉症合参，证属宫寒瘀血，冲任失调。方中西洋参、麦冬益气养阴；当归、阿胶、白芍和血补血；桑寄生、杜仲、川续断滋补肝肾；巴戟天，《本草新编》誉其"既益元阳，复填肾水，真接续之利器，有近效而又有远功"；紫石英温振肾阳；山药健脾补肺益肾；香附、白芍调肝；地骨皮清虚热；甘草益气和中，协调诸药。如此先后天并补，阴血充旺，尤兼肝肾得养，虚热尽去，冲任自调，短期获孕。

### 3. 气阴两虚夹血瘀冲任不调性不孕

冯某某，女，39 岁，2010 年 8 月 21 日初诊。

主诉及病史：结婚 4 年余，曾流产两胎，欲求嗣，但患有子宫肌瘤（宫壁有 4.2mm×4.8mm 低回声区），为此专程赴北京协和及 301 等医院，咨询数位资深妇科专家，大意皆言可以怀孕，以不手术为佳。即来李老处要求治疗。

诊查：神疲乏力，时有轻度畏寒，心情烦躁，口干不欲饮，饮食欠佳，腰及少腹时有酸胀疼痛，经来量少色暗有块，舌质红，苔薄黄，脉细数。

辨证：气阴两虚，肝肾不足，气滞血瘀，冲任不调。

治法：益气育阴，滋养肝肾，活血化瘀，调补冲任。方予参麦紫故散、当归芍药散合寿胎丸加减化裁治之。

处方：西洋参、当归、白芍、川芎、白术、茯苓、泽泻、阿胶（烊化）、川续断、香附、菟丝子、补骨脂各 10g，桑寄生 12g，麦冬 15g，紫石英 30g，甘草 3g。

服上方 7 剂，纳增，精神日渐好转，已无口干及五心烦热，腰膝酸软大减，苔薄白，脉细缓有力。上方去地骨皮，加巴戟天 10g、紫石英 30g，服药 5 剂，月经应期而至，行经 7 天，经色红量增无块，诸症消失。续服 23 剂，月经届时未潮，检 HCG（＋），证实已获孕也。

【按语】

该患婚后一年受孕两次皆流产或引产，冲任受损可知，更兼气阴两虚，气滞血瘀（有子宫肌瘤）以致一直不敢再孕。为此专程去北京，在协和及 301 医院咨询数位资深妇科专家，大意皆言可以怀孕，以不手术为佳。针此李老脉证合参，辨证气阴两虚，肝肾不足，气滞血瘀，冲任不调。遂方予参麦紫故散、当归芍药散、寿胎丸合剂化裁治之。药用参麦补气养阴，清热除烦；当归芍药散养血活血，健脾利湿；菟丝子、补骨脂、桑寄生、紫石英，滋补肝肾，调摄冲任；阿胶大补精血；甘草和中理脾，协调诸药。前后服药 23 剂，终于身怀六甲，如愿以偿。

# 求　嗣

【验案辑要】

冯某，女，30 岁，2016 年 8 月 6 日初诊。

主诉及病史：求嗣。月经量少，色暗，有小血块，4、5 天尽，2013 年 11 月剖腹产1胎，2015年3月"人流"1胎。

诊查：微恶寒，四肢欠温，乏力，眠差，脱发多，舌质淡红，苔薄黄，脉细数。

辨证：气阴两虚，肝肾不足，宫寒血瘀。

治法：气阴双补，滋肝益肾，暖宫化瘀。参麦寿胎丸合艾附暖宫丸加减。

处方：太子参、麦芽各30g，当归、阿胶（烊化）、艾叶、香附各10g，麦冬、白芍、熟地黄、首乌、菟丝子、川续断、桑寄生、陈皮、枳壳各15g，百合20g，炒枣仁45g，侧柏叶12g，甘草3g。

9月21日四诊：服上方21剂，精神大振，畏寒除，四末温，睡眠明显好转，脱发显著减轻，月经量较前多，已无血块，白带时多。上方加芡实、金樱子各30g。服上方23剂，精神佳，诸症消失，月经当至未至，即检HCG（++），获孕。停药，嘱节嗜欲，劳逸结合，食疗调摄之。

**【按语】**

中医学认为，女子肾气盛，天癸至，任脉通，太冲脉盛，精气溢泻，两精相合，方能成孕，故肾气的强弱是胎元能否巩固的关键。而该患者3年前剖宫产1次，1年前人流1次，冲任受损，兼乏力、四肢欠温，月经量少。李老脉症合参，细析本案病机，责之气阴两虚，肝肾不足，宫寒血瘀。肾虚冲任失固、脾虚冲任失养、血瘀冲任失畅均可导致胎元不固，产生滑胎。故补肾健脾、养血活血是治疗本证的关键。气阴两虚，气血瘀滞，月经色暗，有小血块。从中医学的角度来看，月经正常来潮与"肾、天癸、冲任、胞宫"的生理功能密切相关。人流术后冲任、胞宫直接受寒，导致冲任、胞脉瘀滞，耗伤肾之元气精血，故出现月经量过少。肾精亏虚、瘀血阻滞为本病的主要病机。治当以填补精血为主，佐以助阳化瘀之品（即"滋水更当养火"之意），使肾中阴平阳秘、精血俱旺，则月经自调。《素问·缪刺论》云："人有所堕坠，恶血留内。"《妇科玉尺·胎前》有云："是知正产者，正如果中栗熟，其壳自开，两无所损。半产者，则犹采研新粟，碎其肤壳，损其皮肤，然后取得其实。"李老常用之寿胎丸，源自张锡纯《医学衷中参西录》，由菟丝子、桑寄生、续断、阿胶组成，为固肾安胎之良方，但他临床中则广泛用于病机投合之妇女月经和胎前产后多种疾病。具体如本案人流术后月经过少，遣用该方加减，方中太子参、麦芽、白芍补气养阴；枣仁调肝养心安眠；桑寄生、续断补肝肾、固冲任；菟丝子、何首乌、侧柏叶补肾益精、助眠生发；阿胶滋阴养血，使冲任血旺；百合养阴清热；熟地黄、当归入肝肾经，为治阴血亏虚之要药；艾叶、香附暖宫；芡实、金樱子为水陆二仙丹，健脾涩带。综观全方，标本兼治，服药2个月，终达天癸调而胎孕成之理想境界，足以证明中医"辨证论治"出神入化之无比优越性。

# 异常子宫出血

【验案辑要】

苏某某，女，22 岁，2014 年 6 月 30 日初诊。

主诉及病史：月经来潮后逾两月未尽。

诊查：疲乏甚，口干舌燥，心烦急，胸闷堵，少腹时痛，腰微酸困，多汗，眠差。正授乳中，其孩便稀日 3~4 次，面目尚有轻度黄疸，舌质淡红，苔薄白，脉沉细数。

辨证：气阴亏虚，肝肾不足，冲任失固。

治法：益气养阴，补益肝肾，固摄冲任。

处方：西洋参、麦冬、茯苓、瓜蒌壳、郁金、陈皮、神曲、山药、茜草、桑寄生各 15g，黄芪、乌贼骨、藕节、白茅根、茵陈各 30g，白术 12g，延胡索 20g，香附 10g，炒枣仁 45g，甘草 3g。

7 月 9 日二诊：服上方 4 剂，当晚血止，睡眠转佳，7 月 4 日晚回血少许，其孩恶心，仍便溏，大便一日 3 次，余症消失。上方加竹茹、半夏各 10g，马齿苋 30g，服 4 剂，血止，诸症未再燃，其孩黄疸褪尽，恶心及便溏均止，胃肠安和。

【按语】

本案例中患者月经不尽两月，属中医学"崩漏"范畴。《素问·阴阳别论》"阴虚阳搏谓之崩"；《金匮要略》"妇人有漏下者，有产后续下血都不绝者，有妊娠下血者"；《诸病源候论》列"漏下候""崩中候""崩中漏下候"，《丹溪心法附余》提倡"塞流、澄源、复旧"三法；《傅青主女科》"止崩之药不可独用，必须于补阴之中行止崩之法"。崩漏之本在于肾，病位在于冲任，其总的病机属于冲任不固，经血失于制约，血海蓄溢失常，经血非时而下。崩漏虚证多而实证少，热证多而寒证少，但"即使是火，也是虚火，非实火可比也"，根据病情缓急、轻重、出血多少、新久等情况，采用"急则治其标，缓则治其本"的治疗原则，灵活应用止崩三法，塞流——止血，澄源——正本清源，复旧——固本善后，恢复体质和调整阴阳。

患者正值哺乳期，乳汁是由人体精血所化，《景岳全书·妇人规》中说"妇人乳汁，乃冲任气血所化"，《类证治裁》中也说"乳汁为气血所化，而源出于胃，实水谷之精华也"。患者产后哺乳，耗气伤血，气血亏虚，冲任失固，冲为血海，任主胞胎。冲任调和，则血海胞脉充盛月事以时下；若血虚冲任失养，气虚冲任不固，则可使其经血频至，甚则淋漓不止，故李老治疗以益气血、调冲任、止崩漏为法。处方以四君子汤为主补气，益气健脾，麦冬益气养阴，瓜蒌壳、郁金、陈皮宽胸理气，行气化瘀，清心解郁，乌贼骨、藕节、茜草清热凉血，化瘀止血，神曲、山药调和脾胃，延胡索、香附理气止痛，枣仁以宁心，敛汗，生津，桑寄生补益肝肾，诸药合用，共奏益气养阴、补益肝肾、固摄冲任之全功。

其孩面目轻度黄染，恶心，便稀日3~4次，为脾胃为湿热所困的新生儿黄疸，加茵陈、郁金清肝利胆；加茯苓、白茅根、马齿苋、白术、香附疏肝健脾、清利湿热，使残留黄疸从小便分利而出，即与湿热邪气"找出路"，如此"多管齐下"，脾胃得健，利小便实大便，儿黄褪尽，便溏随止。足见，有全局观点，从大处着眼，亦不放过细微症征，加减有度，则是李老阅历有得之处，他常谆嘱吾辈，在经典指导下的"辨证论治"，是中医工作者的基本修为，否则必然走入"对号入座"的"死方治活病"的不归路。

# 先兆早产

先兆早产是一个常见的临床症候，主要表现为妊娠晚期腹部不适、下坠、规律性子宫收缩，伴或不伴有疼痛，伴或不伴有少量阴道流血。早产是妇女妊娠期间常见疾病，严重威胁婴儿生命健康和生长发育。据文献报道，早产发生率占妊娠总数的13%左右。鉴于早产儿器官发育多不成熟，无法适应外界环境，故死亡率较高，最高可达15%，有效防治早产具有重要意义。中外文献均有报道，引起早产的机制较多，如遗传、免疫、内分泌等，传统治疗方式为抑制宫缩，尽量延长妊娠时间，给予胎儿足够的发育时间。

【验案辑要】

刘某某，女，29岁，本院儿科主治医师。1982年6月7日初诊。

主诉及病史：孕5个月余，胎动甚，少腹坠痛半天。3个月前曾因"先兆流产"，住入妇科保胎。近来自感胎动厉害，阵发性下腹坠半天，呕吐4次，于1982年6月1日以急性胃炎、晚期先兆早产之诊断，再次收入妇科病房，经用苯巴比妥、黄体酮、维生素 $K_3$ 等保胎，各症依然，乃请中医科会诊。

诊查：表情紧张，时烦焦急，纳减，乏力，腰酸困，舌苔白，脉沉细。

辨证：脾肾亏虚，胎元不固。

治法：健脾固肾，培元保胎。

处方：党参、白术各12g，白芍15g，桑寄生25g，茯苓、升麻、炒杜仲、川续断各10g，炙甘草3g。日1剂。水煎服。

服药当日下午即各症减轻，3天后宫缩及胎动次数均明显好转，纳可。唯因饮食不当，6月20日发生腹泻，续用上方调中益气、固肾安胎，于6月29日自动要求出院，带药5剂回家煎服调养。药后胎动显著减轻，宫缩消失，眠纳、二便正常，于10月7日足月顺产一男婴。

【按语】

本案患者孕2个月时有"先兆流产"病史，保胎治疗后，现孕5个月，又发生胎动不安、腹部下坠等症，中医学认为，本病的形成原因多为冲任不固，不能摄血养胎。因冲为血海，任主胞胎，冲任之气固则胎有所载，血有所养，胎孕可正常生长发育；反之，则发生胎漏、胎动不安等症。本案患者辨证为脾肾亏虚，胎元不固，李老以四君子汤为主益气健脾，加之续断为补肾阳之药，白芍为补血药，桑寄生亦为益肝肾常用药，它们共同的功效是补肾养血。肾为先天之本，元气之根，藏精气，主生殖；而且精又为化血之源，直接为胎孕提供物质基础。从现代药理作用来讲川续断含有丰富维生素E，具有健全卵巢黄体，促进子宫及胚胎发育的功能，桑寄生对下丘脑-垂体-性腺轴有调整作用。升麻有升阳举陷之功，诸药合用，共奏健脾养血固肾、培元安胎之效。

# 产后痹

【验案辑要】

郭某，女，27岁，初诊日期1992年6月2日。

主诉及病史：产后头及全身关节疼痛、麻木7个月余。

诊查：面色少华，全身麻木，怕风，乏力，气短，纳略差，舌质淡红，苔薄白，脉细缓。

辨证：气血亏虚，风寒外侵。

治法：益气养血，祛风散寒。

处方：黄芪、白芍、威灵仙各15g，桂枝、生姜、当归、川芎、防风、羌活、独活、大枣各10g。日1剂。水煎服。

6月5日二诊：服上方3剂后症稳，上方加鸡血藤15g。

6月12日三诊：各症好转中，唯眠差。上方加木瓜15g、细辛10g、夜交藤

30g，鸡血藤更为 30g。

6月19日四诊：服上方 3 剂，痛显著减轻，麻木好转，手汗已出，为气血通调之佳兆也，上方加合欢花 10g。

6月26日五诊：服上方 3 剂，疼痛消失，身麻已减至微，眠转佳，余症亦基本消失，精神食纳转为正常。再予上方 6 剂，以巩固疗效。

随访年余未犯。

【按语】

此案主要由于产后血脉空虚，营卫不调，风寒湿三气杂至合而为痹。故用益气养血、温经散寒法治之，黄芪桂枝五物汤化裁，使正气恢复，气血和调，邪自去矣。

# 产后少乳

【验案辑要】

王某某，女，33 岁，2013 年 11 日 7 日初诊。

主诉及病史：产后半月余少乳。

诊查：乏力，身时热，偶有轻度恶寒，心烦易怒，口干，胸闷，乳胀，纳一般，大便微干结，舌质淡红，苔薄黄，间以少量白苔，脉细微数。

辨证：气阴两虚，感寒化热，余寒犹存，致寒热邪气（以热为主）交争于乳络，兼之肝郁气滞，更加阻遏乳络气机。

治法：气阴双补，清热祛寒，宽胸疏肝通络。

处方：北沙参、蒲公英、全瓜蒌、冬葵子、王不留行各 30g，黄芪、橘红、香附各 10g，木通 6g，白芷、甘草各 3g。

11月14日二诊：服上方 7 剂，乳汁明显增多，但稍有不够，寒热除，精神佳，口干已，胸闷双乳胀减至微。上方全瓜蒌、冬葵子、王不留行加量至各 60g。

2015 年 11 月 5 日欲生二胎，要求调经。顺便告知：服上方 7 剂，乳汁一直充足，其孩子生长发育很好，授乳 1 年即顺利断奶。

【按语】

方中北沙参、黄芪、甘草补气养阴；蒲公英清热散结下乳；白芷祛风散余寒；橘红、香附疏肝理气；全瓜蒌开胸下乳；冬葵子甘寒利窍通乳；王不留行宽胸理气，催生乳汁；木通通经络，下乳，利大小肠。药后即效，诸症大减。二诊将瓜蒌、冬葵子、王不留行加量至各 60g，乳汁大增，一直充足。李老指出，是例虽气阴两虚，但以热为主，故北沙参、蒲公英，均30g大剂用之；而阳虚轻，故甘温黄芪仅用10g；余寒式微，故疏风散寒之白芷仅以3g予之；乳汁虽增，但不足以喂婴，故瓜蒌、冬葵子、王不留行加量至各60g，以宽胸行气下乳，用后果然达到预期疗效。可见用药剂量当视病情审轻酌重，方不致有所差池耳。又《本草纲目》与《本草经疏》都引用俗谚"穿山甲、王不留，妇人服了乳长流"，穿山甲通乳大多有效少数罔效，然现今列为国家一级保护珍稀动物，早已禁捕禁用，故率以瓜蒌、冬葵子、王不留行三品大剂投用，协同他药亦获佳效。足证保护珍稀动物不再入药，应该也是完全可以办到的。为医者应有大局观念。

# 男 科

## 男性不育

**【验案辑要】**

郭某某，男，38岁，2009年8月25日初诊。

主诉及病史：结婚6年，其爱人不能怀孕。经某省级医院化验精液常规示：精子畸形率较高，活动率低，诊为"男性不育症"。其爱人妇检无异。

诊查：乏力，轻度阳痿早泄，右上腹不适，口干苦，时烦躁，膝关节疼痛，曾B超检查有胆囊缩小，舌质淡红，苔薄黄，脉细涩，两尺尤弱。有烟酒不良嗜好，即嘱戒除。

辨证：气阴不足，肝胆失和，脾肾两虚，经络痹滞。

治法：补气育阴，调和肝胆，填精益肾，宣通痹滞。方予参麦饮、柴胡疏肝散、左归丸加减治之。

处方：北沙参、金钱草、麦芽各30g，柴胡、枳壳、香附、威灵仙、独活各10g，麦冬、生地黄、山药、菟丝子、枸杞子、白芍、蒲公英、防己各15g，百合20g，甘草3g。

10月25日二诊：服上方35剂，各况显著减轻，阳痿好转。9月29日诉腰骶部疼痛，腿麻，左睾丸疼痛3天，足烫，上方去独活、枸杞，加桑寄生、杜仲、蜂房、淫羊藿、小茴香各10g，荔枝核12g，蛇床子15g，菟丝子加至30g，服药14剂，阳痿进一步好转，腰骶部疼痛及腿麻消失，仍有足热烫感。上方加黄柏

10g。

11月14日三诊：服上方14剂，诸症消失无反复，足烧烫感未再出现，停药。其妻两月后，身怀六甲，阖家大喜。

【按语】

该患结婚6年，爱人不能怀孕，妇检正常。某省级医院化验其精液常规示：精子畸形率较高，活动率低，诊为"男性不育症"症，兼轻度阳痿早泄，舌脉症合参，李老断为气阴不足，肝胆失和，脾肾两虚，经络痹滞。方疏参麦饮、柴胡疏肝散、左归丸进退出入治之。药用北沙参、生地黄、麦冬益气育阴，补肾；金钱草、麦芽、柴胡、枳壳、香附、白芍疏肝利胆，健脾和胃；山药、生地黄、菟丝子、枸杞益肾填精；威灵仙、独活、防己祛风除湿，宣痹止痛；百合、生地黄、蒲公英清心调肝，养阴生津；甘草调和诸药。服35剂，获效佳。9月29日诉腰骶部疼痛，腿麻，左睾痛，足烧烫3天，遂上方去独活、枸杞，加桑寄生、杜仲、蜂房、淫羊藿、蛇床子，菟丝子加至30g，补肾填精。加小茴香、荔枝核行气止痛；黄柏15g清下焦虚热，服药14剂，阳痿已效，腰骶部疼痛、腿麻及左睾痛消失，足热烫感消失。再服上方14剂，前后共服药63剂诸症平复，疗效巩固。其妻边某，两月后获孕。

# 睾丸炎

睾丸位于阴囊内，左右各一，分泌男性激素，对男性生殖器官的发育和成熟以及对男性第二性征的出现起重要作用。西医学认为睾丸疼痛的常见原因有睾丸之炎症、扭转、损伤和缺血性疼痛等。属于中医学"阴痛""疝痛"范畴。

【验案辑要】

田某某，男，32岁，1967年2月10日初诊。

主诉及病史：1个多月来睾丸肿痛不止，曾服去痛片等对症处理乏效。

诊查：双侧睾丸肿痛不已，牵及少腹不适，舌质淡红，苔薄白润，脉弦缓。

辨证：证属寒客肝肾，痰瘀凝滞。

治法：温肾暖肝，理气化痰，活血化瘀。方用茴香橘核丸加减。

处方：小茴香、荔枝核、橘核、台乌、桃仁、法半夏各10g，炒山楂12g，牡蛎15g，炙甘草3g。

7月22日二诊：服上方头剂后，睾痛即止，再进两剂，未见复发而停药。昨日游泳后，睾痛微作，再进上方3剂而愈。3年后因他疾来诊，云睾痛愈后一直未犯。

【按语】

药用小茴香，温中快气，为治疝痛佳品；橘核、荔枝核苦温下气，入肾与膀胱除寒；台乌上理脾胃元气，下通少阴肾经，顺气开郁散寒止痛。四药协同温肾暖肝，行气止痛功著；桃仁、炒山楂、法半夏、牡蛎化瘀消痰；甘草和中缓急。诸药使寒、浊、瘀尽除，睾痛自愈。

# 腹股沟斜疝

腹股沟疝分为斜疝和直疝两种。疝囊经腹壁下动脉内侧的直疝三角区直接由后向前突出，不经过内环，也不进入阴囊，称为腹股沟直疝。疝囊经过腹壁下动脉外侧的腹股沟管深环突出，向内、向下、向前斜行经过腹股沟管，再穿出腹股沟管浅环，并可进入阴囊，称为腹股沟斜疝。属中医学"小肠疝""气疝"范畴。

【验案辑要】

刘某某，男，25岁，1967年4月7日初诊。

主诉及病史：1个月多前右腹股沟出现肿物，经我院普外科门诊诊为"右腹股沟斜疝"，外科动员其手术治疗，不从，要求中医治疗。

诊查：右腹股沟肿物约3cm×4cm大小，胀痛较甚，右胸亦痛，舌质淡红，苔白润，脉细濡。

辨证：寒客肝肾，痰滞血瘀。

治法：暖肝温肾，消痰化瘀。方予茴香橘核丸、金铃子散、瓜蒌薤白半夏汤合剂加减。

处方：小茴香、山楂各12g，台乌、延胡索、川楝子、桃仁、荔枝核、橘核、瓜蒌、薤白、半夏各10g，怀牛膝5g，炙甘草3g。

4月19日二诊：服上方3剂，疝痛减轻；右胸胁痛止。上方加香附10g。服上方6剂，疝痛已止。拍片证实本病消除，但偶有下坠感。嘱上方再进3剂，以资巩固疗效。

【按语】

此由寒客厥阴致血涩脉急，少腹引痛。小茴香温脾肾，疗心腹气痛，为治疝要药。乌药，辛香走窜，上抵肺胃，下行肾及膀胱，调畅气机以消胸腹不快；橘核、荔枝核，擅治寒疝腹痛。瓜蒌薤白半夏汤通阳逐痰，配合桃仁、怀牛膝活血化瘀，引药下行；甘草和中缓急。诸药相伍温肾暖肝，化痰散瘀。气机畅达，疝还纳复位，胸腹之痛，不止自止。

# 前列腺炎

**【验案辑要】**

乔某，男，34岁，2014年6月4日初诊。

主诉及病史：乏力，头晕，全身沉困，阴囊潮湿，尿不尽，尿分叉3个月余。经某省级医院检查确诊为前列腺炎，曾服用中西药（具体不详）见效不明显，经同事介绍来诊。

诊查：恶心，纳差，不思食，舌质淡红，苔薄黄腻，脉细濡数。

辨证：湿热下注。

治法：清利湿热。三仁汤加减。

处方：白豆蔻、半夏、桃仁、川厚朴、竹叶、菊花、荷叶各10g，川木通6g，薏苡仁15g，滑石20g（另布包煎），白茅根30g。

6月18日二诊：服上方7剂，头晕止，余症减轻，小便时仍欠畅，腰酸，上方加桑寄生15g，瞿麦、石韦各30g，怀牛膝10g。服7剂，恶心止，纳佳，腰酸消失，尿畅，已无尿分叉。

为巩固疗效，上方续进14剂，诸症未再出现。

**【按语】**

前列腺炎是青壮年常见疾病，临床表现复杂，易反复发作，西医学并无特异性治疗方法。慢性前列腺炎属中医学"劳淋""精浊"等范畴，常以湿、热、瘀、虚为其病因病机。与肾虚、血瘀、湿热等因素有关，辨证得当，中医药治疗本病具有明显优势。

本案证属湿浊蕴结，流注下焦，膀胱气化失常为病之根本。治当求其本源，除湿祛浊。久病入络，瘀血阻滞是进入慢性过程的病理反应。舌质淡红，苔薄黄腻，脉细濡数，为湿热内蕴之象；湿热蕴于脾胃，运化失司，气机不畅，则见恶心纳差，不欲饮食；湿性重浊，则全身沉困；清阳不升，则头晕、乏力；阴囊潮湿为湿热之象，治以三仁汤清利湿热。方中白豆蔻宣畅气机、芳化湿浊；薏苡仁渗湿利水健脾，使湿热从下焦而去；滑石、竹叶甘寒淡渗，加强利湿清热之功；半夏、厚朴行气化湿；虑及病久入血，故去杏仁加桃仁，活血化瘀；菊花、荷叶清芳醒脾，祛热解毒，荷叶色青入肝有升清阳妙用，上宣下利，气机流畅，以达显效；木通使湿热邪气下行从小便排出；白茅根为李老善用之药，色白入肺，肺朝百脉，有通行之用，养阴、清热、利尿三效合一，独具特色。

二诊加桑寄生、牛膝补肝肾，壮腰膝，且牛膝导热下行，利尿通淋；瞿麦、石韦合用，化瘀通淋功著，诸症尽除。

# 外 科

## 冻 疮

冻疮是冬季常见皮肤病，为外露皮肤受到冷冻刺激，久之皮下小动脉痉挛收缩，血液瘀滞，局部组织缺氧，导致组织细胞受到损害。损害初为局限性蚕豆或指甲盖大小紫红色肿块或硬结，边缘鲜红，中央青紫，对称性，好发于四肢远端、面颊、耳廓等处。中医学"冻疮"首载于《五十二病方》，隋·巢元方在《诸病源候论》中将其命名为"烂冻疮"。

【验案辑要】

翁某，女，20岁，2008年10月28日初诊。

主诉及病史：13年来每至冬季即两手冰冷，遍发红斑起疱，既痒且痛，痒甚于痛，继则溃破糜烂，流白色清稀之分泌物，用"冻疮膏"罔效。入夏虽手不起疱，但全身发痒。

诊查：两手背遍发微紫红色疱状皮损，如黄豆、蚕豆大小不等，有5处已破溃糜烂，流白色清稀之分泌物，两手冰凉，12岁月经初潮，皆每月推后10天左右而至，乏力较甚，腰酸，白带多，舌质淡红，苔薄白，脉沉细濡缓。

辨证：先后天不足，营卫失调，阳虚邪恋，脉络不行。

治法：温阳益气，调和营卫，祛风散寒，养血通络。方予参附汤、归芪建中汤合温经汤加减治之。

处方：党参、黄芪各30g，熟附子、桂枝、当归、细辛、生姜各10g，白术、白芍、蛇床子各15g，乌梢蛇、白鲜皮各20g，大枣3枚，甘草3g。

11月12日二诊：服上方7剂，两手冰冷转暖，所有疱状皮损及破溃糜烂处均干涸结痂，有的已掉皮，遗留黑褐色色素沉着，唯左手中指根部前因剧痒抓破皮肤，流少许白色分泌物。效不更方，续进7剂。

2009年1月7日三诊：主动来诊，喜形于色，谓已痊愈，手温正常，手背色素沉着明显转淡中。虑及病久，须巩固疗效，嘱保温，再进原方7剂（每剂服两天），后未再犯。

**【按语】**

中气不足，运化失健，清阳下陷，阴火上浮，是冻疮发生的重要机制之一。李老认为本案患者7岁起罹病迄今13年，先后天不足，营卫失调，阳虚邪恋，脉络痹阻可知。治当大补元气，温阳散寒，养血通络。参附汤、归芪建中汤合温经汤加减治之。以参附汤加蛇床子、乌梢蛇益气温阳，大补元真之气；归芪建中汤益气补血、调和营卫；温经汤温散寒邪、通利经脉，加蛇床子、乌梢蛇、白鲜皮，除湿祛风止痒。《灵枢·本脏》言："卫气和，则分肉解利，皮肤调柔，腠理致密矣。"即卫阳得固，温煦滋养腠理，乃能抗御外邪。本案药证契合，先后天并补，阳光一布，阴霾尽消，络阻得畅，远年痼疾，消于无形。

# 脂溢性脱发

**【验案辑要】**

万某某，男，27岁，2015年3月6日初诊。

主诉及病史：脂溢性脱发1年余，花剥舌苔。

诊查：头发掉落甚多，已很稀疏，发上油多，口干渴，喜冷饮，舌质绛红，舌苔黄，呈大片剥脱状，乏津，脉沉细滑数。

辨证：肝肾阴虚，湿热内蕴。

治法：滋补肝肾，除湿清热。

处方：北沙参30g，熟地黄、何首乌各25g，麦冬、天冬、女贞子、旱莲草、山药、虎杖各15g，白术、当归、菊花、骨碎补、荷叶各10g，甘草3g。嘱勿吃辛辣刺激性、油炸与热性食物。

4月6日二诊：服上方7剂口干渴好转，脱发减少，上方加知母、黄柏各10g，薏苡仁20g，石斛、天花粉、丹参各15g，郁金12g。服上方21剂，舌质转为淡红，舌苔均匀薄黄已无剥脱征象，头油已无，脱发明显减少。

**【按语】**

脂溢性脱发属中医学发蛀、蛀发癣范畴，中医学认为毛发的生长与脏腑经络气血的盛衰有密切的关系。《素问·上古天真论》曰："肾者，主蛰，封藏之本，精之处也，其华在发""肾气衰，发堕齿槁"。患者病史较长，本病初期多以湿热为主，久病则湿热之邪胶着难去，耗伤阴液，发失濡养，故有脱发症状。本病治则以滋阴补肾、祛湿化浊为主，以沙参麦冬汤合二至丸滋阴配合熟地黄、何首乌补肾养血生发；予山药、虎杖、白术、荷叶健脾泄浊；当归、骨碎补补血益肝肾。诸药共用，起到滋阴补肾、祛湿化浊、养血生发之功效。

服上方 7 剂脱发好转，加以养阴祛湿、活血清肝之品，服用 21 剂，使瘀血去，新血生，诸药合用，共同达到滋补滋阴、清热除湿、兼以化瘀的功效，最终使阴液生，湿热去，乌发生。

# 面部痤疮·脱发

痤疮是一种毛囊、皮脂腺的慢性炎症性皮肤病。因典型皮损能挤出白色半透明粉汁状物，故称之为粉刺。《医宗金鉴·外科心法要诀·肺风粉刺》云："此证由肺经血热而成，每发于面鼻，起碎疙瘩，形如黍屑，色赤肿痛，破出白粉汁，日久皆成白屑，形如黍米白屑，宜内服清肺饮，外敷颠倒散。"脂溢性脱发属中医"发蛀""蛀发癣"范畴，中医学认为毛发的生长与脏腑经络气血的盛衰有密切的关系。《素问·上古天真论》曰："女子七岁肾气盛，齿更发长；丈夫八岁肾气实，发长齿更"。隋《诸病源候论》云："诸经血气盛，则眉髭须发美泽"。《素问·上古天真论》："肾者，主蛰，封藏之本，精之处也，其华在发"，"肾气衰，发堕齿槁"。

【验案辑要】

贾某某，男，29 岁。初诊日期：2003 年 10 月 14 日。

主诉及病史：面部痤疮 6 年余，脱发半年。6 年前面部开始出现高出皮面之痤疮，逐渐加多加大，近两年来更甚，以额、面部较为密集，轻痒时时作痛，以手拔之流出白色黏稠分泌物，结痂后留下凹陷性色素沉着。

诊查：近 1 年来又有加重趋势，现额、面及颈部有痤疮 20 余个，其中 6 个有红肿化脓倾向。半年前开始脱发，每次洗头时即见大量落发，现头发稀疏，头痒较甚，抓之有多量头屑，头发及头皮上可见油性分泌物较多，右侧腰痛。舌质淡红苔薄黄腻，脉细数。

辨证：肝肾阴虚，痰瘀阻络，风热上犯。

治法：滋补肝肾，化痰散瘀，祛风清热。

处方：

①内服方：女贞子、当归、熟地黄、菖蒲、侧柏叶、骨碎补各 10g，制何首乌 25g，葛根 20g，泽泻、山楂各 30g，草决明、丹参各 15g，甘草 3g。一日 1 剂，

水煎服。

②外用方：蛇床子、荆芥、防风、白芷各15g，白鲜皮、苦参各30g，当归10g，明矾（另包兑入）6g。早晚各浓煎1次取汁1500ml，兑入明矾3g，搅之使溶，洗头浴面半小时，热毛巾包头10分钟后，以温水洗头。强调饮食务须严禁烟酒及辛辣刺激性食物，避免外出时晒太阳。

10月19日二诊：用药4天后，额面颈部痤疮及脱发均减少，但痤疮化脓倾向依然。内服方中加生地黄20g，赤芍、丹皮、黄芩、枇杷叶、僵蚕、茯苓、金银花各10g，防风15g，薏苡仁、白鲜皮、白花蛇舌草各30g。外用方同上。

10月28日三诊：用药8天后，原头发及头皮油脂已不能窥见，脱发大减，痤疮大部已干。继续应用上述方案治疗。

11月1日四诊：痤疮大部平复，余者接近干涸，但有3个米粒大小之新发痤疮。落发基本停止，且有新发长出，右腰痛止但时酸坠胀。停用外用方。内服方加鹿衔草10g，14剂，按法碾极细末，制为10g蜜丸，糖纸包后装入玻璃缸或瓷缸中，密闭勿令泄气，或置于电冰箱恒温层冷贮备用。用法：每次1丸，一日3次，饭前1小时嚼服，白开水送下。

随访：2年后，其姐因病前来就诊，顺告服以上蜜丸后，头发全部长出，痤疮未再复发。

**【按语】**

患者病史较长，本病初期多以湿热为主，久病则多虚多瘀，且发为血之余，精血同源，肝肾亏虚，精血匮乏，毛发失于濡养，加之湿热内阻，加重脱发，故治疗当以滋补肝肾、化痰散瘀、祛风清热为法。药用泽泻、山楂、草决明化痰油，降血脂以护发；首乌涩精固气，补肝固肾，护发；当归养血祛瘀；菖蒲清芳化痰，祛风宣窍，以上药物均有较好之去头油（脂）作用。熟地黄、女贞子补肾养血，以助生发；骨碎补助命火而暖丹田，滋补肝肾；葛根增加头部血流量，引领诸药直上颠顶各扬其长；丹参凉血祛瘀生新；侧柏叶助生发。

中医外治法与内治法其治疗机制虽不尽相同，给药途径也不同，但辨证施治的原理是一致的。中医外治法是将药物直接作用于皮肤或黏膜，使之吸收，从而发挥治疗作用。现代研究认为药物直接作用于皮肤，被皮肤吸收的过程，为药物的"透皮吸收"。此过程主要与角质层有关，与毛囊、皮脂腺和汗腺也有一定的关系。由于位于皮肤表皮最外层的角质层，是皮肤主要的屏障与保护，因此经皮肤吸收的过程，主要是药物需要通过角质层这一屏障。此外经过毛囊皮脂腺和汗腺，也可透入少量药物，可作为药物透入皮肤的通道。根据中药透皮吸收的原理，通过中药外洗可以使药物直接作用于患处，能极大地提升药物的利用率。熏洗时，由于温热刺激，引起皮肤和患部的血管扩张，促进局部和周身的血液循环及淋巴循环，使新陈代谢旺盛，改善局部组织营养和全身功能，并能疏通经络，调和气血，促进经络的调节功能，熏洗时，有的药物能通过皮肤吸收进入人体内，而有的药物附在皮肤上而发挥治疗作用，同时又能刺激皮肤的神经末梢感受器，通过神经系统引起的神经反射，可调动机体本身的自我调节作用，通过免疫应答等机制，形成抗体，提高机体的免疫功能。

外用方中蛇床子、白鲜皮、苦参、明矾清热燥湿，祛风止痒，杀虫；荆芥、防风、白芷疏风止痒；当归补血活血，有使"血行风自灭"的功效。中药内服加外用，共同达到滋补肝肾、清热除湿、祛瘀生新的功效，使精血生，湿热去，乌发长。

二诊额面颈部痤疮及脱发均减少，但痤疮化脓倾向依然。内服方中生地黄、赤芍、丹皮加强清热凉血功效；黄芩清热燥湿、泻火解毒；枇杷叶、黄芩清肺胃上焦火，"肺主皮毛"，二味对消痤长发，是不可或缺的佐使药；白花蛇舌草、金银花清热解毒；僵蚕祛风通络散结；茯苓、薏苡仁健脾渗湿，对减消痤疮功不可没；防风祛风止痒；白鲜皮清热燥湿，祛风止痒，以上使肺胃热邪得以清泄，血分热毒得以清解。

三诊用药8天后，原头发及头皮油脂已不能窥见，脱发大减，痤疮大部已干。继续应用上述方案治疗。

四诊中加用鹿衔草益肾补虚、补肾强骨、祛风除湿、活血。随访：2年后，一直严格忌口，头发全部长出，痤疮未再复发。

本案李老内外结合，攻补兼施，其效上乘，可圈可点。

# 过敏性紫癜

过敏性紫癜是一种主要累及毛细血管的变态反应性疾病，临床特点除皮肤紫癜外，常有过敏性皮疹、关节肿痛、腹痛、便血和血尿等。感染、药物、食物等均可成为本病的相关因素。起病多较急，多见于6岁以上的儿童与青年。本病属中医学"血证"范畴。由于小儿形气未充，脏腑娇嫩，脾胃气虚，正气不足，外邪易袭，与气血相搏，郁而化热，损伤营阴，灼伤脉络，故发为过敏性紫癜。治宜益气养阴清热。

【验案辑要】
肖某，男，8岁，2015年2月10日初诊。

主诉及病史：双下肢皮肤出现紫癜2个月余，小腿多于大腿，呈点状分布，大部分已融合成片状，在乌鲁木齐儿童医院诊为"过敏性紫癜"，给服泼尼松尚效。家长畏惧长期用激素产生的种种不良反应，经友人介绍，带患孩来李老处就诊要求中医治疗。

诊查：近感腹痛，B超检见大肠有点状出血，乏力，纳差，只能吃少量稀饭。正用泼尼松30mg，一日3次分服治疗。舌质淡红，苔薄白，脉细。

辨证：气阴两虚，气不摄血，阴虚火旺，迫血妄行。

治法：益气养阴清热。沙麦二至升降甘麦大枣汤加味。

处方：北沙参、生地黄、连翘、白鲜皮、蝉蜕各15g，麦冬、丹皮、赤芍、紫草、女贞子、槐花、旱莲草、僵蚕、枣仁各10g，藕节、白茅根、麦芽各30g，黄芩、甘草各6g，大枣3枚。

4月4日二诊：服上方至2月25日，已停激素半个月，皮肤无紫癜出现，汗收，夜寐佳，精神大振。上方去紫草，加知母10g，续服21剂，疗效巩固，停药，食疗调摄。前后共服药45剂，持时48天，终获临床痊愈。

**【按语】**

本案李老药用北沙参、麦冬、生地黄补气养血，滋养肝肾，养阴清热凉血，改善阴虚内热，迫血妄行之皮下出血。配连翘、丹皮透热转气，减轻热入血分之出血；蝉蜕、僵蚕寓疏风名方升降散之义，清热宣透斑疹；生地黄、丹皮、赤芍、紫草、白鲜皮清热凉血，散瘀消斑；女贞子、旱莲草为名方"二至丸"，滋补肝肾，凉血止血；槐花、白茅根清热凉血止血，炒槐花富含芦丁，可降低毛细血管脆性，防止出血；藕节收敛止血，尚能化瘀；黄芩清热泻火，凉血止血；枣仁益心肝而安神助眠，且味酸有收敛作用；麦芽消食健胃，改善纳差；大枣养血扶正；甘草和中缓急止痛，三药相配使生化有源。诸药协同共奏养阴清热、凉血止血之功。二诊皮肤无紫癜出现，故去紫草；停激素半个月，汗收，夜寐佳，精神大振，脾胃气虚改善。根据复旦大学附属华山医院经验，加知母，配合甘草，有助于避免减停激素过程中病情反弹。根据实验证实，方中蝉蜕、丹皮、紫草、僵蚕和甘麦大枣汤都有一定的抗过敏作用。

# 蚊虫叮咬性皮损·痤疮

蚊虫叮咬性皮损是一种常见的皮肤炎症，主要因蚊子口器刺入人体皮肤，将唾液或部分口器残留人体皮内，导致过敏反应。中医学认为主要是由于人体皮肤被虫类叮咬或瘀点，表面可出现水疱或大疱，皮损中心接触其毒液毒毛导致毒邪侵入肌肤，与气血相搏引发，多见于夏秋季节，好发于暴露部位，如颜面部及四肢等部位。其皮疹特点：局部红肿、丘疹、风团或可见叮咬痕迹。本病属中医学"毒虫叮咬"范畴。

【验案辑要】

张某某，女，17岁，2010年5月29日初诊。

主诉及病史：3天前蚊虫叮咬右手小鱼际肌外侧后，起2cm×2.5cm大小之红肿皮损，奇痒难当。

诊查：手部皮损奇痒难忍，证兼面部发赤，散在长有红色小痤疮，皮肤干燥感，口干喜冷饮，大便秘结，舌质红，苔薄黄而干，脉细数。

辨证：蚊虫叮咬，风湿化热。

治法：养血祛风，除湿止痒。方予沙参麦冬汤加减。

处方：北沙参、连翘、紫草、白鲜皮各30g，天冬、赤芍、何首乌、蛇床子、熟地黄、薏苡仁各15g，黄芩、丹皮、蝉蜕、枇杷叶各10g，全蝎、甘草各6g。

7月3日二诊：服上方7剂，肿消痒止，面痤干平，肤干大减。因学习紧张，未巩固服药，皮肤处又肿痒3天，但较前轻微尚能忍受，续予上方7剂。药后获痊，其母担心再发，要求再进7剂，后未再犯。

【按语】

中医学称痤疮为"肺风粉刺"，据《医宗金鉴》载："此症由肺经血热而成，每发于面部，起碎疙瘩，形如黍屑，色赤肿痛，破出白粉汁。"故临床认为是由于肺经风热，或湿热蕴结，火热上蒸头面，脸生粉刺，又兼虫毒。李老认为肺属金合皮毛，患者肺经有热或湿热蕴结，复兼虫毒，热炽有伤肺胃阴津，若一味苦寒泄热更加重阴津亏损，故予沙参麦冬汤加减。"诸痛痒疮，皆属于火"，加银翘辛凉透表、清热解毒而无伤胃气；佐紫草、丹皮、赤芍退血中伏火；益以蝉蜕、全蝎疏风通络。方药恰合病机，故效如桴鼓。

# 斑　秃

斑秃是一种突然发生的非炎症性、非瘢痕性的头部局限性斑状脱发之皮肤病，又称"圆形脱发症"。其病因一般认为是雄激素增多，影响毛发核中蛋白合成，损害发根毛囊；或与遗传基因，免疫力降低，用脑过度，精神抑郁，皮脂增多，某些抗癌止痛药物有关。

本病属中医学"油风"范畴。《素问·五脏生成论》曰："发为肾精之外候，精血充足则发浓密而光泽。"《诸病源候论》曰："人有风邪在头，有偏虚处，则发脱落，肌肉枯死。或如钱大，或如指大，发不生，亦不痒，故谓之鬼剃头"，为气血衰弱、肝肾不足之候。李老认为本病病因多责之外受风邪，或肝肾亏虚，痰瘀阻滞。盖"风为百病之长"，风邪终岁常在，故脱发一年四季均有发病；风为阳邪，易袭阳位，故伤于风者，上先受之；风为阳邪，使腠理疏泄开张，毛根动摇；邪郁化火，生风动血，风盛血燥，发失所养则成片脱落。或嗜食肥甘厚味，脾失健运，湿热内蕴，循经上蒸颠顶致发黏腻，侵蚀发根，阻滞毛窍，碍发生长致脱发；湿热蕴久，损伤脾胃致气血生化乏源，湿热阻络，气滞血瘀，头发失于濡养，毛囊萎缩，新发难生，故清利湿热、祛风养血与滋补肝肾是治疗关键。

【验案辑要】

曹某某，女，30岁，2004年3月10日初诊。

主述及病史：头顶部圆形脱发1个月余。

诊查：头顶部有一处2cm×3cm面积完全脱发，油性头发，洗头时头发明显掉落，满头头发稍显稀疏，时多汗，偶眠差，腰痛，大便二三日一行，舌质红苔薄黄腻，脉细濡数。

辨证：肝肾阴虚，风热夹痰浊上扰颠顶。

治法：滋养肝肾，祛风清热，渗化痰浊。

处方：①内服方：生地黄、熟地黄、草决明、代赭石各15g，女贞子12g，当归、侧柏叶、旱莲草、合欢花各10g，制何首乌、葛根各25g，泽泻、山楂各30g，甘草6g，3剂。

②外用方：蛇床子、白鲜皮、苦参各30g，荆芥、防风各15g，当归、白芷各10g，明矾末（另包兑入洗头滤液中）6g，3剂，一日1剂，每剂早晚各浓煎滤取1500ml，入明矾3g溶化后洗头30分钟，洗毕热毛巾包头15分钟后，温水冲洗后擦干。

3月20日二诊：兼轻咳，有黄稠痰欠利，上方加北沙参、麦冬各15g，玄参、桔梗各10g，7剂，外洗方照用。

4月9日三诊：上方服7剂后，大便软爽，日一行，内服方加茯苓30g。再服7剂后，头发掉脱减少1/3，头上油脂分泌亦明显减少。宗前方去生地黄，熟地黄、何首乌、葛根均加量至30g，加骨碎补10g。

6月1日九诊：上方服10剂，落发减少逾半，咳止。续服15剂后，斑秃处有纤细绒毛长出，头上析出油脂继续减少中。

处方：①内服方：上方加丹皮、山药、山萸肉、香附、升麻各10g。

②外用方：参芪首草生发液：西洋参、黄芪、当归、制首乌、侧柏叶、补骨脂、骨碎补各20g，白芷10g，冬虫夏草3g，泡入400ml川产高粱酒中，浸泡1周（每晨用玻璃棒或筷子搅拌1分钟），早晚洗头拭干后，以棉签蘸上涂搽斑秃处皮肤及全头发根部。

7月11日十诊：历经上述内调外治又3周后，斑秃处头发全部长出，粗细色泽与常发无异，原满头稀疏之头发，已变成乌黑浓密之头发，痊愈。

【按语】

《素问·六节脏象论》曰："肾者，主蛰，封藏之本，精之处也，其华在发。"说明发之长、脱、荣、枯与肾精密切相关。"精血同源"，脱发症，其本在精血不足，其标在风邪为患。因"风为百病之长"，风邪终岁常在，故脱发四季皆有；风为阳邪，易袭阳位，伤于风则上先受之；风为阳邪性开泄，使腠理疏泄而开张，毛根动摇，加之邪郁化火，火易生风动血，风盛血燥，发失所养而成片脱落。《医宗金鉴·外科》："油风，此证毛发干焦，成片脱落，皮红光亮，痒如虫行，俗名鬼剃头。由毛孔开张，风邪乘虚袭人，以致风盛燥血，不能荣养毛发。"头发的生长与脱落、润泽与枯槁完全依赖于肾精的濡养。《冯氏锦囊秘录》："发乃血之余，焦枯者血不足也，生风，风木摇动之象也。"李老认为嗜食肥甘厚味，脾失运化，以致湿热内蕴，循经上蒸颠顶，侵蚀发根，阻滞毛窍，影响毛发生长而导致脱发、头发黏腻；湿热蕴久，阻滞脉络，导致气血运行障碍，头顶毛窍失于濡养，毛囊萎缩，新发难生。《本草纲目》云何首乌："能养血益肝，补肾填精，健筋骨，乌髭发，为滋补良药，不寒不燥，功在地黄、天冬诸药之上。"根据古往今来防治脱发的理论及经验，本案内调外治，旨在养血祛风、滋补肝肾、止痒生发。亦即养血与滋补肝肾是治疗关键。治当两相兼顾方能取效，是故补肝肾、养精血、祛风痰为治疗基本原则。

# 骨　科

## 增生性脊柱炎

"增生性脊柱炎"又称"肥大性脊柱炎""老年性脊柱炎"等，是由于诸多因素引起的以脊柱关节软骨退行性改变，椎体骨质增生为主的骨关节炎。多见于中老年人，男多于女。本病属中医学"骨痹""骨疣病""腰痛"和"腰脊痛"等范畴。《素问·六元正纪大论》云："风湿相薄，雨乃后，民病血溢，经络拘强，关节不利，身重筋痿……感于寒，则病人关节禁锢，腰椎痛。"《丹溪心法·腰痛附录》指出："肾气一虚，凡冲寒受湿、伤冷蓄热、血涩气滞、水积堕伤与失志作劳，种种腰痛，叠见而层出。"增生性脊柱炎病因虽多，但多认为以肝肾亏虚为本，风寒湿瘀为标。属本虚标实，虚瘀相兼，久则骨失滋荣所致。

【验案辑要】

安某，男，55岁，1980年6月21日初诊。

主诉及病史：不能弯腰，关节疼痛10年余。无外伤史。10多年前出现头晕、乏力及全身关节疼痛，牵及腰部疼痛，逐渐强直，知觉障碍，下肢浮肿，拟诊为"增生性脊柱炎"于1980年6月18日收住入院。入院后检见脊柱强直，其胸10~12、腰3以下广泛压痛，只能弯腰25°，不能下蹲，生活能力极差，颇为痛苦与烦恼。X线片显示：颈椎、胸椎及腰椎广泛增生。脑血流图检查：左侧脑血管阻力增大。

诊查：头晕、乏力、失寐、记忆力减退，全身疼痛，恶寒，不能弯腰，不能下蹲，小腿下1/3呈可凹性水肿，舌质淡红，苔薄白，脉细濡。

辨证：肝肾亏虚，气滞血瘀，寒邪郁遏。

治法：滋补肝肾，活血化瘀，解肌散寒。独活寄生汤合葛根木瓜汤加减。

处方：葛根、白芍各30g，桑寄生、当归、川续断、威灵仙、木瓜各15g，生姜、羌活各6g，桂枝、独活、杜仲、狗脊、土鳖虫各10g，大枣3枚，炙甘草3g。日1剂。水煎服。明示诊断与病情，给予精神抚慰，鼓励保持乐观，全力配合治疗，根据气候与病情，坚持循序渐进的肢体功能锻炼。

8月1日二诊：服上方7剂，恶寒、下肢肿胀显著减轻，仅遗脚背及内外踝轻肿，腰痛及强直仅轻微好转。头晕、乏力仍甚，为气虚血瘀湿甚之征，上方加黄芪、黄精各25g，红花、赤芍各15g，白芍减量为15g，加川木通、防己各12g，炒杜仲10g，桂枝、羌活减量至各3g。加参桂再造丸，温补气血，舒筋活络，早晚各服1丸，白开水送下。

服上方8剂，下肢麻木、脚背及内外踝浮肿减至微，眠差，踵前法上方加何首乌12g、枸杞15g。

服上方15剂后，下肢浮肿基本消失，行路有力，恶寒、头晕消失，睡眠及记忆力减退均有明显改善。脑血流图复查：正常。

处方：黄芪、葛根各30g，桑寄生、何首乌、枸杞、威灵仙各15g，白术、狗脊、防己各12g，赤芍60g，土鳖虫、独活、木瓜各10g，大枣3枚，羌活、桂枝、生姜、炙甘草各 3g。

9 月 11 日六诊：服上方 10 剂后，头晕未作，眠纳二便佳，记忆力恢复，思维敏捷，偶有轻度踝关节肿胀。

处方：黄芪 20g，葛根、茯苓各 30g，鹿角霜、桑寄生、威灵仙各 15g，白术、防己、狗脊各 12g，木瓜 12g，当归 10g，白芍 60g，大枣 3 枚，桂枝、生姜、炙甘草 3g。

服上方 5 剂后，弃掉置于腋下行走之大拐杖，改杵手杖。再服 12 剂后，颈部肌肉紧张感消失。续服 15 剂后，大部分时间走路可弃用手杖。汤剂仍进，加服补气温肾、舒筋活血、祛风豁痰之参桂再造丸，8 天后完全弃手杖（包括去500 米以上的露天电影场看电影）行走，已无任何不适，颈部强痛完全缓解。继续用药半个月，前后共计断续服药 87 剂，精神佳，步履稳健，能弯腰 85°，踝关节肿胀消退。停用参桂再造丸，加人参养荣丸，10g，口服，3 次／日，平补气血，以助其体力之完全恢复。于 11 月 5 日以"显效"出院。

【按语】

该患者不能弯腰伴有关节疼痛 10 余年，不能下蹲伴有头晕、乏力、失寐、记忆力减退，舌质淡红，苔薄白，脉细濡。证属肝肾亏虚。李老方遣独活寄生汤合葛根木瓜汤化裁获初效，继合右归丸增损，以补肝肾、壮腰膝、化湿通络。方中葛根、桑寄生、独活、羌活解肌发表散寒，扶正驱邪，兼治项强腰脊痛；《本草经疏》：葛根"伤寒头痛兼项强腰脊痛及遍身骨痛者，足太阳也，邪尤未入阳明"；桑寄生、杜仲、金毛狗脊、川续断滋补肝肾，壮腰膝，祛寒湿，用于肝肾不足之腰痛腿肿，其中之狗脊，《本草用法研究》言其"长于治风寒湿痹，利机关、强腰膝是其基本功……肾虚而有风寒湿邪痹着关节者最为宜"；杜仲，《本经续疏》云：主腰脊痛；《本草汇言》赞其凡下焦之虚，非杜仲不补，下焦之湿非杜仲不利，足胫之酸，非杜仲不去，腰膝之疼，非杜仲不除，补肝益肾，诚为要剂；土鳖虫，活血通络镇痛之佳品；威灵仙，用于风湿痹痛、肢体麻木、筋脉拘挛，屈伸不利，《药品化义》言其性猛急，盖走而不守，宣通十二经络，主治风湿痰壅滞经络中，致成痛风走注，骨节疼痛，或肿或麻木。

由于辨证精准，用药得当，服药 7 剂后患者畏寒、下肢肿胀显著减轻，麻木亦减至微，仅遗脚背及内外踝轻微肿胀，腰痛及强直仅轻微好转。头晕、乏力仍甚，为气虚血瘀湿甚之证，上方加黄芪、黄精、红花、赤芍、川木通、防己、炒杜仲；桂枝、羌活减量至各 3g。服上方 8 剂，下肢麻木、脚背及内外踝浮肿减至微。眠差，踵前法上方加何首乌、枸杞，填精益脑，滋补肝肾，补虚扶羸。服15 剂后，下肢浮肿基本消失，行路有力，恶寒、头晕消失，眠佳，加白术协同黄芪、防己补气健脾、利水消肿，令下肢及内外踝浮肿半个月后基本消失，行路有力，头晕消失，记忆力减退有明显改善，脑血流图正常。

效不更方，继服后，记忆力恢复，思维敏捷，偶有轻度踝关节肿胀。黄芪建中汤始终沿用，以冀补气扶正、强营固卫；后加用鹿角霜与前用之土鳖虫皆血肉有情之品，通补奇经，温阳益肾壮骨，为治疗之一大助。治疗有如抽丝剥茧，层层深入，终令诸症消失，尤其所幸者其知觉障碍亦渐趋恢复。患者 10 余年之顽难痼疾，入院之初行动极其痛苦，经 4 个多月治疗，竟达"显效"（临床痊愈）。出院时，喜出望外，连声称谢。谆嘱怡情志，适劳逸，慎寒温，节饮食，规律生活，有恒锻炼，庶免复发。

李老强调，此骨痹重症，脊椎广泛增生及至强直，牵及全身关节剧痛，行动受限，伴头晕、乏力、失寐、记忆力严重减退逾时 10 余年，所遭受精神与肉体痛苦，可想而知。经我们讲明病情，给予抚慰与鼓励，在中医针对性极强的整体治疗前提下，患者保持乐观，配合医护，坚持锻炼，短期竟达诸症渐减及至消失，肢体功能恢复之佳效。足见，为医者切不可"见病不见人"！即只管开方治病，至于患者其他方面则不闻不问。若如此，怎愈病？

# 腰椎及右髌骨骨质增生·不寐·痔疮

【验案辑要】

邱某某，女，47 岁，2010 年 9 月 29 日初诊。

主诉及病史：腰痛 5 年余，右髌骨及右足跖踝肿胀冷痛 4 个月余。曾先后在两个省级医院检查，诊断为腰椎骨质增生，右髌骨内缘骨质增生，历用中西药及理疗等（具体不详）仅有一时性疗效。伴失眠，痔疮轻度出血。

诊查：腰痛，右膝足疼痛，痔血兼肛周发痒，舌质淡红，苔薄黄，脉沉细濡数。

辨证：肝肾阴虚，湿热下注。

治法：滋补肝肾，清热凉血，佐以利湿。独活寄生汤加减。

处方：桑寄生、木瓜、赤芍、丹参、萆薢、地榆、薏苡仁各 15g，独活、白术、当归、槐花、五加皮、怀牛膝各 10g，伸筋草 12g，防己 25g，刘寄奴、土茯苓、延胡索各 30g，全蝎 6g，柏子仁 20g，甘草 3g。

12 月 8 日二诊：服上方 22 剂，腰痛好转，右髌骨及右足跖踝肿胀冷痛逐日减轻及至完全消失，眠佳，痔血止。上方去地榆、土茯苓，防己、刘寄奴均减量至 15g，加鹿衔草、川续断、杜仲、蜂房各 10g，7 剂。半年后其家人因病来诊，称"病愈未犯"。

## 【按语】

腰椎骨质增生归属于中医学"腰痛""骨痹"范畴。《素问·痹论》云："风、寒、湿三气杂至合而为痹也。"本病因机体虚弱、急慢性劳损、外伤而发病，风寒湿邪侵袭导致局部气血运行不畅，气滞血结，瘀血阻络，不通则痛。《素问·刺腰痛》曰："衡络之脉，令人腰痛，不可以俯仰，仰则恐仆，得之举重伤腰，衡络绝，恶血归之。"中医学对本病治疗以补气活血、强筋壮骨、祛风除湿为主。李老方遣独活寄生汤加减。方中以独活、防风、秦艽祛风湿而止痛；黄芪、白术、茯苓、甘草补中益气；延胡索、全蝎、当归、赤芍、丹参补血活血、通络定痛，亦深符"治风先治血，血行风自灭"之妙谛，止痛至稳至当；桑寄生、牛膝补肝肾、强腰膝、壮筋骨；加草薢、薏苡仁除湿宣痹，泌别清浊；刘寄奴、五加皮、伸筋草、土茯苓祛风利湿、舒筋活络止痛；柏子仁、丹参养心安眠；肛周瘙痒，痔疮出血，加地榆、槐花凉血止血，清热除湿；蜂房祛风解毒。本案治疗体现了李老治病求本，标本兼治的精神。盖药证相符，正胜邪却，奏效故捷。

# 风湿性关节痛

高某某，女，35 岁，工人。1974 年 9 月 2 日初诊。

主诉及病史：后头痛，左肘、肩及膝关节疼痛半月余，其痛呈游走性，与天气变化有一定关系。

诊查：左臂不能举起，舌质淡红，苔薄白，脉缓。

辨证：风寒湿痹证。

治法：祛风胜湿止痛。羌活胜湿汤、蠲痹汤合剂化裁。

处方：羌活、天仙藤、独活、防己、络石藤各 12g，藁本、防风、姜黄、秦艽、五加皮、追地风各 10g，威灵仙、寻骨风各 30g，细辛 6g，甘草 3g。

9 月 5 日二诊：服上方 4 剂后头痛、膝关节痛均止，已能举臂，肩、肘部尚有轻微疼痛，近日兼腹鸣腹泻，白天大便三次，质稀，无脓血，苔薄白脉细濡。为脾虚伤食泄泻，上方加建曲、炒白术、肉豆蔻各 10g，以健脾助运、芳化胜湿。

9 月 12 日三诊：其爱人前来带药，言服上方 4 剂，患者举臂自如，已无不适，泻止。唯左肘、膝关节尚偶有轻微疼痛，嘱再进上方 4 剂。月余后，患者托人前来带药，称病已愈，要求巩固疗效，以防止复发。仍予原方 4 剂收功。

**【按语】**

风湿性关节痛是指风寒湿等外邪入侵，痹阻经络关节、气血运行不畅，导致关节疼痛的一种常见疾病。

该患者单位处于地势较高的乌鲁木齐后峡山区，气候寒冷，经常刮风下雨，每年冰冻期较长，久则戕伐阳气，以致风寒湿邪气侵袭头身肢体，而该患尤以后头痛，左肘、肩膝等大关节疼痛为主，其痛呈游走性，为风邪特征，且与天气变化有关。风寒湿邪气客于太阳经脉，经气不畅致头痛，风湿在表，祛风胜湿止痛。李老急投羌活胜湿汤、蠲痹汤合剂化裁。方中羌活、独活共为君药，二者皆为辛苦温燥之品，其辛散去风，味苦燥湿，性温散寒，以祛风散寒除湿，传统上以其羌活善治头与上部风湿，独活善祛下部风湿，两药并用能散一身上下之风湿，通利关节而宣痹定痛；加细辛开达四末，荡邪外出，散寒通利关节；加藁本祛风散寒，长于治后头痛及上肢痛；防风入太阳经，祛风胜湿止痛，为风中润剂，虚体用之尤佳。秦艽、络石藤通络宣痹止痛，亦藉其微凉透达，监制方中辛温刚燥之品伤阴之弊；五加皮、防己、威灵仙利湿宣痹止膝痛有确效；姜黄、天仙藤长于止上肢痹痛；寻骨风、追地风搜风逐寒、宣痹止痛。服上方4剂后头痛、膝关节痛均止，已能举臂。唯出现伤食泄泻，原方加建曲、炒白术、肉豆蔻。服4剂，诸症悉除。后应患者要求，再进原方4剂，以资巩固疗效。

1年后，该矿卫生所负责医师带另一患者找李老会诊，告知该患者愈后未犯，正常工作。谈及本案，李老云风寒湿痹乃常见病，其发病与气候严寒、居处及工作环境卑湿密切相关，患者至为痛苦。医者要在辨明主症，详析兼夹，力求初诊遣方用药紧扣病机，强而有力，急击勿失以收速效，是例即然。否则优柔寡断，坐失战机，贻误病情，他痛忆几十年来亲睹众多老年关节痛因失治误治，有不少患者拖延数十载，甚至带病终生，教训不堪回首！

# 椎管狭窄合并心脑疾患

脊椎骨质增生是脊椎关节软骨的退行性病变。颈、腰椎的骨质增生，为中年后随着年龄增大，机体组织细胞生理功能逐渐衰退老化，椎间盘逐渐失去水分，椎间隙变窄，椎体不稳，纤维环松弛，在椎体边缘外发生撕裂致髓核突出，将后纵韧带骨膜顶起，其下面产生新骨，形成骨刺或骨质增生。后天性椎管狭窄是由于椎间盘突出、椎体增生、椎体滑脱以及后纵韧带、黄韧带增生肥厚、钙化或骨化等刺激脊髓神经及周围血管，引起神经血管粘连、充血、水肿，导致椎管狭窄。本病属于中医学"骨痹""脊痹"等范畴。

**【验案辑要】**

张某某，女，72岁，汉族，2008年5月3日初诊。

主诉及病史：头晕，胸闷痛，腰膝疼痛8年，先后在省、市级医院检查诊断为冠状动脉供血不足、颈椎增生、腰椎增生伴椎管狭窄、膝关节增生。曾用中西药及理疗（具体不详），乏效，经邻居介绍由子女陪同前来李老处就治。

诊查：乏力，食欲欠佳，口干喜热饮，头项强痛，耳鸣，面色微发赤，腰腿疼痛麻木，下肢浮肿，便秘，苔薄黄，脉细濡。

辨证：正虚寒凝督脉，气滞经络痹阻。

治法：温通督脉，疏通痹滞，扶正固本。方予补阳还五汤加减。

处方：北沙参、黄芪、葛根各30g，地龙、赤芍、丹参、木瓜、威灵仙、桑寄生各15g，杜仲、蜂房、当归、川续断、鹿衔草各10g，三七末（冲服）、全蝎各6g，甘草各3g。

服上方次日便秘解除，服完12剂后头晕、胸闷痛、腰膝疼痛显著减轻，上方加淫羊藿、补骨脂、巴戟天、菟丝子、蛇床子各15g，金毛狗脊12g，鸡血藤30g。

服药31剂后（中途因家事繁忙停药旬日，因过度劳累，兼之生气后复发，但较前明显减轻，方才继续服完药），头项腰膝疼痛完全消失，胸闷痛未作。

**【按语】**

本案年老多病，病机复杂，系腰椎狭窄水肿、脑血管后遗症和冠心病引起的头晕、颈腰疼痛、下肢麻痛甚至痿软痿废等气虚血瘀征象，以气虚为本，血虚为标，即王清任所谓"因虚致瘀"，李老断然遣用王氏补阳还五汤治之。方中重用黄芪甘温，大补元气为君；当归、丹参、赤芍、三七养血活血祛瘀，气行则血行，气血双补。地龙、全蝎血肉有情之品，活血通络；桑寄生、杜仲、川续断（李老治疗肾虚腰痛，腰腿酸软无力之"腰三样"药对）补肝肾，强筋骨，利腰膝；鹿衔草养肝补肾，强筋壮骨，祛风除湿；北沙参益气养阴；木瓜健脾祛湿舒挛；葛根心脑兼顾解肌退热，通络升阳举陷；蜂房祛风止痛；甘草和中，调和诸药。全方补气药与活血药共用，心脑骨同治，气足血行，标本兼顾，且补气无壅滞，活血不伤正，合用之则元气足，瘀滞化，诸症已。

# 右肩关节脱位复位术后

【验案辑要】

袁某某，男，59 岁，2014 年 12 月 20 日初诊。

主诉及病史：12 天前不慎受外伤致右肩关节脱位，迅即在某省级医院骨科行手法成功复位，吊带制动返家。2~3 小时后，右肩关节周围与上肢高度肿胀疼痛，不能活动，不能持物，甚至连拿筷子亦相当困难。

诊查：右肩关节疼痛，昼轻夜剧，碍眠，乏力，身重，恶寒，口唇、舌质与面部微暗红，苔薄白润，脉细濡涩。

辨证：瘀血阻络兼气虚。

治法：益气活血通络。桃红四物汤合黄芪桂枝五物汤加减。

处方：黄芪、刘寄奴、徐长卿、延胡索、合欢皮各 30g，川续断、骨碎补、赤芍、丹参各 15g，白术、当归、乳香、没药、桃仁、红花各 10g，天仙藤 12g，甘草 3g。

12 月 27 日二诊：服上方 7 剂，右肩关节与上肢肿胀明显消退，静止状态下疼痛不出现，活动及拿物轻微疼痛，夜寐已佳，恶寒与身重除，时身热，口干，目涩，精神好。上方去黄芪、骨碎补、延胡索、合欢皮，加北沙参、酸枣仁各 30g，麦冬 15g，伸筋草 12g，知母、菊花各 10g。

服上方 7 剂，诸症消退，停药，嘱食疗调摄，适当进行右肩部及上肢功能锻炼，但不可用力过猛，以免造成新的牵拉或撕裂伤。随访 3 年余，迄今犹健，无任何后遗症。

【按语】

本案患者因外伤致右肩关节脱位，手法复位后局部疼痛肿胀，确系外伤瘀血阻络，不通则痛。伴乏力身重恶寒，乃气虚之征。治宜益气活血通络。方选桃红四物汤合黄芪桂枝五物汤加减。桃红四物汤这一方名始于见《医宗金鉴》。该方由四物汤加味桃仁、红花而成，功效为养血活血。现代研究表明，桃红四物汤具有扩张血管、抗炎、抗疲劳、抗休克、调节免疫功能、降脂、补充微量元素、抗过敏等作用。黄芪桂枝五物汤，是《伤寒杂病论》治疗"血痹病"的代表方，具有活血宣痹、调和营卫、益气温经的作用。所谓"血痹"就是肢体麻木不仁或者肢体关节疼痛的症状。黄芪桂枝五物汤出自《金匮要略·血痹虚劳病脉证并治第六》原文第 2 条："血痹阴阳俱微，寸口关上微，尺中小紧，外证身体不仁，如风痹状，黄芪桂枝五物汤主之。"用于营卫气血不足之人，又外受风邪，导致阳气不通，血行不畅，以肌肤麻木不仁或酸痛为临床特征。因此，黄芪桂枝五物汤可通经络，利血脉，诸痹皆治。

本案方取桃红四物汤合黄芪桂枝五物汤之义，以祛瘀为核心，辅以行气止痛，补益肝肾。方中以大队活血破血之桃仁、红花、当归、丹参、赤芍、乳香、没药、刘寄奴、徐长卿消肿止痛，对新旧伤痛皆颇效验；黄芪、白术益气健脾，改善乏力身重；天仙藤活血通络止痛，尤长于止上肢疼痛；合欢皮活血消肿，还可安神改善失眠。续断、骨碎补补肝肾，强筋骨，疗伤续断。全方配伍得当，化瘀生新，使瘀血去、新血生、经络畅。

服上方7剂，肿痛显著减轻，夜寐已佳，时身热，口干，目涩，故上方去黄芪、骨碎补、延胡索、合欢皮，加北沙参、麦冬、知母、菊花养阴清热，润燥明目。加酸枣仁，养心安神，巩固疗效；加伸筋草舒筋活络。又进1剂，配合肢体功能锻炼，痊愈后随访3年无后遗症。

# 类风湿关节炎

## 【验案辑要】

郭某，女，15岁，学生。初诊日期：1994年10月7日。

主诉及病史：左膝关节疼痛1年余，与天气变化有一定关系，劳累后亦甚。血沉45mm/h，类风湿试验阳性。

诊查：左膝关节疼痛，时有屈伸不利，腓部肌肉痉挛，牵及腹部亦疼痛，时烦，乏力甚，纳差，舌苔薄白，脉细缓。

辨证：中阳虚怯，寒湿阻络，气血痹阻，肝肾不足。

治法：益气温中，散寒利湿，活血通络，滋补肝肾。

处方：黄芪、乌梢蛇、神曲、熟附子各30g，蜈蚣3条，制川乌、桂枝、当归、桑寄生、独活、川续断、怀牛膝、僵蚕、白芍、细辛、麻黄、知母、生姜各10g，地龙12g，威灵仙、防己各15g，炙甘草3g。日1剂。熟附子、制川乌、生姜三味先煎2小时后，倒入已同时在2小时前另锅温水浸泡之余药中，水煎服。

10月14日二诊：服上方7剂，疼痛减轻不明显，上方加五加皮、伸筋草、白术各12g，海风藤、露蜂房各15g，威灵仙30g，因功课紧张不能按时来就医，故开14剂，继服。

10月31日三诊：疼痛已不著，屈伸不利，抽挛渐减至消失，精神大振。但受凉兼劳累又犯，且咳嗽，咽干痛。上方加金银花 30g，黄芩 12g，胖大海 4 枚，杏仁、苏梗各 10g。服 7 剂后，表解咳止。仍用初诊方巩固疗效。前后断续服药 78 剂，血沉恢复正常，类风湿因子试验阴性，诸症悉除。停药，嘱食疗调摄，适劳逸，慎寒温，以防复发。

**【按语】**

《素问·痹论》云："风、寒、湿三气杂至，合而为痹。"但合而为痹，缘于正气先虚。左膝痛年余，与天气变化有关，劳累后亦甚，腹痛纳差，乏力甚，舌苔薄白，脉细缓，皆中阳受损，气虚胃弱所致。27 中即兵团二中，新疆重点中学，毕业生考上国内外名牌大学者多，家长趋之若鹜，学生极辛苦，兼之本地天冷季节长，学生精神紧张，上学时习惯自带一瓶冷矿泉水喝，时间一长，中阳不伤者几希也。膝关节痛，时屈伸不利，腓肠肌抽挛，乃肝肾不足，寒邪干犯，瘀血阻络所致。

李老细析核心病机，径投归芪建中汤合大乌头汤加减化裁。归芪建中汤乃补虚温中名方，黄芪、当归、白芍大补气血，活血化瘀；寒为阴邪，故遇天气变化则加重，加乌头、附子、生姜、麻黄、桂枝、细辛、独活、威灵仙、防己温阳祛风，散寒止痛；邪客经脉，气血运行不畅，不通则痛；气血运行不畅，筋脉失于濡养，见膝痛，屈伸不利，肌肉痉挛，故遣桑寄生、川续断、怀牛膝、当归、白芍、知母等滋补肝肾之佳品；李老断为风寒入络，气血痹阻为此病主因，法当益气活血，温经散寒，使气血通畅，正胜邪却。大队虫类药乌梢蛇、蜈蚣、僵蚕、地龙、露蜂房以搜逐经络窍隧、五脏六腑、四肢百骸之风邪、瘀血及恶浊败腐，是类药亦为大补精血真元之血肉有情之品，可谓攻补兼施，佳妙至极，温经散寒，祛风通络；兼时烦，已露虚热之端倪，故加知母、地龙以凉血清热，且监制诸温经散寒药化燥伤阴之弊端；白术、神曲、生姜、炙甘草健脾和胃；五加皮、伸筋草、白术、海风藤利湿通络散寒。因服药期间曾有咳嗽、咽干痛之症，故加入金银花、黄芩、胖大海、苏梗，以微辛轻解，清热利咽。生姜、甘草调和营卫，健脾和胃，收效迅捷；复投初诊方，渐竟全功。纵观治疗全过程，李老结合新疆气候特点，详询学校与学生诸多背景情况，结合脉症，始终抓住核心病机，于治则、方药，精巧构思，全面兼顾，随机应变，断续服药 78 剂，俾病逾年余之顽难痼疾，终获痊愈。

# 膝关节增生肿痛案

**【验案辑要】**

陈某某，女，60 岁，汉族，2008 年 11 月 11 日初诊。

主诉及病史：双膝关节肿痛半年余。半年前出现双膝关节肿痛较甚，即在某省级医院拍片，证实为"膝关节增生伴骨质疏松"，且左侧重于右侧，走路时膝关节灼痛、弹响，活动受限，走路稍久膝关节发软颇甚，数次"下跪"，尚兼上腹疼痛 2 年余。以上证情曾在数家医院给予中西药（具体不详）对症处理，见效甚微，由友人介绍前来就诊。

诊查：全身微有畏寒感，双下肢小腿胫前微肿，右膝关节微红肿，小腿中段浅静脉发紫怒张，膝关节灼痛致下蹲受限，足凉，睡眠欠佳，大便干结三五日一行，舌质红，苔薄白润，脉细滑微数。

辨证：湿热下注于膝，与瘀胶结，阻滞经脉。

治法：清利湿热，活血化瘀。方遣五妙散、独活寄生汤合四妙勇安汤加减。

处方：苍术、黄柏、怀牛膝、五加皮、当归、木瓜、透骨草、独活、石斛各 10g，防己、薏苡仁、土茯苓、桑寄生、威灵仙、地龙、赤芍、丹参、刘寄奴、秦艽、忍冬藤、玄参各 15g，萆薢 12g，甘草 3g。

11 月 19 日二诊：服上方 7 剂，膝关节肿消，膝痛显著减轻，灼热感已无，上腹痛显著减轻，睡眠已佳，全身转温，下唇及右足后跟微有干裂。踵前法，原方加地龙 15g，忍冬藤、玄参更为各 30g，苍术更为白术 10g，独活减量为 3g。

12 月 16 日三诊：服上方 7 剂，行路双下肢均有力，"下跪"再未出现，膝关节肿消灼热止，右小腿浅静脉发紫怒张减轻。续服上方 14 剂，双下肢水肿消尽，膝痛及弹响均减至微，行路时膝关节弹响消失，多年的双足发凉转暖，鼻干唇干裂及足后跟干裂均得以濡润，上腹疼痛不适消失，大便软爽，一日一行。

2009 年 2 月 10 日四诊：服上方 7 剂，膝痛完全消失，余况佳良如前。继续服上方 10 剂后，因无不适，自行停药。46 天后，左膝关节冷痛，下蹲稍受限，时口干及多汗，睡眠稍差，舌质红，苔薄黄，脉细数。溯源为巩固疗效时间太短，兼之其正气仍虚，此番系外有局部风寒侵袭，内有阴虚内热复起。治宜养阴清热，稍佐辛温，宣痹通络。

处方：北沙参、百合、生地黄、玄参、忍冬藤、防己、薏苡仁各 15g，麦冬、石斛、当归、白芍、知母、黄柏、桑寄生、威灵仙、木瓜、秦艽、五加皮、刘寄奴、怀牛膝、透骨草、伸筋草各 10g，麦芽 20g，地龙、萆薢各 12g，独活 6g，甘草 3g。

服上方 7 剂，痛止汗收，左膝关节冷痛明显好转，下蹲已自如，时有口干。仍进上方 7 剂，左膝关节冷痛消失，睡眠已佳，口干不著，仍时多汗。上方去独活，加淫羊藿，再进 7 剂，前后共计断续服药 52 剂，双膝关节功能完全恢复且较巩固，纳眠、二便正常，停药，嘱加强生活及食疗调理，庶免复发。10 个月后，其陪同事前来诊病时欣喜告知李老，膝关节肿痛带来的痛苦与困扰，以及其他不适，治愈后一直未犯，一切正常，深表谢意。

**【按语】**

患者主诉双膝关节肿痛，相当于中医学"骨痹"范畴，历代医家有"历节风、痛风、鹤膝风、白虎历节"之称。《素问·痹论》曰：风寒湿三气杂至，合而为痹也，其风气胜者为行痹，寒气胜者为痛痹，湿气胜者为着痹也。中医学认为：痹证的发生主要原因是"正虚邪侵"，风寒湿热等邪气侵袭人体肌肤、肌肉、骨节等部位，导致气血闭阻，经络不通，即"不通则痛"，痹证病变部位在经脉，累及肢体、筋骨、关节、肌肉，日久耗伤气血，累及肝肾等脏腑。总属本虚标实，临床上具有反复发作或逐渐加重的特点。李中梓《医宗必读·痹》有"治风先治血，血行风自灭"的治痹经验之谈。叶天士对久痹不愈，邪入于络、提倡用活血化瘀法治疗，并重用虫类药通络搜风；痹证的治疗以驱邪通络、宣痹止痛为基本原则。本案病机为湿热内结，气血壅滞，治当清热利湿，活血通络。

本案治以五妙散、独活寄生汤合四妙勇安汤加减，方中苍术，辛温燥烈，为祛风胜湿健脾之佳品；黄柏苦寒沉降，善清下焦湿热，《丹溪心法》中载其"治筋骨疼痛，因湿热者"，二药相伍互相监制，除湿热安全稳妥；牛膝活血祛瘀，引血下行，又能补益肝肾，强筋健骨；薏苡仁，《本草经疏》赞其"味甘补脾，兼淡能渗湿，故主筋急拘挛不可屈伸及风湿痹"；萆薢，苦平入肝、胃、膀胱经，长于泌别清浊、渗湿降下，能治湿郁肌腠，营卫不得宣行，致筋脉拘挛，手足不便。诸药合用以清热渗湿，补益肝肾，调和血脉。又独活、桑寄生、威灵仙、秦艽祛风除湿，养血和营，活络通痹，当归补血活血；茯苓、甘草益气扶脾，均为佐药，使气血旺盛，有助于祛除风湿；又辅以四妙勇安汤清热解毒，活血止痛。诸方合用，共奏清热利湿、活血止痛之效。李老从事脉管炎临床研究中，他所创拟的活络通脉汤中有四妙勇安汤组分，将该方金银花改为忍冬藤，对热痹颇著效验，故本案沿用之。患者服用上方加减 31 剂后，自行停药，46 天后，左膝关节冷痛，下蹲稍受限，时口干及多汗，睡眠稍差，舌质红，苔薄黄，脉细数。溯源为该患从事基础教育数十年来，不顾风霜雨雪、烈日酷暑，爱岗敬业，桃李天下，毕竟长年辛劳，正气仍虚，故此番巩固疗效时间太短，兼之外有局部风寒侵袭，内有阴虚内热复起，故法当补气养阴，清热利湿，稍佐辛温，宣痹通络。急以沙参、百合、地黄、玄参、麦冬、石斛、白芍、知母等补气养阴；玄参、忍冬藤、防己、薏苡仁、石斛、当归、知母、黄柏、桑寄生、威灵仙、木瓜、秦艽、五加皮、萆薢、刘寄奴、牛膝、透骨草、伸筋草等清热利湿，宣痹通络；麦芽健胃护中；地龙通络除热痹；左膝关节冷痛消失，眠已佳，时仍多汗，上方去独活，加淫羊藿调补肝肾，服用 21 剂后膝关节肿痛和其他不适悉皆消失，愈后未犯，一切正常。此案示人，医之临证，贵在辨证，证无定型，医无定法，法随证变，灵活运用古今名方，巧施佐使，方有效验。

# 颈椎病·头痛·便秘

## 【验案辑要】

梁某某，男，45 岁，2015 年 5 月 18 日初诊。

主诉及病史：颈部强痛牵及头痛 4 年，微恶寒，时乏力较甚，去年在某省级医院拍片证实为颈椎病，兼习惯性便秘 1 年余。

诊查：微恶寒，时乏力较甚，习惯性便秘 1 年余，大便 4、5 日不解，须用开塞露。舌质淡红，苔薄白，脉沉细弱。

辨证：营卫不和，脾肾气虚。

治法：调和营卫，补气健脾，益肾强督。桂枝加葛根汤、散偏汤、归芪建中汤合柴葛解肌汤加减化裁。

处方：黄芪、葛根、川芎、肉苁蓉各 30g，桂枝、柴胡、当归、狗脊、香附、白芥子各 10g，白芍、木瓜各 15g，白芷、生姜各 6g，大枣 3 枚，甘草 3g。

6 月 22 日二诊：服上方 7 剂，颈痛、头痛、便秘及恶寒均明显好转。因工作忙，不能及时服药，又断续用药两周后，颈痛、头痛全止，恶寒与便秘尽除。

后去内地出差劳累、受凉，头痛轻作，仍予前方稍事增损，服药 3 剂即痛止，再进 11 剂巩固疗效，未再复发。

## 【按语】

本案是典型的《伤寒论》桂枝加葛根汤证。原文："寒病，骨痛，阴痹，腹胀，腰痛，大便难，肩背颈项引痛，脉沉而迟，此寒邪干肾也，桂枝加葛根汤主之。太阳病，项背强几几，反汗出恶风者，桂枝加葛根汤主之。"桂枝加葛根汤证是外感风寒，太阳经气不舒，津液不能敷布，经脉失于濡养，故见项背强几几。所以用桂枝汤减少桂、芍用量，加葛根，取其解肌发表、生津舒筋之功。方中有散偏汤原方中8味药之7味，去一味郁李仁，易为肉苁蓉，补肾益精以壮骨、润肠通便；其中尤以川芎能上行头目，祛风止痛，为治疗头痛的要药，故前人有"头痛不离川芎"之说，李老以该方酌情灵活加减，治疗各种头痛颇效（关乎此可参看《李兴培临床经验集》"陈士铎散偏汤临证发挥"一文.北京：人民卫生出版社，2016：20.）。本方中还蕴含了归芪建中汤，患者乏力较甚，习惯性便秘1年余，大便4、5日不解，舌质淡红，苔薄白，脉沉细弱，为气虚之证，故加大剂黄芪补中益气，配合他药调和营卫，方中当归养血润肠，俾气血得以充旺。所疏柴葛解肌汤，柴、葛解肌发表以疏缓颈部经络与肌群之拘紧；生姜、大枣、甘草和营卫，健脾胃；白芷散外感风寒；狗脊、木瓜补肾强脊宣痹；加香附、白芥子理气化痰止痛，前后共服药35剂，使长达4年之顽难痼疾短期获痊。此实全仗熟谙经典，学宗百家，方药稔熟，勤于实践，临证恰合病机，故能左右逢源，应付自如。

# 五官科

## 慢性结膜炎·慢性荨麻疹·嗜卧

【验案辑要】

牛某，男，41岁，2015年5月11日初诊。

主诉及病史：嗜卧2年，2年来每当饭后不久，即发困思睡，精神不振，乏力；经常目干涩发红充血多眼屎，曾在某省级医院诊为慢性结膜炎；时面部及全身起风团块与红色小痒疹，诊为慢性荨麻疹及过敏性皮炎，均经对症处理（具体不详），仅有一时性效果。

诊查：食纳欠佳，时大便稀溏，口干心烦，不欲饮水，舌质淡红，苔黄厚而腻，脉细濡数。

辨证：气阴两虚，兼风湿热蕴结。

治法：益气养阴，芳香化浊，清热利湿。三仁汤加减。

处方：西洋参、竹叶、桃仁、白豆蔻、半夏、川厚朴各10g，飞滑石（布包煎）、石菖蒲、地肤子各20g，薏苡仁、茵陈、白鲜皮、仙鹤草各30g，川木通

6g，甘草 3g。

5月25日二诊：服上方 12 剂，嗜卧、口干心烦、目干涩、发红多眼屎、身面风团小，痒疹逐渐减轻，直至明显好转，精神大振，嗜睡已去，纳谷增进，大便成形。原方石菖蒲减至 10g，加土茯苓 60g，野菊花、黄芩各 10g，续服 7 剂，除面部尚有个别小痒疹，余皆完全消失。停药，嘱生活起居规律化，不妄作劳，忌熬夜，饮食勿吃辛香燥辣之品，亦忌过饮冷饮或冰制品，以杜复发。

【按语】

本案辨证为气虚兼风湿热蕴结于内。该患 2 年来每当饭后不久，即发困思睡，精神不振，乏力，食纳欠佳，时便溏，苔黄厚腻，脉细濡数，显系湿浊脾虚胃弱，湿浊弥漫，正气虚怯，久则化热伤阴，故见口干心烦；同时经常目干涩发红多眼屎，某省级医院诊为慢性结膜炎，肝热甚可知；又时面部及全身起风团块与红色小痒疹，诊为慢性荨麻疹及过敏性皮炎，经云"诸痛痒疮，皆属于心"（《素问·至真要大论》），综上为心肝火旺也。李老药用西洋参、仙鹤草、甘草补气养阴，以扶正为第一要着，而西洋参则为本方改善发困思睡症状之第一要药。继之，如薛生白《温热经纬》所云"太阴内伤，湿饮停聚，客邪再至，内外相引，故病湿热"。故治疗重点在"湿"与"虚"，湿性黏滞，风与湿合，则风邪难去；虚则正不胜邪，故邪恋正虚，难以祛除。选投三仁汤加减化裁以宣畅气机，清利湿热。虑及"病久入血"，方中杏仁换为桃仁，配地肤子、白鲜皮活血祛风，燥湿止痒，改善风团块痒疹；白豆蔻，芳香化浊，行气宽中；薏苡仁甘淡性寒，健脾渗利，使湿热从下焦而去。滑石、木通、竹叶，甘寒淡渗，加强利湿清热。半夏、厚朴苦温行气燥湿，散结除满；以上诸药均为祛湿而用；另加茵陈，清肝利湿而不伤阴，可增强本方扶正健脾除湿之功效，改善乏力症状。石菖蒲芳化湿浊，开窍醒神，对"多寐"（思睡）功著，为治疗思睡之第二要药。仙鹤草既可杀虫止痒，又可治疗脱力劳伤、精力萎顿，亦为本方改善发困思睡症状之第三要药。服 12 剂后诸症好转，精神大振，嗜睡已去，故石菖蒲减至 10g，加土茯苓、黄芩清热疏风利湿；野菊花清肝疏风明目，改善慢性结膜炎之双目干涩发红多眼屎，以上药各展其长，扶正为主，标本兼顾，终竟全功。

# 口腔炎·梅尼埃病

【验案辑要】

程某某，女，43 岁，2013 年 11 月 25 日初诊。

主诉及病史：①头晕 5 年余，加重 10 天。②左上颚及左舌溃疡疼痛 1 周。以上经某市级中心医院分别诊为：①梅尼埃病。②口腔炎。迭进中西药物（具体不详），仅有一时性减轻。

诊查：头晕时伴轻度口苦，恶心，腹胀，舌质绛红，苔黄厚腻，脉细濡数。

辨证：阴虚火旺，湿热内蕴。

治法：滋阴降火，清利湿热。

处方：北沙参 30g，天冬、丹参各 15g，生地黄 25g，黄柏、砂仁、半夏、川厚朴各 10g，仙鹤草、茵陈、麦芽、薏苡仁、神曲各 30g，甘草 3g。

12 月 12 日二诊：服上方 7 剂，头晕已，上颚两处溃疡愈合，舌上两处溃疡明显缩小，牙痛减轻，苔黄厚转为薄黄，脉细数。上方去半夏、川厚朴、茵陈，加地骨皮 25g，玄参 15g，黄芩、升麻各 10g。服上方 7 剂，晕未作，口腔溃疡尽敛，牙痛亦止。停药，嘱食疗调摄。

**【按语】**

《灵枢·海论》曰："髓海不足，则脑转耳鸣，胫酸眩冒，目无所见，懈怠安卧。"眩晕虽表现为头晕目眩，究其根本则在心、肝、脾、肾四脏，其不外虚实两端，以虚为主，本虚标实。虚则正气亏虚，或心脾气血不足，脑失滋养；或肝肾精血亏虚，虚阳上亢；脾肾阳虚，清气失升，清窍失充。实则邪实为患，或心君之火夹厥阴相火炎亢于上；或湿痰夹肝风上扰清阳，使窍络阻塞，头目不清，眩晕跌仆。本案患者中年女性，头晕眩有 5 年病史，久病则肝肾精血亏虚，虚阳上亢，虚火内扰，则左上颚及左舌溃疡疼痛，方选用三才封髓丹加减滋阴降火，三才封髓丹中之天冬、熟地黄、人参补肺肾；其中黄柏、砂仁、炙甘草为封髓丹，补土伏火，健脾开胃。治脾肾不足，遗精腰酸，食欲不振，精神疲乏等症。李老将熟地黄改为生地黄，滋阴降火，补肾水真阴；人参改为北沙参，养阴清肺。专取方中补肾泻火之意，应用于虚火牙痛、慢性咽炎、急性喉炎属虚火上炎者。《素问·至真要大论》："诸风掉眩，皆属于肝。"肝木克伐脾土，则口苦、恶心腹胀，加半夏、厚朴行气散结，降逆化痰；仙鹤草补虚扶羸弱以治眩晕见长；茵陈、薏苡仁、砂仁健脾祛湿；麦芽、神曲健胃消积；黄柏清热解毒，泻火燥湿，趋下有将诸利湿药引达下焦自小便排出之功，诸药合用，滋阴降火、化湿理气，头部、口腔诸疾悉皆兼治。诸药相须为用，各扬其长，清中有透，降中能滋，用治此杂合之病证最为相宜，故获佳效。

# 慢性鼻炎·咽炎·打鼾

【验案辑要】

王某某，男，15岁，学生。2007年12月2日初诊。

主诉及病史：4年来反复鼻塞，喷嚏，流涕，咽干痛，曾在乌鲁木齐多家医院诊为"慢性鼻炎""慢性咽炎"，服多种中西药物（具体不详）仅有一时性疗效，其父经友人介绍携孩前来李老处诊治。

诊查：鼻咽部发干轻微疼痛，鼻黏膜轻度充血，时头晕重，因鼻咽部不适致夜卧难以入寐，一旦睡着，不久即鼾声大作，多梦，健忘，舌质淡红，苔薄黄，脉细数。

辨证：肺热伤阴，风寒外袭，鼻窍不利，肺鼻玄府受遏。

治法：清肺养阴，疏散风寒，畅利鼻窍，开肺启玄。方用沙麦桑菊苍辛藿芷散加减治之。

处方：北沙参、金银花各30g，麦冬、苍耳子、辛夷各15g，桑叶、菊花、薄荷、藿香、黄芩、射干、木蝴蝶、僵蚕、蝉蜕、枳壳、防风各10g，木香、白芷各6g，甘草3g，葱白9寸（捣为泥状，分3次，每煎起锅前3分钟倒入搅拌后，小火同煮3分钟）。

服上方7剂，诸症渐轻。再进7剂，嚏涕大减，能安然入睡，鼾声低沉且持时短。遂以此方为主，间有个别加减，继续服药38剂，诸症逐渐好转，及至痊愈。肺主表，司呼吸，开窍于鼻，当肺脏功能失调，外邪首先侵犯到鼻。结合患者症状及舌苔脉象，显系肺热伤阴、风寒外袭、鼻渐获痊。

【按语】

该患病位主要在肺，肃降不利，法当清肺养阴，疏散风寒，畅利鼻窍，治遣沙麦桑菊苍辛藿芷散加减。方中苍耳子、辛夷、薄荷、白芷辛温发散、芳香通窍；白芷上可达肺卫头面，下可抵脾胃；辛夷辛温，走气入肺，助胃中清阳上行，疏风通利九窍；薄荷辛凉疏散风热，祛风通窍；防风祛风散寒止痒；葱白升阳透窍，捣为泥状且后下，使其辛温升阳通气之功更著，四川民谚有云"鼻子不通，吃根火葱"，诚为经验之谈，不可轻侮。方中北沙参、麦冬滋补气阴；金银花、菊花辛凉透邪、清热解毒；佐黄芩，清祛肺热之功尤著；加之桑叶、藿香透表；木香健脾行气；木蝴蝶通窍利咽，扬声止咳。全方于养阴之中清肺，相得益彰，盖肺主气，乃清虚之府，主肃降，若肺气通利，邪难匿伏，最是关键，否则治疗难于见功。

# 灼口症

灼口症系指舌部呈现烧灼样疼痛的一组症候群，可由全身性疾病、口腔局部因素、神经精神因素，以及饮食等因素引起。常见于围绝经期女性，雌激素水平下降，口腔黏膜变薄，抗摩擦能力降低，影响血管舒缩功能失调，神经末梢敏感度增高，反映在舌或口腔，故又谓之舌痛症。灼口症，中医学多归因于脏腑实热与阴虚火旺两种。

【验案辑要】

陈某某，女，51岁。2008年2月24日初诊。

主诉及病史：吃鹿肉后致口干舌痛1天。素有慢性浅表性胃炎伴糜烂及脂肪肝病史。

诊查：几日前口干心烦，目干涩，上腹不适，纳减，经用中药已治愈。昨日中午吃鹿肉后不久即口干舌尖疼痛，心烦意乱，嗳气，眠差，黄带稍多，苔薄黄中裂，脉沉细弦数。

辨证：肝郁化火，热盛伤津，袭扰心神。

治法：清肝达郁，益阴和胃，养心安神。方选丹栀逍遥散、百合地黄汤、酸枣仁汤加减治之。

处方：柴胡、当归、白芍、白术、香附、玄参、丹皮、栀子各10g，百合、酸枣仁各20g，生地黄、麦冬、茯苓、丹参各15g，鱼腥草30g，甘草3g。

服上方1剂，当晚口干舌痛消失，心烦大减，睡眠显著好转，续服6剂，烦除眠安，目干涩、上腹不适、黄带消失。续进7剂，以资巩固，诸恙告瘥。

【按语】

《本草纲目》载："鹿肉味甘，温，无毒。补虚羸，益气力，强五脏，养血。"中医学认为，药食同源。其虽温补佳品，毕竟纯阳之物，易于伤阴。而本案为肝郁化火，横逆犯胃，胃失和降。热扰神明，则见舌尖痛，心烦眠差，苔薄黄中裂，脉沉细弦数等征象。是故李老方遣丹栀逍遥散、百合地黄汤合酸枣仁汤加减。丹皮清血热；栀子清肝热；柴胡疏肝郁；当归养血和血；白芍养血柔肝；白术、茯苓、甘草益气健脾；香附疏肝行气；生地黄、玄参、麦冬为"增液汤"，滋阴清热、补益肝肾；百合清心安神；丹参凉血安神；鱼腥草清湿热，导邪热外出，如此全面兼顾，诸症自已。是例素体肝胃不和，久已化火伤津，后误食鹿肉，更伤阴劫液，变证丛生，袭扰心神，给自己带来不必要的痛苦，教训深刻。

# 反复发作性口腔溃疡

复发性口腔溃疡是口腔黏膜的溃疡性病变，具有周期性反复发作的特点，其病因复杂，是多种因素综合作用的结果，主要与感染、免疫功能、内分泌、药物、激素变化、食物超敏反应、营养缺乏、压力和烟草等因素有关。患者自觉口腔灼痛，有碍进食、说话，甚至睡眠等，严重影响日常生活甚至精神情绪。

本病在中医学中属于"口疮""口疡""口糜"范畴，多认为与"火"有关，火邪上蒸口舌，灼伤局部肌膜，肌膜损伤故见本病，而"火"又有实火和虚火之分。《圣济总录·脏腑总证》中云"口舌生疮者，心脾经蕴热所致也"，《诸病源候论·口舌候》等医籍中也有记载"脾开窍于舌""舌为脾之外候""两颊与齿龈属大肠与胃"。故口腔溃疡的主病之脏在心和脾（胃），与五脏六腑皆有关联；从经络循行来看，与脾（胃）、心的关系最为密切。

【验案辑要】

兰某某，女，34岁，2016年10月31日初诊。

主诉及病史：口腔溃疡，疼痛7天。溯及2年来每年皆有10余次发生口腔溃疡，某军区总医院诊为反复发作性口腔溃疡，曾用中西药物（具体不详），仅有短暂性微效。

诊查：口干心烦眠差，素嗜辛香燥辣之饮食，右舌缘有一黄豆大之溃疡，舌质淡红，苔黄微腻干，脉沉细濡数。

辨证：胃火炽盛，热毒乖张。

治法：益气养阴，补土伏火，清热解毒。三才封髓丹加味。

处方：北沙参、百合、麦芽各30g，黄柏10g，生地黄25g，天冬、玄参、知母、蒲公英、野菊花、丹参各15g，砂仁6g，甘草各3g。

11月14日二诊：服上方7剂，口腔溃疡疼痛大减，接近愈合，唯头晕、心悸（日2次），少腹及足凉。原方加仙鹤草30g，百合、台乌各10g。服上方7剂，溃疡愈合，头晕已，睡眠明显好转。半年后路遇告之，口腔溃疡愈后，一直注意不吃辛香燥辣之饮食，病再未犯，睡眠亦佳。

【按语】

本案患者素嗜辛香燥辣饮食，致使脾失健运，湿浊内生，滞于中焦，脏腑积热，心脾有热，气血阴阳不足，引起虚火上熏于口而发病；又有胃气弱，谷气少，虚阳上越，熏灼口舌，故作疮；并因湿浊黏腻，不易祛除，湿浊难化，且失于气血荣养，故易反复发作，不易根治。由此可见，口唇舌体溃烂应责之于脾胃，一由胃火，一由脾热，发病原因由于土虚浮游之火上炎所致，故此临床应以清除脾胃积热、益气养阴、引火归原为治疗原则。李老投三才封髓丹，旨在益气养阴、补土伏火。方中北沙参、生地黄、天冬清胃热，补胃阴，滋肾阴，以润燥；热毒炽盛且伤阴，必先泻火，故用蒲公英、黄柏、野菊花清热泻火、解毒疗疮；生地黄、玄参清浮游之火，以保阴液；知母清胃热，滋肾阴；砂仁行滞醒脾；心烦眠差，加炒枣仁、百合、生麦芽以心肝两调，安神助眠；本病日久入络必致血行滞涩，并可能加重病情，故加丹参凉血活血、通络养血，促进溃疡早日愈合；甘草清热解毒，健脾益胃，调和诸药。

二诊口腔溃疡疼痛大减，接近愈合，唯头晕、心悸（日2次），少腹及足凉，本病久不愈合多与正虚邪恋有关，故加仙鹤草补虚扶正，临床用治头晕目眩也有一定作用；台乌暖肝温肾，改善少腹及足凉症状。百合、乌药合用，有清上温下之妙。如此前后呼应，全面兼顾，而收捷效。

再则，李老在药物治疗之外，亦常强调饮食控制等非药物治疗手段，通过药物与非药物治疗有机结合，有促进患者病情向愈与预防痼疾复燃之功。

# 会厌鳞状细胞乳头状瘤

## 【验案辑要】

杨某某，男，37岁，司机。1982年6月25日初诊。

主诉及病史：以咽痛3小时，失声，吞咽困难2小时之主诉，于4月27日为耳鼻喉科收住，急检诊为"会厌脓肿"，当即切开排脓，并用抗生素（具体不详）治疗，但咽干痛、异物感明显，发现左侧扁桃体赘生物，活检确诊为会厌鳞状细胞乳头状瘤，处理掣肘，遂邀请中医科会诊。

诊查：大便干，时渴喜冷饮，舌质淡红，苔薄黄，脉细数。

辨证：阴虚内热，热毒炽盛，升降失常。

治法：育阴清热，清解热毒，升降利咽。玄麦蚕桔甘草汤合双公三果枳楂汤。

处方：玄参、麦冬、青果、金果榄、僵蚕、枳壳各10g，金银花、蒲公英各30g，桔梗6g，胖大海4枚，山楂15g，甘草3g。一日1剂，水煎服。

服药两周，声扬，咽干痛消失，吞咽自如，咽喉部舒适感如常，各症均有明显改善。出院时复检咽喉部无异，于7月22日痊愈出院。

## 【按语】

该患为司机，长年由风寒、感冒、酷暑侵扰，加之劳累、疲乏、饮食饥饱不匀，致使身体抵抗力下降而诱发，其他诱因可见咽喉黏膜擦伤、酗酒、食物或药物过敏、会厌囊肿与肿瘤，热毒炽盛，伤津耗液变生诸症，继发感染。局部检查常见声带披裂水肿，偏于风寒者则苍白如缥；风热甚者则红丝缭绕。此乃风邪袭肺，风痰阻滞喉关，引起咽喉痛、声嘶甚至失声。李老根据其病机，径投其经验方玄麦蚕桔甘草汤合双公三果枳楂汤。本方以玄参为君药，泻火解毒，咸寒软坚；麦冬生津而消肿止痛；青果、金果榄、胖大海三果清热解毒，利咽止痛，引导热毒藉通便排出；蒲公英化热毒，消恶肿结核，解食毒，散滞气；与金银花相配，能增强清热散结、消肿止痛作用，尤其善解痈疽疔疮诸恶毒；枳壳、桔梗彻上彻下，调畅气机，使药物直达病所，意义深远；久病必瘀，予以山楂散瘀滞以止痛，消瘤而不伤正气；僵蚕清热解毒、散结化痰、祛风止痉，在此既散结又止痒止痛，作用明显。全方金水并调，生津利窍，则枢机滑利，疼痛可止，诸药合用，使病自去，渐达康复。

# 其 他

## 蛛网膜血肿术后头晕

### 【验案辑要】

曹某某，男，43 岁，2010 年 1 月 19 日初诊。

主诉及病史：头晕 6 年余，起于 1983 年砖头砸伤头部，当时未介意，后头晕越来越重，1994 年在某医院诊为"蛛网膜血肿"，即行手术治疗。术后，头晕未获缓解。1998 年发现蛛网膜血肿再度形成，遂行第二次手术，但头晕依然存在，历用中西医疗法（具体不详），仅能收到一时性疗效，不久又犯。近来发作较甚，经同事介绍来李老处诊治。

诊查：乏力，头目晕沉不爽，时重时轻，目干涩，烧心，记忆力锐减，眠差甚，有时彻夜难寐，腰酸，身发麻，尚兼胁腹不适两年，纳差，手心呈朱砂色，酒客，尿不尽，舌紫暗，苔薄黄，脉细涩。

辨证：宿瘀留滞，痰瘀胶结，肝旺扰心。

治法：豁痰化瘀，平肝宁神。平肝化瘀豁痰汤加味。

处方：北沙参、白蒺藜、葛根各30g，赤芍、丹参、黄精、何首乌各15g，天麻、白术、香附、郁金、菊花、半夏、菖蒲、橘红各10g，三七末（冲服）6g，甘草3g。

5月8日二诊：服上方7剂，纳转佳，烧心、眠差好转，上方加炒枣仁、刘寄奴各30g，知母10g。服药7剂，头晕、目干涩消失，胃况已佳，夜寐可达7个小时，腰酸、身麻轻微。因事耽搁，自行停药达3个月后，头晕又作，睡眠不佳，来院就诊，再书上方。

连续服药21剂，晕止眠安，且较巩固。

其家人翌年春天因病来诊，言其停药后头晕一直未见复发，睡眠颇好。

【按语】

本案头晕缘于外伤后形成蛛网膜血肿，头晕日重，虽两度手术，头晕依然。李老析其外伤后，气滞血瘀，宿瘀留滞脉络，日久痰瘀互结化火，耗气伤阴，心肝火旺，扰乱心神，故见此症。肾阴亏虚，气血运行不畅故腰酸，身发麻；舌紫暗，苔薄黄，脉细涩为气滞血瘀，瘀久化热之象。药用北沙参、白蒺藜、葛根、白术益气养阴，平肝和胃；赤芍、丹参、三七、郁金活血祛瘀，清心凉血，除烦安神；半夏、菖蒲、香附、橘红燥湿豁痰开窍，行气消痞散结；黄精、何首乌补益精血，健脾益肾；天麻息风止痉，平抑肝阳，《本草汇言》云其"主头风，头痛，头晕虚旋"；菊花疏散风热，清肝明目，《本草纲目拾遗》赞其"专入阳分，治诸风头眩""明目祛风，搜肝气，治头晕目眩"；甘草调和诸药。二诊时，纳转佳，烧心、眠差好转，上方加炒枣仁心肝两调，安神助眠；刘寄奴活血散瘀；知母清热泻火除烦，全面兼顾，晕除眠安。

# 右口角肌痉挛

口角肌痉挛是临床常见病，中医学认为，此病多因气血不足，络脉空虚，肝风内动，瘀血阻络。本病属中医"中风"范畴。《临证指南医案·中风》阐明了"精血亏耗，水不涵木，肝阳偏亢，内风时起"的发病机制。并提出滋液息风、补阴潜阳等法。

【验案辑要】

于某某，女，42岁，2008年6月13日初诊。

主诉及病史：右口角肌痉挛20年，曾行脑CT检查无异常发现，经多种治疗

（不详）乏效，遂来诊治。

诊查：面色晦暗，头身沉困，晨起感夜寐不解乏，口干心烦急，眠差，午后下肢轻度浮肿，舌质淡红，苔薄黄，脉细濡数。

辨证：气阴两虚，瘀血内停，风邪引动。

治法：补气养阴，化瘀通络，疏散风邪。方予沙参麦冬汤、四物汤合酸枣仁汤化裁。

处方：北沙参、白芍、蝉蜕、葛根、炒枣仁、茯苓各 30g，麦冬 15g，菊花、当归、防风、香附各 10g，川芎、清水全蝎、白芷、炙甘草各 6g。

服上方 7 剂，右口角肌痉挛发作次数减少 1/3，精神气色、睡眠好转。上方加地龙 10g，连续服药 28 剂，各症消失。

【按语】

本案"右口角肌痉挛"，缘于气阴两虚，瘀血阻络，风邪引动，故口角肌痉挛，面色晦暗；湿困肌肤则头身沉困，下肢浮肿；阴虚内热，热扰心神，则口干心烦急，眠差；舌质淡红，苔薄黄，脉细濡数，为阴虚内热之征。药用北沙参、麦冬补气养阴；蝉蜕、菊花疏散风热；全蝎性善走窜，既平息肝风，又搜风通络，有良好的息风止痉之效。葛根、防风、白芷解肌退热，祛风解表，胜湿止痉；白芍、当归、川芎养血敛阴，活血行气；香附疏肝解郁，理气调中；酸枣仁养心安神；茯苓利水消肿，健脾宁心；炙甘草健脾益气，调和诸药。后方中加地龙，旨在疏通经络。诸药合用，共奏补气养阴、化瘀通络、疏散风邪之功。


# 偏头痛


【验案辑要】

闫某某，女，27 岁，1966 年 12 月 20 日初诊。

主诉及病史：头顶偏左疼痛 5 个月余。5 个月多前出现头顶偏左疼痛，经治疗（用药不详）乏效，前来就诊，要求服中药治疗。

诊查：胆怯，心悸，失眠，腰酸，腿痛，舌质淡红，苔薄白润，脉细缓。

辨证：肝胆不调，心失所养。

治法：疏调肝胆，养心宁神。温胆汤、酸枣仁汤合剂化裁。

处方：竹茹、生龙骨、生牡蛎各 12g，蔓荆子、法半夏、酸枣仁、柏子仁、茯苓、陈皮、枳壳各 10g，川芎 5g，合欢皮 15g，炙甘草 3g。3 剂。日 1 剂。水煎服。

1967年1月16日二诊：因他疾来诊，云服上方3剂，头痛即止，各症皆除。担心再发，要求巩固治疗，效不更方，嘱续进3剂。

2个月后路遇告知，药后一直未犯。后曾有轻发，服用上方，痛止效佳。

【按语】

偏头痛属中医学"内伤头痛"或"头风""脑风""首风""厥头痛"等病范畴，在治疗上积累了较多经验。隋代巢元方《诸病源候论·头面风候》明确地指出偏头痛的病名。外邪内因皆可致病。笔者临床中发现，就诊人员多由于工作压力较大，常易致肝气郁结，气血逆乱，结而成痰。"头为诸阳之会"，痰郁上扰清阳，则头痛频发，胆为邪扰，失其宁谧，则胆怯心悸失眠；结合患者症状首先诊为"头风"病证，李东垣《东垣十书·内外伤辨》把头痛分为外感头痛、内伤头痛，并明确后者为肝胆不调，心失所养。本案治用温胆汤、酸枣仁汤合剂化裁，以疏调肝胆，养心宁神。药用竹茹清热化痰；龙骨、牡蛎镇惊安神；半夏、陈皮燥湿化痰；茯苓健脾渗湿，宁心安神，以杜生痰之源；枳壳行气化痰；蔓荆子清利头目止痛；柏子仁、酸枣仁养心安神；川芎上行头目，祛风止痛，为治头痛要药，故东垣主张"头痛须用川芎"；合欢皮安神解郁，分利水湿；甘草调和诸药，则诸症除。李老指出，治病遣方用药贵在"对症"，不应刻意追求"特效药"与价格昂贵之"高级药"。本案选方用药大多轻灵，平淡中见神奇。

# 脑梗死·颈椎病

脑梗死是血栓进入血液循环，脑血管堵塞的病证。颈椎病是颈椎椎体增生，引起椎—基底动脉受压或部分阻塞，导致椎—基底动脉供血不足。气血亏虚，气滞血瘀，下虚上实是病因所在。本病属中医学"头痛""眩晕"范畴。

【验案辑要】

刘某某，女，63岁，2007年6月1日初诊。

主诉及病史：头晕痛，颈强痛3年余。曾在某省级医院检查诊断为"脑梗死"及"颈椎病"，用过多种中西药物（不详），疗效殊难肯定。

诊查：头晕跳痛沉闷，颈项强痛，口干，心烦，眠差，噩梦，烘热，时汗出，已绝经20年，舌质淡红，苔薄白，脉细数。

辨证：气阴两虚，肝阳上亢，督脉痹阻。

治法：益气养阴，镇肝潜阳，化瘀通督。方予沙参麦冬汤、珍珠丸合酸枣仁汤加减。

处方：珍珠母、龙骨、牡蛎各20g，北沙参、麦冬、白芍、白薇、威灵仙、木瓜各15g，葛根、炒枣仁各25g，丹参30g，知母、川芎、茯苓各10g，炙甘草6g。

服上方15剂，头晕痛、颈项强痛消失，自云"解除了多年的痛苦"，甚是高兴。时有轻烦，上方加香附10g，再进15剂，眠转佳，已不做噩梦，一般梦醒来已记不清，口干、心烦、烘汗诸症皆告消失。上方续服15剂，以资巩固。停药，嘱生活及食疗调摄，辅以适当如散步、八段锦和太极拳之类锻炼身体，以助气畅血行，减少复发。

【按语】

本案脑梗、颈椎病，症见头晕痛、颈强痛，属中医学"眩晕""头痛"范畴。《灵枢·海论》云："脑为髓之海……髓海不足，则脑转耳鸣，胫酸眩冒。"究其病因，缘于气阴两虚，水不涵木，肝阳上亢，督脉痹阻，气血不能上荣于脑，故见是证。气阴两虚，心神失养，故心烦，眠差，噩梦；肺胃阴虚则口干；气阴两虚，热逼汗出，故烘热，时汗出；舌质淡红、苔薄白、脉细数均为气阴两虚之征。肝藏魂，肝阳上亢，肝不藏魂，则多梦甚至噩梦连连。李老药用珍珠母、龙骨、牡蛎镇肝潜阳，镇惊安神，对消除噩梦甚效；若仍多噩梦，可再加磁石、龟甲各30g，相须为用，去噩梦更效；沙参、麦冬、白芍补气养阴，益胃生津；酸枣仁、知母、川芎、丹参、茯苓养心安神，活血祛瘀，清热除烦；葛根、白薇解肌清热；威灵仙、木瓜通络止痛，《药品化义》云：灵仙性猛急，走而不守，宣通十二经络；香附疏肝解郁；炙甘草健脾益气，调和诸药。服药半月，头晕痛、颈项强痛消失；再进半月，诸症悉除。

# 颈源性眩晕

颈源性眩晕是临床常见的一种眩晕症，病由颈椎错位或椎间盘突出压迫椎动脉，使椎动脉管腔变细血流量减少引起脑供血不足发生眩晕。其特点是眩晕反复发作且与颈部转动有明显关系。该病属中医学"眩晕"范畴。

【验案辑要】

陈某某，男，65岁，农民。1993年1月15日初诊。

主诉及病史：头痛头晕2年余，加重2个月余，兼颈部强痛，曾在某省级医院拍颈椎片显示颈椎增生，曾服颈痛灵等效果不著。

诊查：首如裹，头身沉困，胸闷胀似"有痰感"，纳差，时恶心，舌苔白厚而微腻多津，脉细缓。

辨证：痰蒙清窍，气血痹阻。

治法：活血化瘀，豁痰通窍。方予葛黄芎藜芍归脊灵温胆汤治之。

处方：黄精 20g，葛根 30g，当归、川芎、狗脊、竹茹、半夏各 10g，赤芍、橘红各 12g，威灵仙、白蒺藜各 15g，菖蒲 6g，甘草 3g。日 1 剂。水煎服。

1 月 22 日二诊：服上方 5 剂后，头晕较前好转，仍守前方治疗。

1 月 29 日三诊：服上方 9 剂后，各况显著好转，头晕痛止，唯仍胸闷胀。上方去川芎，加瓜蒌壳 12g。

4 月 9 日四诊：服上方 7 剂，各症皆除。自行停药后感佳，但前天起又发作，较前为轻，舌白，脉细。再予上方 7 剂。

**【按语】**

本例久病，证属痰蒙清窍，气血痹阻，血不养脑，故头痛眩晕。李老自拟葛黄芎藜芍归脊灵温胆汤治之。君药葛根，仲景以其为主之葛根汤乃治项背强急名方，《本草经疏》言其发散而升，"主诸痹"。威灵仙，《药品化义》谓其性猛急，走而不守，宣通十二经络风、湿、痰壅滞，则"血滞痰阻，无不立豁"。黄精，《本经逢原》云其宽中益气，使"五脏调和，肌肉充盛，骨髓强坚"，凸显补阴益髓之功。复以半夏、橘红、竹茹、菖蒲豁痰；当归、川芎、赤芍化瘀；白蒺藜平肝；狗脊益肾通督。全案标本兼顾，病乃得愈。


# 头晕·不寐·便秘


**【验案辑要】**

牛某某，男，80 岁，2015 年 5 月 11 日初诊。

主诉及病史：头晕、眠差、大便秘结 3 年余。

诊查：头晕沉，乏力，口干舌燥，饮水不多，纳眠差，每晚只能睡 3~4 小时，便秘，二三日一行，舌质红，苔薄黄乏津，脉沉细微数。

辨证：心脾两虚，气阴不足。

治法：心脾兼养，益气养阴。沙参麦冬汤、补中益气汤、酸枣汤加减化裁。

处方：北沙参、仙鹤草、麦芽、莱菔子、百合各 30g，黄芪、麦冬、山药、茯苓各 15g，白术、当归各 10g，炒枣仁 60g，枳壳 20g，甘草 3g。

5 月 23 日二诊：服上方 7 剂，头晕止，夜眠佳，可达 8 小时，便畅，纳佳。原方去黄芪，续服 5 剂，疗效尚巩固，唯时口渴较甚，目干涩，上方去黄芪，加百合 30g，生地黄 20g，知母、菊花、丹参各 15g，服 7 剂，渴止目润，虚火已平。

**【按语】**

本病与脾、肾两二脏关系密切。头晕以虚者居多，脾胃气虚，气血生化不足，清窍失养，肾精亏虚、脑髓失充，则头晕沉、乏力。不寐的病机关键在于阴阳不交，阴阳失调。《类证治裁·不寐》曰："阳气自动而之静，则寐，阴气自静而之动，则寤。不寐者，病在阳不交阴也。"阴虚不纳阳，阳胜不得入阴皆可发不寐之症。患者肝肾阴虚，肝失所养，肝藏魂，体阴用阳，若阴血不足，肝阳外浮，则魂不入肝而不寐。肾阴不足，虚热内扰，故虚烦失眠。本案以沙参麦冬汤、补中益气汤、酸枣仁汤加减化裁益气养肝阴安神，清热润燥除烦。便秘则因脾胃气虚，大肠传到无力，阴虚火旺煎熬肠道津液，肠道失荣，无水行舟，则大便干结。方中沙参、麦冬甘寒养阴、清热润燥之功；酸枣仁汤出自《金匮要略·血痹虚劳病脉证并治》记载："虚劳虚烦不得眠，酸枣仁汤主之。"百合养阴清心安神；黄芪补中益气、升阳固表；白术、茯苓、甘草健脾除湿，甘温益气；枳壳调理气机，当归补血和营；山药健脾益肾，益气养阴；麦芽、莱菔子健胃消食除胀；仙鹤草除凉血止血外，还可补虚，用治脱力劳伤、神疲乏力。诸药配伍，共奏益气养阴、润燥安神之功。

# 不　寐

### 案1　不寐·害怕·噩梦

**【验案辑要】**

于某，女，52岁，2017年8月2日初诊。

主诉及病史：害怕，不寐，噩梦1个月。因于以上，曾用中西药（具体不详）乏效，由医保处领导介绍前来就诊。3年前，检查发现胆囊呈葫芦形，担心癌变，曾在某省级医院施行胆囊摘除术。

诊查：缘起其弟在某省级医院确诊罹患"结肠癌肝转移"，父母高龄起居活动困难，均须其护理与照料，以致心力交瘁，睡眠极差，夜间与白天即使困乏已极，仰赖西药阿普唑仑也只能"强制"小睡须臾，大多处于似睡非睡状态中，而一旦入睡，旋即乱梦与噩梦纷扰，恐惧，咽干口燥，胸腹灼热难当，咽痒，轻咳，吐白痰，食纳减半，口淡乏味。

辨证：心虚胆怯，肝不藏魂，阴血不足。

治法：重镇安神，滋阴健脾。

处方：珍珠母、龟甲、龙骨、牡蛎各 30g（砸，另包先煎 1 小时），北沙参、百合各 30g，炒枣仁、麦芽各 60g，麦冬、知母各 15g，紫苏、香附、橘红各 10g，大枣 7 枚，炙甘草 3g。

8 月 9 日二诊：服上方 7 剂，能睡眠 2~3 小时，噩梦及普通梦皆无，口干心烦显著减轻，食纳稍增，咳止，腹热已，胸仍热，舌光红乏津无苔，脉沉细弦数。

处方：珍珠母、牡蛎（砸，另包先煎 1 小时）、北沙参、百合、麦芽各 30g，黄连 6g，竹茹、枳壳各 10g，麦冬、橘红、茯苓、白薇、郁金、丹参各 15g，柏子仁、浮小麦各 60g，大枣 3 枚，炙甘草 3g。

8 月 16 日三诊：服上方 7 剂，再无噩梦或乱梦纷扰，恐惧消失，睡眠已达 7 个多小时，为 1 个月来从未"享受"过的甜睡，腹热亦减至微，余症未燃。嘱再进前方半个月，以资巩固疗效。

15 个月后，医保处领导携其他患者前来会诊治疗，告知该患者药后疗效巩固，一切正常。

**【按语】**

不寐是由于情志、饮食内伤，病后及年迈，禀赋不足，心虚胆怯等病因，引起心神失养或心神不安，从而导致经常不能获得正常睡眠为特征的一类病证。

《素问·灵兰秘典论》说："胆者，中正之官，决断出焉。"所谓中正，即处事不偏不倚，刚正果断之意。胆主决断，是指胆有判断事物作出决定措施的功能。胆的决断功能，对于抵御和消除某些精神刺激（如大惊卒恐等）的不良影响，以调节和控制气血的正常运行，维持脏腑相互之间的协调关系，有着重要的作用。患者胆囊缺失，故心虚胆怯，加之疲乏劳累，神魂不安，肝不藏魂，夜不能寐；治疗以重镇安神为主，调整阴阳。大剂量使用珍珠母、龟甲、龙骨、牡蛎重镇安神；炒酸枣仁心肝两调，安神助眠敛汗；沙参、麦冬、百合、知母补气养阴清热；紫苏、香附疏肝理气；橘红健脾化痰；麦芽、大枣行气消食，健脾开胃。诸药合用，共奏重镇安神、滋阴健脾、理气和中之效。

李老从重镇安神、滋阴健脾、清胆和胃入手，3 周即达上乘疗效。他通过长期临床实践，总结出此法治疗病机复杂的此类病证，投予黄连温胆汤、酸枣仁汤合甘麦大枣汤加减治疗，心肝胆三脏同调，使心得养，肝得平，胆得温，阴阳协和平秘，气血畅达，痼疾渐愈。

### 案 2　不寐·狂躁·噩梦

**【验案辑要】**

陈某某，女，40 岁，2015 年 6 月 2 日初诊。

主诉及病史：失眠、狂躁 5 年，特点是每晚不易入睡，入寐后多次惊醒，近半年来一旦睡着，乱梦纷纭，且多为噩梦。

诊查：微畏寒，两侧及头顶痛 5 天，腰凉痛，便秘，大便二日一行，舌质淡红，苔薄白，脉细缓。

辨证：阴虚火旺，扰心乘脾，肝阳上亢，心胆失调。

治法：养阴清热，镇肝潜阳，心胆同调。参脉饮、酸枣仁汤、百合知母汤、甘麦大枣汤合黄连温胆汤加减。

处方：西洋参、麦冬、知母、郁金、茯苓、枳壳、川芎、桑寄生、川续断各 15g，珍珠母、龟甲、龙骨、牡蛎（四味研粗末另包先煎 1 小时）、百合、莱菔子（研粗末）各 30g，炒枣仁 60g，麦芽 45g，竹茹、黄连、陈皮、半夏、独活、香附各 10g，大枣 3 枚，甘草 3g。

6 月 9 日二诊：服上方 7 剂，狂躁大减，睡眠显著好转，未再出现噩梦，畏寒、头痛及腰凉痛消失，大便畅爽。

上方去川芎、独活，加栀子 10g、瓜蒌壳 12g，续服 21 剂，除偶尔尚有轻度心烦，其他症状消失，后未再犯。

**【按语】**

失眠，中医又称"不寐"，是指经常不能获得正常睡眠为特征的一种病证。早在《灵枢·营卫生会》即谓："卫气行于阴二十五度，行于阳二十五度，分为昼夜，故气至阳而起，至阴而止。……夜半而大会，万民皆卧，命曰合阴。"此言白天卫气运行到阳经，人则清醒；夜间卫气运行到阴经，人则入睡。到了夜半子时（23~1 时），卫气与营气交会，天下之人皆入睡。此言睡眠的正常生理变化。对失眠的病理变化，《灵枢·邪客》又谓："今厥气客于五脏六腑，则卫气独卫其外，行于阳不得入于阴，行于阳则阳气盛，阳气盛则阳跷陷，不得入于阴，阴虚，故目不瞑。"《类证治裁·不寐》亦云："阳气自动而之静，则寐；阴气自静而之动，则寤；不寐者，病在阳不交阴也。"可见阳盛阴衰，阴阳失交是病机根本。《金匮要略·血痹虚劳病》篇云："虚劳虚烦不得眠，酸枣仁汤主之。"川芎在方中与他药相伍，调畅气血而顺心肝之用，一散一收，阴阳合一。他药知母、茯苓、甘草养阴清热，宁心安神，即水足而火自灭，神自宁，魂自安。方中半夏生当夏季之半，即夏至前后。夏至一阴生，为天地阴阳交会之期。取象比类，半夏可交通阴阳，引阳入阴，治疗失眠其用尤妙。此不寐、狂躁、噩梦之重症，起用枣仁，非重剂60g不足以为功，旨在养肝血、安心神也。本案患者为阴虚火旺，扰心乘脾，心胆失调，以参脉饮、酸枣仁汤、百合知母汤、甘麦大枣汤合黄连温胆汤加减，尤其根据近贤张山雷独到见解（对张山雷介类潜阳经验的继承与发挥经验.《中国现代百名中医临床家丛书·李兴培》[M]•北京：中国中医药出版社，2016：239)，益以珍珠母、龟甲、龙骨、牡蛎诸介类矿物药镇肝潜阳，为治疗之一大助。该患病程久远，失眠，狂躁5年，每晚不易入睡，入寐后多次惊醒，近半年来一旦睡着，多为噩梦，症兼两侧头痛，其狂躁头痛之状，不难想见。李老云，医者每临大症顽疾，当有静气，按仲圣"观其脉证，知犯何逆""随证治之"。亦即宜细思敏悟，从纷繁复杂的证候群中理出"头绪"，找出核心病机，务求理法方药融为一体，达致阴阳寒热均衡，补泻平缓有度，阴平阳秘，病乃得愈。本案体现了李老以"和"为贵的学术思想，使困扰患者达五载之不寐、狂躁顽难痼疾，1个月告瘥，不可不谓快捷，足堪效法。

冠心病古称胸痹，《黄帝内经·灵枢》仅载有"胸痹""心下急痛"病名，证治不详。汉张仲景《金匮要略》列"胸痹专篇"正式提出"胸痹"病名，并有"胸痹不得卧，心痛彻背者，瓜蒌薤白半夏汤主之"。与西医学相比，中医中药有其明显的个体化优势，在改善冠心病患者预后上有一定的积极作用。仲景立多方应对胸痹的多种证型，其中开胸顺气、通阳散结之瓜蒌薤白半夏汤占有重要地位，方中瓜蒌开胸涤痰；薤白通阳宣痹为君药；半夏燥痰化湿降逆；加茯苓、陈皮健脾化痰；甘草健脾化痰、调和诸药；丹参、赤芍、桃仁、川芎活血化瘀，藉以共襄盛举，而竟全功。


# 嗜卧·面黔·黄带


【验案辑要】

董某某，女，41岁，2015年6月6日初诊。

主诉及病史：嗜卧，面黔，黄带5年。5年前出现上述症状及体征，近2年来面部皮肤成片发暗黑加重。曾服中西药物（具体不详）见效不大，在朋友引荐下特来李老处诊治。

诊查：多梦，月经量少色暗有块，腰腿及足后跟冷痛，舌质淡红，苔黄多津，脉沉细濡微数。

辨证：脾肾两虚，湿热内蕴。

治法：健脾渗湿，益肝肾，止痹痛，方选参苓白术散、独活寄生汤加减。

处方：太子参、薏苡仁、珍珠母各30g，天冬、赤芍、僵蚕、桑寄生、川续断、菟丝子各15g，白术、当归各10g，石菖蒲20g，独活6g，甘草3g。一日1剂，水煎服。

6月20日三诊：服上方14剂后精神渐增，多梦渐减，黄带仍多，故于上方加鱼腥草30g。

7月4日五诊：黄带日益减少，7月3日始行经，量略增，色虽暗，块已无，上方加乌梢蛇30g，何首乌、熟地黄各15g，枇杷叶、黄芩、菊花各10g。再服28剂，精神大振，已无嗜睡及黄带，面黯明显转淡。总计服药126剂，除面黯转淡，诸症消失，且继巩固，停药，嘱生活及食疗调摄。

【按语】

脾胃为后天之本，气血生化之源。若脾气虚衰，则脾主运化功能减退，津液不能正常传输布散营养精微物质，故聚为湿浊，停于体内。《丹溪心法》云："脾胃受湿，沉困无力，怠惰嗜卧。"这是由于脾虚所化生之湿邪困阻体内阳气，人身之气不能外达于表而卫外故而嗜卧。金元时期李杲《脾胃论》有云："怠惰嗜卧，脾湿。"清代唐容川《血证论》亦云："倦怠嗜卧者，乃脾经有湿也。"以上论述之嗜卧均为脾湿使然。面黯相当于西医学之黄褐斑，脾主运化水谷精微、水湿，饮食不节、思虑过度，脾失健运，水湿不化，气血不和，湿热内蕴，熏蒸于面表现为面黯。脾肾不足，湿热浸淫，致患黄带。肾虚，正气不足以抵御外邪，致令足跟、腰部局部经脉不通，发为足跟痛、腰腿痛；结合患者症状，辨证为脾肾不足，湿热内蕴，治以健脾渗湿、益肝肾、止痹痛，方选参苓白术散、独活寄生汤加减。方中太子参、白术补气健脾；薏苡仁、白术，渗湿健脾补中；珍珠母安神，其主要成分有碳酸钙、碳酸镁、磷酸钙、角蛋白和多种元素等，所含微量元素与珍珠基本相同，美容效果与珍珠类似；天冬滋补肝肾之阴，清心除烦安神；赤芍清热凉血。僵蚕剔除深伏邪毒，化痰散斑，其所含氨基酸和活性丝光素有营养皮肤和美容作用；所含维生素E能清除自由基，抗脂质氧化；所含活性丝光素能促使皮肤细胞新生，改善皮肤微循环，增白防晒，消除色素沉着。桑寄生、川续断补肝肾壮腰膝；独活善下行祛下焦与筋骨间风寒湿邪；当归补血活血调经；菖蒲芳香化浊，透窍醒脑，李老治面黯及嗜卧常大剂用之，甚效；甘草调和诸药。二诊精神渐增，多梦渐减；服至6月22日，上方加鱼腥草清热利湿，止黄带；7月3~9日行经量略增，色虽暗，块已无，上方加乌梢蛇、何首乌祛风通络消斑；熟地黄填精益肾，强壮筋骨；皮肤病要利湿祛痰，给邪以出路，肺合皮毛，通过宣肺从肌表出，故加枇杷叶宣肺疏风，透邪外出；黄芩清热燥湿；菊花清热解毒消斑；湿热去，脾肾健，故嗜睡、面䵟、黄带、痹痛诸症悉除。

李老指出，中药消斑安全效佳。但有美容业者，为消黄褐斑竟对患者用激素，致不良反应频仍；更有甚者将砒霜入外用剂用，久之引起中毒，不顾患者安危之举，断不可为！

# 噩梦·糖尿病眼底·软组织损伤

## 【验案辑要】

刘某某，女，48岁，2015年5月29日初诊。

主诉及病史：头晕，困顿，心烦急，眠差3年余；双目干涩，视物模糊发花，在某省级医院先后诊断为糖尿病眼底病变；兼见左小腿肿胀疼痛，为10天前左腓骨软组织损伤。

诊查：近1个月来一旦入睡即多梦，且多为噩梦，舌质淡红，苔薄白，脉沉细弦滑而数。

辨证：肝肾不足，肝阳偏亢，心胆虚怯，胆郁痰扰。

治法：重镇安神，补益肝肾，理气化痰，清热利胆。黄连温胆汤加减。

处方：石决明、珍珠母、龟甲、磁石、龙骨、牡蛎（上6味研，另包先煎1小时）、白蒺藜、丹参各30g，桑寄生、菟丝子、土鳖虫、茯苓、陈皮、神曲各15g，石菖蒲20g，黄连6g，菊花、竹茹、半夏、枳壳、怀牛膝各10g，甘草3g。

6月10日二诊：服上方4剂，噩梦已无；目干涩减轻；左小腿肿痛显著好转。再进上方4剂，烦除眠安。上方去石决明、珍珠母、龟甲、磁石、龙骨、牡蛎。续服12剂，左腓肿痛消失。停药，嘱以中药丸散调理善后：①杞菊地黄丸1丸，口服，早晚各1次，白开水送下。②三七末，1g，口服，早晚各1次，白开水送下。

## 【按语】

肝气不和，横逆犯胃；脾胃内伤，运化不利，痰浊内生；肝郁化火，痰热胶结，内扰心胆，致胆气不宁，心神不安而致失眠。肝肾不足，肝阳偏亢，风阳上扰则头晕；肝阳有余，化热扰心故失眠多梦；胆为清净之府，性善宁谧而恶烦扰，胆为邪扰，失其宁谧，则现噩梦；舌质淡红，苔薄白，脉沉细弦滑而数，为肝肾阴虚、痰热内扰之象，故治以重镇安神，补益肝肾，理气化痰，清热利胆，黄连温胆汤加减。方中石决明、珍珠母、龟甲、磁石、龙骨、牡蛎重镇安神；桑寄生、菟丝子、怀牛膝滋养肝肾，怀牛膝尚可入血分，引血下行；黄连温胆汤理气化痰、清热和胃利胆；丹参、土鳖虫活血消肿，疗伤止痛；丹参祛瘀生新而不伤正，且清热凉血，除烦安神；石菖蒲清芳益智，化浊和胃，有斡旋气机之妙；菊花清肝明目；甘草、神曲调和诸药，同用加强和胃安中，且防金石介类药物伤中碍胃；白蒺藜、菊花，一则平肝，一则清利头目，透除郁结，使清明之府不受邪扰。二诊噩梦已无，故去除重镇安神之品，后续用三七末活血化瘀，消肿止痛，以治左腓骨软组织损伤性疼痛。"三七"一药，能止能行，与杞菊地黄丸滋肾养肝相须为用，对减缓糖尿病眼底病变，增强视力颇有助益，堪称佳妙。

# 末梢神经炎

**【验案辑要】**

高某某，男，42岁，1992年11月20日初诊。

主诉及病史：四肢麻木半年余。半年前出现四肢麻木，住入某医院诊断为"末梢神经炎"，经治疗（用药不详）稍好转出院，特来我院要求中医治疗。病前有服"痢特灵"史。

诊查：疲乏无力，四肢麻木，伴知觉障碍，表现为打针也无痛感，双下肢凉，舌质淡红，苔薄白，脉沉迟细缓。

辨证：气血不足，湿阻中焦，痰瘀滞络。

治法：温补气血，活血通络，涤痰化湿。

处方：党参、黄芪各30g，炒白术、半夏各12g，当归、茯苓、白芍各15g，川芎、陈皮、白芥子各10g，肉桂6g，熟地黄、木瓜、地龙各30g，蜈蚣2条，全蝎6g，炙甘草3g。日1剂。水煎服。

12月11日二诊：服上方6剂，四肢麻木减轻。再进6剂，四肢麻木明显减轻，原方加半夏10g。续服7剂后，四肢麻木减轻至微，皮肤知觉障碍恢复，重掐局部皮肤已能感到疼痛，唯双下肢仍凉，仍予上方加强补气养血、温经散寒、祛风通络之品治疗之。

处方：制川乌、熟附子各10g（另包，大火先煎1小时），党参、黄芪、地龙、木瓜各30g，炒白术、当归、熟地黄、茯苓、白芍各15g，川芎、陈皮、肉桂、白芥子各10g，地龙30g，蜈蚣3条，全蝎10g，炙甘草3g。

1993年1月29日三诊：服上方7剂，双下肢发凉显著减轻。再进前方7剂，诸症消失。嘱慎寒温，适劳逸，重食疗，调理之。

## 【按语】

《素问·逆调论》说："营气虚则不仁，卫气虚则不用，营卫俱虚则不仁且不用。"悟出肢体麻木一症，可用调和营卫之法。盖营属水谷之精，和调于五脏，洒陈于六腑，能入于脉，故循脉上下，贯脏腑而营经络；卫属水谷之气，慓急滑利，故循皮肤之中，分肉之间，熏于肓膜，散于胸腹。营卫和谐，经络通畅，自无麻木之病。若坐卧不得其所，四肢重压，暂时麻木，尚不致病。苟营卫先虚，风寒湿三气，得乘虚而入，致营卫不相联属，血不行而气又不至，则有四肢淫淫然麻木，如绳缚初解之状者，方书名为麻痹。盖以四肢乃胃土之末，而经脉又皆起于指端，四末远行，气血罕到故也。

本例患者证属气血不足，肌肤失养，脾主四肢，脾气虚弱，运化失司，助湿生痰，气虚血瘀，痰瘀互阻，以十全大补丸加减。方中党参、白术、茯苓、甘草四味即四君子汤，能益气补中，健脾养胃；当归、熟地黄、白芍、川芎四味即四物汤，能养血滋阴、补肝益肾；黄芪大补肺气，与四君子同用，则补气之功更优，又用肉桂补元阳，暖脾胃。诸药合用，共奏温补气血之功。在益气养血基础上加化痰化瘀之药，地龙、全蝎、蜈蚣等虫类药为血肉有情之品，性走窜，有通络通经之效，诸药合用益气养血，活血祛痰，通经通络。服用上方19剂后四肢麻木减轻至微，皮肤知觉障碍恢复，唯双下肢仍凉，加以制川乌、熟附子补火助阳，服用14剂后诸症消失。诸药相伍，又成气血双补，心脾两调之方，辅以虫类药善钻善走，补而不滞，后学深可为法。

# 缺铁性贫血

## 【验案辑要】

刘某某，女，28岁，2015年1月20日初诊。

主诉及病史：颜面苍白，头晕，乏力，心悸，气短1年余，在某省级医院检血色素70g/L，诊为"缺铁性贫血"，曾服中西药物（具体不详），仅有微效。自幼挑食，贫血。经朋友介绍来诊。

诊查：畏寒，困顿，胸闷痛，眠纳欠佳，睡眠晨起后不解乏，1周前曾晕倒在楼梯上，大便不爽。舌质淡红，苔薄白，脉沉细无力。

辨证：心脾两虚，痰湿内蕴。

治法：益气补血，健脾化痰。

处方：西洋参、黄芪、麦冬、瓜蒌壳、茯苓、山药各15g，白术、半夏、陈皮、当归、香附各 10g，仙鹤草、百合、薤白、麦芽各 30g，炒枣仁 60g，生姜 3g，大枣 3 枚，炙甘草 3g。一日 1 剂，水煎服。嘱再勿挑食。

4 月 26 日五诊：服上方 7 剂，精神大振，头晕消失，面色转微红润。续服 1 周后，2 月 10 日于方中益以鹿角胶（烊化），以加强温补精血，知母加量至 15g，以防伤阴。7 剂后，精力倍增，但心悸时作，烘热口渴，2 月 28 日方中加生地黄 15g、石斛 10g。服 7 剂，诸症平复，唯腰酸痛，月经将至，原方去薤白、半夏，加桑寄生、川续断各 15g，补骨脂、菟丝子各 10g。服 7 剂，行经无腰痛，经量色质趋于正常，经净半月后，复检血色素已上升至 11g/L，前后服药 35 剂。为巩固疗效，仍予 2 月 28 日方再进半个月，完全康复。停药，食疗调摄。

【按语】

脾胃为气血生化之源，患者自幼挑食，脾胃虚弱，气血生化乏源，气血亏虚，肌肤失养，见面色无华，颜面苍白、乏力；心气不足，心血失养，见心悸、气短；气虚之极为阳虚，故见畏寒；脾气虚弱，脾失健运，湿邪内生，湿阻气机，见肢体困重，胸闷痛；气血不足，气虚大肠传导不利，加之湿邪内阻，排便不爽，脑窍失荣，则有头晕，甚则晕厥。

本病证属气血亏虚，治以益气养血为法。以归脾汤和二陈汤加减，方中黄芪、白术、陈皮、西洋参、当归、甘草补中益气；山药平补脾胃；二陈汤燥湿化痰；痰湿内阻，心脉痹阻，见胸痛，用薤白、半夏宽胸理气，通阳化痰；加香附疏肝行气，气行则血行，心脉通畅，疼痛自除；复诊时患者症状逐渐改善，加鹿角胶大补精血；恐温药化燥伤阴，知母加量以防之。三诊时有阴伤表现，加用养阴生津之品。本病后期调补肝肾，补肾填精，精血互化，月经复来。由此可见，李老断病辨证，独具卓识，经方活用，颇多新意。

医话精选

# 中医是世界人民的共同财富

早慧而极具东方哲学神韵的中医学，以其独特理论体系和诊疗方法，迥异于西医学，是几千年来中国人民同疾病作斗争的经验总结。他无须靠任何仪器，就能诊断和治疗疾病，堪称天才绝妙的发现，人类生命科学史上的奇迹。中医为中华民族的生存繁衍作出了不可磨灭的贡献。

自秦汉以来，中医药陆续传入朝鲜、日本、越南、印度以及欧洲各国，曾经较大地丰富和推动了世界医学科学的发展，一直在全球享有崇高的地位。

## 一、中医学——极具原创科学思维的医学

中医学，有可考历史至少已逾5000年，她成形3000年来摸索出许多摄生防病和延年益寿的经验；她的基础理论、诊治体系完整而独树一帜，因之疗效极佳，世代传承。

### （一）原创的独特理论体系

中医学以阴阳五行、藏象经络、精气血津液神和外感内伤等学说为其理论基础。具体而言，中医学认为，人是一个统一的有机整体，通过经络这一特殊感应传导系统，将脏腑器官组织、四肢百骸联络起来，故一脏有病将直接间接、或多或少地影响到其他脏腑组织。

人体罹病原因，中医学归结为以下几点：①外在自然界有"六气"即风、寒、暑、湿、燥、火等六种气候变化，人体一般都能适应，即所谓"天人相应"。倘"六气"太过，即为"六淫"邪气，正气不足者易受熏染，形成相应的"外感疾病"。②"七情"即喜、怒、忧、思、悲、恐、惊等情志变化太过，或痰饮、瘀血等内在因素影响，每令相应脏腑经络引起"内伤疾病"。③疫疠、虫积、痰饮、瘀血、外伤等。

### （二）原创的独特诊断方法

对以上诸种疾病，应用中医"四诊（望、闻、问、切）"为主要诊断手段，按"八纲（阴、阳、寒、热、表、里、虚、实）"或"六经（太阳、少阳、阳明、太阴、少阴、厥阴）"判定疾病之属性、病位和病势。以多种传染病为主的急性热病，则从六经、卫气营血和三焦进行辨证，内伤疾病则按藏象经络、气血津液

等多种辨证纲领进行辨证。

### （三）原创的独特治疗方法

根据上述辨证，确立治疗法则（汗、吐、下、和、温、清、消、补"八法"等）、遣方和用药，因人、因地、因时和因证制宜施治于相应病证。这种个体化诊治原则针对性强，故常收意外佳效。治疗应用中药是这样，针灸、推拿亦复如此。这些治疗方法的最大优势就是简便廉验和安全、高效。

### （四）整体、系统、平衡"三论"统领诊治全过程

中医学认为：人体阴阳平衡则为健康无病，所谓"阴平阳秘，精神乃治"；阴阳失去动态平衡则罹病，所谓"阴盛则阳病""阳盛则阴病"。治疗上，应当"补不足，损有余"，调整阴阳平衡，使失衡之阴阳重归于动态平衡，从而恢复健康。强调认识疾病，只要把阴阳的基本属性辨别清楚（"阴阳无谬"），则治疗上就不致发生大的误差（"治焉有差"）。这些，都深刻地体现了古老的中医学所蕴含的"整体论""系统论"和"平衡论"等先进思想。

### （五）原创的众多中医药成果

自20世纪50年代中期起，中医治疗急性传染病乙型脑炎、麻疹肺炎、腺病毒肺炎、疟疾、钩端螺旋体病、流行性出血热和非典型肺炎等，屡获卓效而震惊中外医学界。勇闯西医百余年来治疗急腹症禁区，无须开刀以中医疗法成功地治愈大量阑尾炎、肠梗阻、胆胰疾患和宫外孕等急腹症，表明中医并非洋化世俗偏见所说的"慢郎中"。中医正骨秘法和小甲板固定治疗骨折，骨痂形成快，且避免了西医石膏固定引起的肌肉萎缩。枯痔散与挂线秘法用于痔漏疗效较西医明显提高；季德胜先生无私奉献出的季德胜蛇药，成了边防战士和野外工作者的"保护神"。心脑血管疾患、急慢性肝肾病、多脏器衰竭综合征、溃疡病、糖尿病、痛风、颈椎病和白塞综合征等大量急难病症，中医往往能取得佳效。

我国生产的西药，97.4%都是仿自国外的，而中医药唯中国所独有、原创且疗效普遍较好，姑且以肝炎和艾滋病治疗为例。

20世纪90年代，美国疾病控制与预防中心（CDC）对1988年上海以中医药为主治疗乙肝重叠甲肝与1983~1988年美国本土西医药治疗同类疾病的死亡率进行统计对比，其结果分别为0.05%、11.7%，亦即中美死亡率之比是1：234。

艾滋病可以说是21世纪瘟疫。从发生显性感染算起，平均寿命9个月，死亡率100%。2004年4月报道，我国感染者近100万人，患者8万人，流行趋势

居世界第 14 位，亚洲第 2 位，病毒感染以年 40％速度递增，处于暴发流行前沿，形势严峻。中国中医科学院吕维柏教授为首的研究组，去非洲工作多年，积累了大量宝贵治疗经验，其成果《中医药治疗艾滋病研究》2004 年 10 月 8 日通过科技部组织的专家验收。同时，国家中医药管理局已成立中医药防治艾滋病工作协调小组和专家组，制定工作计划，相继对豫、冀 14 省区 3600 余名患者免费中医药治疗。

科技部中医战略专题组，先后去艾滋病高发区河南上蔡县 10 余次，调查中发现有的患者已用过西医"鸡尾酒疗法"，应用条件限制严格难以掌握，预期"治愈率"40％，且须终生服药。特别是患者用药后 40％有难以耐受的毒性及不良反应，表示"宁死不愿再服"，中断治疗。新近发现有新产生的病毒亚型耐药株，更无办法。

河南省科技厅有关领导及专家联合反复调查后形成的《关于河南省利用中医药治疗艾滋病情况的调研报告》中提到：中医药治疗艾滋病"良好效果出人意料"。"患者普遍得到有效救治，反映良好。一些患者很快恢复正常生活状态，甚至开始从事繁重的田间劳动。大部分接受调查的患者，已很难从外表看出任何患病症状。"

还有，援助赞比亚"民间大使"田圣勋医师花费 20 余万美元之巨，研制出治疗艾滋病有卓效的中药艾可扶正片，治疗河南上蔡县 146 例患者，临床症状改善率 39.1%~82.6%；相继在河南重点地区又治疗 HIV 感染者和患者千余例亦佳。

科技部副部长程津培指出：中医药的原创优势，不仅使我国能够在该领域中确立长时期的领先地位，而且有可能将这种领先优势延伸到基础学科、生命科学和信息等领域。

## 二、新一波世界性"中医热"

缘于多种因素导致疾病谱变化，亚健康、文明病和心身病人群激增，西医学乏于良策，而这些正是中医之优势。

溯及 20 世纪五六十年代，中医学发展较快，治好许多西医学颇感掣肘的急难病症，震动了国际医学界。1971 年美国总统尼克松访华先遣人员、《纽约时报》资深记者詹姆斯·雷斯顿在北京突发阑尾炎，紧急进行外科手术切除后，产生腹痛肠胀气并发症，但无理想药物，经针灸治疗，不到半小时腹胀痛消失。尼克松访华期间，在黑格将军陪同下，亲睹针刺麻醉下成功实施外科大手术奇迹。他回国后撰文、演讲，对中医推崇备至，导致新一波世界性"中医热""针灸热"不断兴起。

受非洲和中东 40 国吁请，我国派出 42 个援外医疗队，为所在国人民治病；迄今全球每年以中医、针灸和推拿等治病者，占世界 130 多个国家总人口的 1/3 以上，海外华人的 70%。改革开放以来，国外患者来华找中医治病者越来越多，中医上乘疗效有口皆碑，中外学术交流日趋频密，人员交流（中医出国讲学、会诊，国外来华学习者）络绎于途。

尤其应提到的是，我国三位在美欧为中医争光的开拓者。

旅美中医针灸专家田小明教授，20 多年来手拈小小银针，为数万美国人驱除疑难病症，创造了许多医学奇迹。在他的病人中有国会参众两院议员及白宫部长以上高官 20 余人，社会名流（包括美国医生本人）极多，对针灸的良好疗效赞不绝口；美国国家卫生研究院副院长凯珀尔等官员目睹田氏用针灸治疗疑难病症的神奇疗效，先后把数以百计的病人推荐给他。参议员迪康西尼患颈部神经炎，疼痛到无法低头和签字，经华盛顿特区著名西医治疗久不见效后，慕名找到田小明，仅仅 15 次针灸就使他神奇康复。迪氏激动地在国会将自己的亲身经历向克林顿总统报告，他不仅赞扬中医针灸的疗效和田小明的精湛医术，还特别指出中医针灸在美国国家医疗保健改革中的重要地位。美国国家卫生研究院和药监局开会肯定针灸疗效和地位，美国保险公司把针灸破天荒地纳入医疗保险体系，老百姓看针灸像看西医一样享受保险买单待遇。2001 年 12 月 7 日克林顿总统曾向田氏颁发委任状，任命他为白宫补充和替代医学政策委员会委员。

张绪通（1932~），博士，美国道学会会长、美国明道大学校长、美籍华裔知名学者和名医，出身中医世家，早年留学美、日，是学贯中西的知名学者。他在世界弘扬道学及道学文化的同时，竭诚宣传中医中药，他认为中医学是中国民族"五千年智慧的积累，有着的丰富的知识、理论、实践和经验。它也是伴随和维护中华民族成长很完整和成熟的科技，是世界既科学又哲学的另一种独立不改、周行不殆的医学体系"。中药的制作"既科学又不违背自然，适应性超强，不破坏原生命结构，特等的智慧和辩证方法论的结晶。它既是治疗的，又是预防的"。中医学"更是中华民族本土科技仅存的硕果，它代表着中国的国魂和中华文化的光辉"。他曾把《针灸全书》翻译成英语，把针灸介绍到美欧，为美国政府承认针灸奠定了理论基础。他在美国接诊大量疑难病症，每用祖上独到经验治疗获效甚佳，颇获患者和同行的好评。1988 年获里根总统颁发荣誉奖，并受聘为总统府咨议。

澳大利亚华裔中医师林子强等人，靠自己治病的卓越疗效，最终说服了澳大利亚政府于 2000 年为中医药立法，正式承认中医药，在欧美产生了巨大影响。

田、张、林三位以他们的渊博学识、丰富经验和爱国热忱，宣传和扩大中医影响，当之无愧地成为在国际上为中医药鼓呼的号手，中美、中澳的文化使者和桥梁。

## 三、"中医热"缘于原汁原味中医的神奇疗效

截止 2005 年底，我国中医药已传播和提供医疗保健服务至世界 130 多个国家和地区，受到当地人民青睐。我国与覆盖五大洲的美、英、法、俄、德、加等 90 余个国家和地区，签订含中医药条款的卫生合作协议，政府间在中医立法、教育、医疗、科研等方面交流合作日益密切。仅近 5 年来，共与 42 个国家和地区及 WHO 开展 274 项合作项目，年均增长率超过 30%，医疗、科研合作病种有 SARS、艾滋病、肿瘤、血液病、糖尿病和哮喘等。我国中药、中成药出口，5 年来呈逐年上升趋势，去年超过 10 亿美元。

来华学习中医药的留学生人数一直雄踞自然科学中留学生首位，仅北京中医药大学在校留学本科生达 1027 人。粗略统计，1987~2005 年，中国为 130 多个国家和地区培养中医药人才 54700 名，仅 3 个国际针灸培训中心培养 36000 余名针灸人才，这些人才包括专科、本科、硕士、博士和进修生。世界 130 多个国家的中医医疗机构有 5 万多家，针灸医师 10 万余人，注册中医师 2 万余名。

各种大小规模的中医药国际学术交流频繁，仅以 2005 年 9 月 25 日由科技部、卫生部、农业部、国家中医药管理局、国家药监局、中国科学院、中国工程院和四川省人民政府在成都共同召开的"第二届中医药现代化国际科技大会"为例，吸引 43 个国家、地区和国际组织共 3000 余名代表出席，可谓盛况空前。世界"中医热"已形成不可逆转喜人态势！

缘何有众多的国际中医药合作？缘何大量外国留学生来华学习中医？可以断言，都是奔着对多种疾病有确切疗效的我国独有的原汁原味中医药前来。足见，唯有民族性精华的东西，才是世界性的，最具魅力和旺盛的生命力。中医命运历尽坎坷，在世界传统医学百花园中，万花凋谢泯灭，唯有她依然根深叶茂，一花独放，香气四溢，道理在此。

因于上述，说中医药是世界人民的共同财富，丝毫不过分。中医（包括民族医药、中西医结合）工作的好坏，显然已不单单是中国自身的事情，而是关乎祖国崇高荣誉的大问题。

## 四、世卫组织对中医药评价极高

由颇负盛名的世界顶级医疗卫生管理专家主持、世界一些优秀医学专家组成的世界卫生组织（WHO），是主持、管理和协调全世界医疗卫生工作的最高权威

组织机构。经过多年与中国真诚合作开展工作和调查研究，对中医药抱肯定嘉许的态度。WHO 在亚洲设有 13 个传统医药合作中心，其中 7 个设在中国。其在 2003 年制定的《全球传统医学发展战略》中特别强调中药、针灸在人类保健中的重要作用。

2002~2003 年"非典"流行，这是一种以高热、咳嗽、胸痛和肺部进行性严重炎变为主要特征的传染病，此病来势急骤，常很快形成致命的呼吸衰竭和肺纤维化，对这种前所未见的急性传染病，西医还未搞清病原，就"杂药乱投"地大上各种抗生素和激素，死亡率高，不良反应大。广州中医药大学第一、第二附属医院用中药疗效很好。全国老中医多人请战，迟迟得不到应允，在中央紧急指示中医尽快介入后，中医方才"名正言顺"地进入相关医院或疾病控制中心，成功地参与 SARS 抢救工作，其确凿疗效为 WHO 所肯定。WHO 驻华代表 Dr. HenK BeKedam 说，传统医学作为在全球医疗体系中一种非常有价值的研究领域一直为 WHO 所认可，中国将传统医学整合融入中国医疗体系的做法，可以作为其他国家效仿的模板。

2007 年 10 月 16 日 WHO 和中国国家中医药管理局联合召开新闻发布会，WHO 西太平洋区传统医学官员崔升勋通报中医药标准化工作研究进展情况：通过中、韩、日、英、澳门等国家和地区专家 4 年来持续努力，完成了 WHO 传统医学术语国际标准的制定任务。该标准包括总类、基础理论、诊断学、临床各科、治疗学、针灸（学）、药物治疗、传统医学典籍等 8 大类，3543 个词条。此为 WHO 首次推出此类统一标准，旨在使世界各国有所遵循。这是根据医、教、研和国际交流的迫切需要，以中国中医科学院专家起草的《中医药名词术语国际标准》为基础，经国家中医药管理局与 WHO 共同进行协调，多个国家和地区专家共同努力的重大成果。

世卫组织和中国国家五部委（科技部、卫生部、国家中医药管理局、国家药监局、国家知识产权局）联合举办的"中医药国际科技合作大会"，2007 年 11 月 28 日在北京隆重开幕，这是迄今为止最高规格的中医药科技合作的国际性会议，旨在增进国际社会对中医药的了解，提高中医药的研发水平，弘扬中医药文化，加快中医药国际化和现代化进程。来自 40 多个国家和地区的政府官员、专家学者、企业代表近 500 人参加了会议。12 位各国部长或副部长官员介绍了各自国家的国际医药科技合作政策和现状，34 名专家学者分别就中医药和传统医药的研究现状和进展、中医药的临床与应用、中医药的国际合作与挑战、中医药的知识产权保护与分享、信息平台建设等议题作主题发言。与会代表还对推进适合中医药国际合作的政策法规和建立标准体系、建立中医药国际科技合作的长效合作机制、开展"计划"专家委员会筹委会的工作等主要议题进行了广泛交流与讨论。大会通过了《中医药国际科技合作北京宣言》。

## 五、"世中联"推动国际中医药蓬勃发展

由我国专业人士主导、总部设在北京的世界中医药学会联合会，成立仅4年来团体会员所在国家和地区从37个发展至55个，增加47%。在中、美、欧、澳大利亚、以色列和香港等国家和地区相关专家参与下，主持规范中医药常用名词术语英译标准；国际传统医药大会在中、法、加拿大和新加坡各召开一届共四届；各专业委员会召开40次学术会议，收到学术论文2950篇，有100个国家和地区的7850名代表出席，通过交流，促进了国际中医药学科分化；创办学术刊物3个；建立中、英文版"世中联网"，已传播信息1.8万条；"信息服务网"介绍中医药机构231家，中医药专家3065名；成立由20多个国家和地区的50多家中医药教育机构组成的"教育指导委员会"，举办了各种培训班，编辑出版从业人员考试辅导用书28本，推动了中医药人才培养、中医药进入各国医疗保健体系，造福世界各国人民。

## 六、"世针联"促进中医针灸学术在全球推广

世界针灸学会联合会，成立20年来，对培养国际针灸人才，针灸进一步走向世界起到了重要作用。各国针灸医师已达10万余人。在WHO主持下，在世界针联专家参与下，以中国中医科学院和中国针灸学会专家的方案为主，对针灸穴位国际统一标准化命名几年前已告完成和颁行。"世针联"致力于交流中医针灸学术，每次学术会议参加者都相当踊跃，如2007年10月20日在北京召开的庆祝"世针联"成立20周年暨世界针灸学术大会，1300多位国内外针灸学者出席。

## 七、中医学雄踞哲学层面制高点

我们认为，历时5000年的反复医疗实践诞生的"整体论""系统论"和"平衡论"哲学思想，是中医学的精髓。可以毫不夸张地说，无论多少年后，只要地球尚未毁灭，人类生存还在延续，就仍然会有疾病发生，中医学"整体论""系统论"和"平衡论"思想，仍将有力地指导着临床思维和医疗实践。

西医学为现代生物学的一个分支，对人体的认识，是通过人体解剖学（大体解剖学）和组织胚胎学（显微镜解剖学）研究实现的，即把人体精细切割得支离破碎以致不能再分的程度，所谓已发展至研究分子水平，细胞超微结构，即呈现细胞组织变化的终极面貌。"还原论"之说大率源于斯。

中医以确效不断折服国内外患者及有识之士之际，竟仍有少数人喋喋不休地争论，与奉行"还原论"的西医学大相径庭，力主"整体论"的中医"是否科学"，针对此一焦点论战时断时续。兹援引国内外当代著名学者看法，尤其是中央采取的重大举措，可作为哲学层面的客观评判。

宋正海（中国科技史学会常务理事、中国科学院自然科学史研究所资深研究员、生物学地学史室主任）主持"天地生人学术讲座"14年，举办600多场，作学术报告1600个，涉及"中西科学的对比研究""中国古代有没有科学"和"中国传统文化的现代科技价值"等。他指出近代科学为西方科学体系独霸，其科学观、方法论形成的科学主义成为全球强势文化，取得了话语权，致使各国民族的科学和文化越来越被扼杀乃至被完全取代。近百年来以科学主义评价中医科学性、以西医规范中医，正促使中医走上一条消亡之路。长期以来，不少仁人志士曾努力振兴中医，但收效甚微，并未阻止其消亡的步伐，其原因正是科学主义的多年桎梏。要真正振兴中医，首先要彻底批判科学主义，让中医先从束缚中走出来。"中国古代有科学""中医是科学"等结论在理论上是不容争辩的，而"科学主义者认为只有西方近代科学才是科学，那科学不成了无源之水、无本之木了？在众多的传统科学中唯有中医至今仍在，而且越来越成为21世纪复杂科学时代到来的前进基地"。"中医在当代越来越显示出新的科学性和巨大的科学革命价值"。

傅景华（中国中医科学院研究员、中医古籍出版社总编辑）指出："推行中医西化，只能加速中医灭亡""与当年日本消灭汉医如出一辙"。"然而，就在人们用科学方法研究中医，力图实现中医西医化的进程中，西方早在上世纪初就出现了第三次科学革命。随着相对论、量子论的问世，系统论、信息论、控制论、突变论、协同论、耗散结构理论、分形论、超循环论、混沌论等以磅礴的气势席卷全球，现代科学理论处在深刻而又广泛的危机与变革之中。一大批卓有建树的科学家、哲学家惊呼，这一骤然兴起的伟大变革是向中国古代道的归复，是向中医原理的归复。""唯有中医可以承担挑战科学主义的伟大使命"。"中华文化复兴寄望中医，中国医疗保健寄望中医，人类自然健康寄望中医，人类未来寄望中医"。

朱清时教授（中科院院士、中国科技大学校长）认为科学发展到21世纪，在复杂性科学出现后，人们开始知道，中医不是迷信，是复杂科学的组成部分。他列举英国《自然》杂志主编坎贝尔博士访华时所言：中国古代科学方法重视从宏观、整体、系统角度研究问题，其代表是中医的方法，这种方法值得进一步研究和学习。朱氏强调，还原论的实证主义方法论的实验方法不适合复杂事物研究，因为做实验就要把事件简化成最基本单元，把复杂情况都去除掉，在最纯粹状态下做，才能得出准确的、没有异议的结论，但这样做恰好就把复杂事物变样

了。（中医是复杂性科学.2004年8月16日《中国中医药报》第5版）

国家科技部前部长万钢2007年11月28日在世卫组织和中国国家五部委（科技部、卫生部、国家中医药管理局、国家药监局、国家知识产权局）联合举办的"中医药国际科技合作大会"开幕式上的讲话中指出：国际医药发展趋势和人类对健康的追求，是中医药创新的动力。当今世界科学，特别是包括生物医学在内的生命科学，出现了从分析向综合、从局部向整体的发展趋势，也使得中医药的整体观念、天人合一的价值被重新认识。解决中医药发展中的关键科学技术问题，将为新兴科学领域提供创新理念，帮助扩展现有对健康、疾病和治疗的理解。可以预见，中医药等传统医药将成为科技重大原始创新的源泉和基础平台，中医药国际科技合作的领域和前景是广阔的。

中国科学院院士陈竺任中国科学院副院长时，在2006年6月上海交通大学召开的中外专家探讨医学研究新趋向的"代谢组学与中医药国际化研讨会"上发言指出："把人体分割成许多独立的部分，层层细分进行研究已经走到极致，面临专业破碎化的尴尬局面。而中医学强调从整体和系统角度认识和调节人体生命活动规律，积累了大量有效治疗手段和药物，因此越来越多的西方学者把注意力转向中国传统医学，试图寻找创新源泉。这是中医现代化面临的前所未有的机遇。"所谓"代谢组学"是一种整体性研究策略，它通过高通量、高灵敏度、高精确度的现代分析技术，对细胞、有机物分泌出来的体液进行动态分析跟踪，来辨识和解析被研究对象的生理、病理状态及其与环境因子、基因组成等关系。代谢组学创始人、英国帝国理工大学Jeremy Nicholson教授认为，"研发一种药物供所有人使用的模式已经过时，针对每个人的个性化用药、个性化预防亟待发展，代谢组学可能成中国传统医学走向国际化的通用语言"。英方与上海交通大学就此已签署合作协议。二人对还原论鞭辟入里，对中医系统论分析有理有据，其抱负可嘉之至！近几年时兴中医应主动与现代科学"接轨"论，体现整体论、系统论的中医怎么去"接轨"？现在国外学界权威主动前来"接轨"，他们希冀进入这个硕大渊深的科学宝库中来探取中医这个绝世珍宝。

刘长林（中国社会科学院哲学研究所资深研究员）："当前困扰中医学的不是中医药学术本身，而是哲学"。"要破除对西方和现代科学的迷信，正确理解中医学的价值，划清中医与西医的界限，此乃发展中医学的关键"。"中医把握的是个性的整体，西医把握的是共性的整体"。"千万不要误以为唯有归到一般才是科学，不能解决个别恰恰是西方抽象思维的缺点"。"不破坏人身生命作为自然的整体，这是坚守中医本质的底线。应该看到，中医学实际上有无限的发展空间"。

姜岩（中国科技大学理学博士、新华社国际部科技室主任）：在寻找新的科学思想的过程中，整体论成为科学家的重要目标。一些现代科学家发现，中国传统科学思想中关于整体和谐的思想、有机论的思想、演化发展的思想、相反相成的思想与现代科学的新精神、新思想、新方法十分吻合。中医是中国古代整体论思想在理论和实践两方面的集大成者，是人类文明的一朵奇葩。以中国古代整体论思想为基础的中医不仅将大大促进全世界医学的发展，而且它的一系列思想和方法可应用于解释整个宇宙的诞生与演化。

中央批准中国中医研究院更名为"中国中医科学院"，是对近两个世纪置疑"中医是否科学"铿锵有力的回答。中央重大举措，印证了一位哲人的名言：千万句辩词，莫如一个行动。2005年11月19日，在更名暨中国中医研究院50周年庆典上，吴仪副总理代表中央致贺并作重要指示。许家璐副委员长在庆典上，相继以一首七律诗赠中国中医科学院："浩浩荡荡历万载，圆融辨证永为宗。孰云至理'二元'占，不见'还原'隘巷穷？借石他山可治玉，藏珍华土久弥荣。五行湿热自应宝，三指切时方显功。"他即席释诗，指出中国哲学一元论是圆融的，中医辨证论治认为一切事物是圆融的，是永为中医遵循的要旨，故曰"永为宗"。其中对"孰云至理'二元'占，不见'还原'隘巷穷"一句阐释尤为精深，指出"这种曾经风靡全世界的还原论思维已被相对论、不平衡论、系统论一一提出质疑并击破了。唯独在医学界，还未得到真正的深刻反思。他认为应把中国的整体论、一元论、有机论结合起来。但西方科学和医学有很多需要借鉴以攻玉之'错'而不是玉本身。'珍'是我们的哲学思维，中医经验应倍加珍惜。按三指切脉，代表望闻问切诊断和治疗技术，显示中医的深功厚道"。许氏2008年1月9日在中国中医科学院主办的"中医药发展论坛"上讲演时回顾了中医药的历史，进一步肯定了中医药"救死扶伤、繁衍民族、有功于世界人民健康、为中国文化增加活力"的巨大贡献，从哲学角度重新审视中医药的发展，认为"中医药为世界所需，中医药的振兴和发展，是历史的必然"，言之谆切。

基于前述，中医堪称哲学、理论和经验根柢厚实之"国粹"。

（本文参考文献详见李兴培、刘敏如编著《中医之路》.［M］.香港：灵兰阁图书国际公司，2011.）

# 李兴培临证学术思想十二则

临证学术思想，系指研究中医学术，特别是进入临证阶段，诊治患者时的指导思想。李老的临证学术思想，是他60多年来治学严谨，精究中医学术，躬身实践，在临床中逐步形成的理论依归。其涉及面甚广，可谓丰富多彩，兹择其要者叙述于下。

## 一、天候地气，不可或忘

人处于自然界，无时无刻不同天候地气休戚与共，故有自然界是一"大天地"，人身是一"小天地"之说。李老经常瞩目于此，并谓"五时"（四季加长夏）与五脏之配属，结合《素问·上古天真论》中对四季养生之论述，高度重视气候对养生防病治病的作用。如《素问·四气调神大论》曰："阴阳四时者，万物之终始也，死生之本也。逆之则灾害生，从之则苛疾不起，是谓得道。道者，圣人行之，愚者背之。"故当"虚邪贼风，避之有时"（《素问·上古天真论》）。否则风寒暑湿燥火六种非时之气则乖张伤人，如经云"冬伤于寒，春必病温"，这就是要人们冬日慎养阳气，阳气充旺，来年季节交替的春天身体抵抗力强才不致感冒发热（春温、风温）。中医学常说的"冬病夏治"，意指冬季易伤人之阳气，人们特别是体虚有病之人，应趁夏日人体功能活跃不易生病之时，适当锻炼身体，并酌情内服一些益气温阳增进体力之食疗，甚至酌进药饵，或大椎、肺俞、风门、哮喘诸穴温阳膏剂薄贴，使体内阳气充旺"卫外而固"，严冬时不致动辄感寒罹病（冬温等）。饶有兴味的是，《素问·上古天真论》奉劝人们，冬季养生当"早卧晚起，必待日光"，意指冬令气温低，应早卧晚起以谨养人之阳气，当太阳一出阴霾尽消之时，人们再起床就不易感寒生病。这"必待日光"显示先贤早已意识到阳气与人体生命攸关。《素问·上古天真论》中有关春夏秋冬四季养生调养法，意在告诉人们，为维护身体健康，须顺应四时气候变化，避免外邪侵袭。

李老早年曾带领他的团队，在本院病案科按阴阳分证随机抽样 1000 例死亡病例，发现绝大多数患者符合阳证死于阳时，阴证死于阴时，其间不存在性别、年龄和民族的差异。资料表明，多数病例死于深秋→冬季→初春，死于午后和夜间，预示气候变化和疾病发生、患者死亡有一定同步规律可循。从而印证了《灵枢·顺气一日分为四时》所云"百病者，多以旦慧，昼安，夕加，夜甚"以及《素问·离合真邪论》"不知合于四时五行，因加相胜，释邪攻正，绝人长命"诸说之惊人的正确性，足见我国在医学气象学领域内昌明之早。该课题在危急重症防治方面，有助于及时采取因应对策，涉险过关，使治疗进入坦途，其意义之重大不言而喻。

## 二、四诊合参，贯彻始终

四诊，是中医诊断学不容假借和悖逆的正统程式。张仲景倡言："凭脉辨证施治""观其脉证，知犯何逆，随证治之"。张景岳慨叹世医中"但谓一诊可凭，信手乱治，亦岂知脉证最多真假，见有不确，安能无误？"遂力倡"凡值疑似难明处，必须用四诊之法"（《景岳全书》）。徐灵胎在评判脉诊之时亦竭力主张"是必以望、闻、问三者合而参观之，亦百不失一矣"（《医学源流论》）。《医门棒喝》誉四诊为"医家之规矩准绳也。四诊互证，方能知其病源，犹匠之不能舍规矩而成器皿也"。《难经》以"望而知之谓之神，闻而知之谓之圣，问而知之谓工，切而知之谓之巧"之语点赞四诊，评价何等之高，确亦恰切。

"问诊"，常被人轻忽与不屑，实则此乃一个合格医生的基本功。问诊没耐心，草率，是为医者一大忌讳。临证多推崇按张景岳的"十问歌"进行。但少数医生问得不仔细，复诊时对症状改变没有问出详细的动态变化。以上腹痛为例，是剧痛、隐痛、跳痛、胀痛、热痛、寒痛，其痛拒按还是喜按，大便性状如何？治后疼痛变化，医者问得不细，患者不会答。如上腹痛，医者问：服药后疼痛怎样？患者答：还痛。医者浅尝辄止，不再询问，意即止痛未效。但若深究再问：与过去比较，是轻了还是重了？答：轻了。问：轻了多少？答：轻多呐，偶尔很轻微疼痛几下。看，问诊细不细，大不一样！李老说，不排除个别病人觉得医生辛苦，本来无效或微效，不便说真话而"报假喜"，不好也说好。再者，问得过细，是否暗示患者胡编病情，未好转说好转，效微言卓。这种情况完全可以避免！即问诊前向患者声明：请如实把服药效果讲清楚，以便调整好下一步治疗方案。患者都会认真配合。

关于切诊，要在常用脉上下功夫，不断提高脉诊水平。章虚谷列举"方书之祖"《伤寒论》以大、浮、数、动、滑为阳，沉、涩、弱、弦、微为阴，又言但不可把脉诊神话化，胡乱引申，取悦患者或吓唬患者。20世纪70年代末期，有龚姓女患者近半月多来咽部异物感，纳差，嗳气，胸部闷堵，某个体中医竟断为"食道癌"，自此每日以泪洗面，几欲轻生，其父常在李老处看病颇效，遂带至医院就诊。李老仔细"四诊"后说："肯定不是食道癌！若不信，一查便知。"当即开单，嘱其去放射科行"食道钡餐透视"检查，结果证实果然不是癌症，患者瞬即破涕为笑。经李老予以补气养阴、疏肝解郁和宽胸豁痰之剂数剂康复，迄今已逾40年，身体硬朗，正享受着儿孙绕膝的幸福生活。古云：脉诊见"阴搏阳别，谓之有子"，临床中实不尽然。因为有的妇女月经应期未至，不似孕脉，但确已怀孕；一些劳动妇女，饱经风霜日晒，面色暗黑，淋雨或涉水或过食生冷，寒湿伤胃化热以致纳差恶心，阻滞经脉则月经逾期不至，舌苔薄白或薄黄而腻，脉滑数，却未怀孕，而是因于湿热稽滞经脉使然。这些生理性和某些病理性干扰因素，常影响妊娠诊断，个别医者也因此判断失误闹过笑话。这时，借助于阳性准确率高的妊娠试纸尿检判断即可。往昔有句调侃语"脏腑若能言，医生面如土"，发人深思。

李老强调指出，医者"司命"，人命关天，一旦进入临症状态，要像"如临深渊，如履薄冰"那样对待，神情专注按"四诊"正统程式进行，断不可心猿意马而"走神"，导致误诊误治。每次复诊，仍要象初诊那样仔细望闻问切，重审病机，获得翔实资料后，进一步完善治疗方案。这是避免失误提高疗效的关键所在。切记！

### 三、病证结合，蔚为尽善

李老认为，在整体观指导下的宏观"辨证"，是中医学的一大优势。当前，西医学业已进入生物—心理—社会医学模式，进入亚细胞时代。中西医学，在各自独立发展中，形成了自己的独特理论体系，其治病经验各有长短，向来互鉴互渗，不断丰富着世界医学宝库。为避免和弥补中医"四诊"之未逮，利用现代微观层次研究成果，西医学有关实验手段与先进仪器搞清诊断，避免不应有的误诊和漏诊，同时通过中医治疗前后的相关检查对比，于疗效观察、搞清疗效原理甚有助益。这就是我们常说的"西医诊断，中医治疗"，就是辨证与辨病有机结合。对中西医病机了然于胸，对疾病认识更加全面深入，是人类认识疾病本质的一大飞跃。中西医宏微有机结合诊治疾病，确有扬长避短、优势互补的重大意义。这是中医现代化的必由之路，是时代发展的需要，是中医学与时俱进的生动体现。李老严肃地指出，此举丝毫无损中医辨证论治思想光辉，丝毫无碍于做出中西医诊断后，进而步入中医治疗学的辨证、立法、遣方和用药，即理法方药融为一体，达药半效倍之功。例如老年患者头晕、头痛、身痛、咳嗽、胸痛、吐脓痰，许多呼吸系统疾病都可以见到，但通过肺 CT、MRI 及血常规等检查，确诊为肺脓肿，若证属肺热炽盛、痰瘀互结，就可以用千金苇茎汤合银翘鱼腥草桔梗汤加减治疗；如系肺结核、肺癌又当另行病证结合，如发现脑部病变和骨骼病变，又当另行辨证论治。其疗效之判定，不单凭症状、体征的消失，更要以影像学等客观检查完全正常作为痊愈标准。这样做对提高危急疑难重症疗效，让中医进一步更快更好地走向世界，有着里程碑式的重大意义。

"中医学的许多理论与实践，超越西医数百年，甚至一两千年。"李老继续指出，鉴于中西医学皆直面患者，中西医学理论常具共通的深邃内涵。如一方本治一病，结果，患者未述及之一病或数病也悉数痊愈，即所谓"治此愈彼"，因何收效如此奇佳？实缘中药之"归经"学说理论中，早已载及的某药走（归）二三经或更多，有者甚至"通行十二经"，这与当今之"靶向理论"指导下的"靶向用药"，甚至"多靶点"治疗观点同源异流，却又殊途同归。语言、表述不同，其理实一，类似例证，俯拾即是，为中西医结合理论研究，病证结合治疗多发病、常见病，攻克重危和疑难病证展示了光辉前景。

【验案辑要】

## 恶性网状组织细胞病

杨某，男，18岁学生，1982年12月16日初诊。

主诉及病史：间歇性发热9个月。体检：体温38~40℃，心界略向左扩大，心率120次/分，心尖部闻及Ⅰ级吹风样收缩期杂音，并出现交界性心动过速，房颤，肝肋下1.5cm，质中，触痛不明显，脾侧位一指，腹水征可疑。骨髓片示：网状细胞较多，恶性吞噬样细胞不多。血检：狼疮细胞（－）；白细胞$0.85×10^9$/L，血红蛋白120g/L，血小板$37×10^9$/L。诊断：恶性网状组织细胞病。曾用激素及10%葡萄糖注射液500ml加环磷酰胺600mg，静脉滴注1次，并用抗癌7号：白花蛇舌草60g，薏苡仁、紫草各30g，白药子15g，乌梅9g，三七15g（吞服）。用后高热不退乃停用，遂邀李老会诊。

诊查：发热前畏寒甚或寒战，明显消瘦，精神萎顿，舌质淡红，苔薄黄略糙，脉细弦。

诊断：虚劳，癥瘕，恶核。证属热毒炽盛，正气大伤，脾虚失运，水气泛滥，气滞血瘀。

治法：清热解毒，健脾益气，利水渗湿，活血化瘀。

处方：明党参15g，焦白术12g，茯苓30g，橘红、半夏各10g，丹参25g，白花蛇舌草、蒲公英、白茅根、牡蛎各30g，山慈菇、薏苡仁各20g。

药后体温渐退，3剂尽体温基本正常，仅偶在37.2~37.8℃，继续服药半个月后，体温正常，房颤消失转窦性心律，腹水消失，精神纳谷明显增进而出院。出院后以原方去蒲公英、白茅根，加仙鹤草30g，玄参、浙贝母各12g，甘草3g，按法制为蜜丸剂，每丸重10g。每次1丸，一日3次，开水送服，连续服药3个月，完全恢复健康。愈后曾攻读硕士研究生毕业，正常工作于某石油科研单位。随访14年，无复发征象。

【按语】

本病西医学属"血癌"范畴，在中医学则属"虚劳""癥积"与"恶核"等范畴。李老认为，是例责之于正气大伤，热邪入侵，正不胜邪，久遏酿毒，损伤气血，累及全身各脏腑正常生理功能，出现气血瘀滞，气机逆乱，津液失布，阴阳失调，故见发热，心动过速，房颤，肝、脾肿大，腹水等症。《慎斋遗书》曾云："诸病不愈，必寻到脾胃之中，方无一失。何以言之？脾胃一伤，四脏皆无生气，故疾病日多矣。万物从土而生，亦从土而归。"故遣李老治癌经验方"扶正消积汤"加减治之。其中以健脾益气、温化痰湿、扶助正气之六君子汤去甘草，庶免（所含去氧皮质酮保钠排钾）满中和增加肿势，因其究属本虚标实，故常量用之，以防"虚不受补"，加薏苡仁淡渗利湿，益脾胃而通畅气机；白茅根、茯苓、猪苓利水渗湿，导热下行，悉从小便利出；丹参活血化瘀；牡蛎软坚散结。薏苡仁含薏苡仁类脂、茯苓含茯苓多糖、猪苓含猪苓多糖以及丹参、牡蛎均为抗癌佳品。山慈菇含秋水仙碱，能抑制细胞核分裂，白花蛇舌草、仙鹤草皆扶正抗癌要药，全方药似"平淡"，但经李老紧扣病机，优选方药，各扬其长，确具良好之抗癌作用。纵观全方，根于辨证与辨病有机结合，消补并行，药证合辙，故获佳效。

患者住院前曾在重庆市某省级医院住治，以及今次住院期间，西医均用激素治疗，其父母畏惧用激素后的不良反应，先后都私下将激素收起来未服。特此附志。

## 四、辨明阴阳，临证首务

《易》云："一阴一阳谓之道。"阴阳，这两个对立统一的基本概念，在宇宙，自然界，人体，万事万物，无处不包，随处异义。在中医治疗学中，辨明阴阳，为临证第一要务。中医学辨证纲领多端，其中最常用、最重要的就是"八纲"辨证。八纲中，表热实属阳，里虚寒属阴，故有"阴阳是纲中之纲"之说，此犹张景岳所云："医道虽繁，而可以一言蔽之者，曰阴阳而已。"表证包括表寒（一分恶寒不罢，便是表寒未解）、表热（发热，手背热越扪越热）之分，易于辨别。故临床最关键者，是下功夫辨明虚实寒热。寒热虚实一经判明，施以针对性方药多能应手而效。但也有辨证正确，还出现"虽不中亦不远"的局面。过中缘由，有辨证不详，兼夹失察；方药组合欠周密；方药对路，剂量未掌握好，都是辨证不细，或经验不足所造成，但起码不会造成误诊、误治。足见，张景岳"阴阳无谬，治焉有差"一语，道出了阴阳辨证重要性之真谛。

临证时要在"审证求因"，切忌"望文生义"地"走捷径"。昔年曾见一阴虚阳亢青年男子，罹患阳痿、早泄，某医只认"阳痿"二字，不经"四诊"辨证，乱投附桂地黄汤加肉苁蓉、枸杞子、仙茅、巴戟天、蛇床子、淫羊藿、鹿角霜和阳起石等补肾壮阳药治之，服后夜夜滑精，至为痛苦。

临床用药最忌驳杂不纯，加入与病机不相干之药，特别是与病机相左者，如一阴虚阳亢长期失眠便秘老妪，某医用逍遥散、黄连温胆汤加入"肉苁蓉"意在通便，结果酿致患者更加口干烦躁、舌尖溃疡。又如北方多燥，当前医用清润剂获效后，不可滥用辛温刚燥之品，一旦用后，患者顿感口燥咽干心烦，他就认为"药喝坏了"，不敢再进，要预估到用方药后的方方面面。这些都是对病机之误判，或不熟知药性之缘故，以致南辕北辙施治，犯虚虚、实实、寒寒、热热之禁，轻则延误病情，重则酿祸。

误治，古已有之。《伤寒论》中诸救逆法，即为种种误治所设对应矫治法。可以毫不夸张地说，阴阳辨证，是中医临床医学的精髓，为医者当悉心深究之。

【验案辑要】

### 甲状腺功能亢进

朱某，女，34岁，1986年5月28日初诊。

主诉及病史：1年多前经常出现心悸、烦躁、多汗及食欲亢进，即去某医院诊治，化验：$T_3$ 12.28nmol/L，$T_4$ 411.84nmol/L；诊断为甲状腺功能亢进。曾用西药（具体不详）治疗罔效。要求中医治疗，遂来我院诊治。

诊查：易饥，口干喜凉饮，舌红，苔薄白，脉细数。

辨证：肝肾阴虚，痰热上扰。

治法：滋补肝肾，化热清痰。方用杞菊地黄汤加味。

处方：生地黄、熟地黄各25g，茯苓、海藻各30g，泽泻、菊花、枸杞子各10g，山药、柏子仁各15g，牡丹皮、山萸肉各12g，砂仁3g。7剂，每日1剂，水煎，分3次热服。

6月25日七诊：服上方后，心烦、多汗均减。服至14剂时益以太子参25g，麦冬、酸枣仁各15g，以益气育阴，滋养心血。计服药35剂，诸症消失。复查：$T_3$ 12.28nmol/L，$T_4$ 76.64nmol/L。为巩固疗效，踵前法，加强调心肝之品。

处方：生地黄、百合、茯苓、麦芽各30g，山药、酸枣仁各15g，牡丹皮12g，菊花、山茱萸、知母各10g，大枣7枚，炙甘草3g。

断续服药14剂，诸症未再复发。3个月后复查：$T_3$ 2.3nmol/L，$T_4$ 97.81nmol/L，嘱食疗调养善后，随访至今身体健康。

【按语】

本案归因于阴虚阳亢，肝肾阴虚，水亏火浮，动风生痰，上扰心神则心悸烦躁；阴虚则热，热逼而多汗；肺胃郁热，则口干喜凉饮，食欲亢进；舌红、脉细数均为阴虚内热之象。故初以杞菊地黄汤，旨在滋补肝肾真阴，填精益髓以资生阴血；佐以海藻清热化痰；柏子仁养阴血，除虚烦；砂仁芳化，使药滋而不腻，补而不滞，阳平阴复。后为巩固疗效，以原方增损，加强调心肝之品，亦未离乎调整阴阳之大法。本病患者中属该证型者不在少数，后曾以同法又治愈数例。

## 五、七情致病，防治并重

重视防治喜怒忧思悲恐惊"七情"致病，亦李老向所谆嘱，并指为中医学的一大优势。他说怒伤肝，喜伤心，思虑伤脾，悲伤肺，恐伤肾在临床中经常皆可遇到。如"喜伤心"，曾见有人大喜过望而致急性心肌梗死或脑出血立亡者。亦见某些患者不知自持，不能理智地驾驭情感之舟，遇事三言两语即怒从中来，轻则胸膺满闷，气上冲咽，废食碍眠，重则亲朋反目，夫妻失和，家庭解体，甚者酿成命案惨剧。清·唐容川《血证论》引述《医学考辨》戒怒诗"病家误，戒忿怒，忿怒无非些小故，血随气上不循经，犹如轻车就熟路"后，发自内心呐喊："吾临证多矣，每有十剂之功，败于一怒，病家自误，医士徒劳，堪发一叹！"程钟龄在《医学心悟》中专列《医中百误歌》有云："病家误，最善怒，气逆冲胸仍不悟，岂知肝木克脾土，愿君养性须回护"，皆系振聋发聩阅历有得之语。

发挥人的主观能动性，保持良好心态力克顽症。《说岳全传》中有"勇罗通盘肠大战"一回，讲人将军罗成之子罗通战斗中被敌人刺腹至肠尽出，罗通毫无惧色，将肠盘于腰间坚持战斗，直至把敌将挑下马来方倒地。大陆解放初期震惊世界的"八·六"海战，我英雄舰长麦贤德，被敌炮弹击伤头部流出脑浆，麦贤德镇定自若，稍事包扎后继续以"有我无敌"的大无畏精神指挥作战，一鼓作气将敌舰击沉。古今两战例都是"精神变物质"的生动写照。我们是辩证唯物主义者。肯定物质的第一性，精神属第二性，存在决定意识，但精神的反作用却万万不可低估。临床中常见有患者病情本来较轻，但成天"恐癌""怕死"，形成病理恶性循环，导致病情加重恶化，终至不救。以脑中风后遗症为例，首先是心理调适，医护人员应从始至终注重患者心理疏导，增强其战胜疾病信心。曾见意志坚强、乐观者，虽病情重笃，而转危为安，最终获愈者颇不鲜见。反之，不少情感脆弱、悲观者，病虽远不及前者重，然而中风之日起已万念俱灰，虽经医护耐心劝说鼓励，初亦配合，因短期未见寸效，或获效缓慢，焦躁不安与情绪低落渐生，与医生、家属难以配合，看见亲朋故旧即号啕大哭，久之形成恶性循环，病情呈进行性加重，预后多不良。所以，首当反复耐心与患者交谈，为其树立必愈信心，使之认识到此病的好转是一个缓慢的渐进过程，只要乐观豁达，坚持配合包括功能锻炼在内的治疗，随着时间推移，大脑、脏腑和神经肌肉组织功能逐步恢复，实现由量的积累到质的飞跃，疾病有望达到完全治愈。

榜样的力量无穷无尽。李老在临证时，常以上述古今光辉战例，以及治病中正反经验教训，鼓励患者与疾病作斗争，收效颇好。

【验案辑要】

### 狂躁性精神病

冯某某，女，15岁，1992年11月10日初诊。

主诉及病史：（亲属代诉）1年多前因家庭纠葛，受到重大刺激，始而大哭大闹，几度意欲轻生，在多位亲人的劝慰下才逐步平息下来，但继则出现精神抑郁，整天闷闷不乐，不愿说话，时独坐垂泪，伴头痛、失眠，经多方治疗（用药不详）乏效，由亲人陪同前来就诊，要求服中药治疗。

诊查：神情抑郁，沉默寡言，头痛时作，心情烦躁，不愿进食，彻夜不寐，常睁眼到天明，舌质淡红，苔薄黄润，脉弦滑数。

辨证：肝胆不调，心失所养。

治法：疏调肝胆，养心宁神。

处方：太子参、丹参、山楂、青皮、合欢花、神曲各15g，柏子仁、茯苓、百合、麦芽各30g，知母、栀子、香附各10g，淡豆豉20g，川芎5g。

12月4日二诊：服上方7剂，辅以心理疏导，头痛减轻，余症亦稍有好转。上方加玫瑰花、郁金各10g，白蒺藜15g，生地黄30g，续进7剂后，头痛消失，睡眠明显好转，对答自如，唯精神仍较萎顿。上方太子参剂量加至30g，进一步鼓励暇时同家人多加交流和从事户外活动。

12月11日三诊：服上方7剂后，每晚睡眠可达6~7个小时，精神亦明显好转，问诊时面带微笑，往日愁容已无。上方加当归10g、夜交藤30g，续进7剂，诸症消失，精神已佳，未再抑郁，停药食疗调摄。

【按语】

患者因家庭纠葛，出现较严重精神郁闷，沉默寡言，时独坐垂泪，拒绝与家人交流，伴头痛、失眠，虽经多方治疗（用药不详）年余，却未获寸效，经熟人介绍，前来诊治。详审病史及上述各情，虽见其神情抑郁，沉默寡言，但尤兼心情烦躁，彻夜不寐，苔薄黄润，脉弦滑数，显为肝胆不调，心失所养。故方选越鞠丸、栀子豉汤合柏子养心丹进退出入，以疏调肝胆，养心宁神。方中以太子参养心气，以有"一味丹参，功同四物"美誉之丹参（后加当归、生地黄）养心血，且其与当归、川芎相伍开达血郁；柏子仁、百合养心宁神；栀子豉汤清肝除烦；青皮、合欢花、神曲、麦芽、栀子、香附、玫瑰花、郁金、白蒺藜皆调肝以疏缓气郁、湿郁、食郁或痰郁之佳品，其中合欢花、玫瑰花、夜交藤舒畅肝胆，安神助眠；情感失调所致五志化火，最为难疗，一以栀子、知母直清肝火以除烦，一以生地黄、当归润燥，清、滋并用，构思巧妙。诸药协同，终奏佳效。

本案治疗过程中，颇值一提的是，从始至终颇为注重身心两调，方成功治愈。否则对是类患者，"见病不见人"，纵精选诸药走肝胆，疏利气机，清滋并用，而患者整日依然沉浸于郁怒忧思气结无以自拔，焉能纯恃药物以取效？反观其病逾年而屡治罔效可知。

### 六、重视正气，顾护胃气

人以正气为本，所谓"正气存内，邪不可干"，否则"邪之所凑，其气必虚"，凡病皆多重原因导致正气受损使然。例如功勋卓著的我国两弹一星专家邓稼先，物理学家黄大年等皆因常年过劳致癌夭折；驰誉世界篮坛的美国NBA运动员乔丹、姚明、麦迪、约尼尔等，鉴于每天高强度训练或比赛，相当耗费体力，以致正气受损，不时感冒发热上不了场；与郎平齐名的美国女排球运动员海曼则因急性上感并哮喘猝死，皆系过劳所致。人毕竟属肉体之躯，有一定脆弱性，受制于外界自然环境如气候变化、饮食结构、工作强度和情绪变化等诸多因素，直接间接导致正气受损而罹病。因此，应告诫人们，通过慎寒温、节饮食、适劳逸和畅情志等，特别平素适当锻炼增强体质，使正气充旺，借以防病治病，延年益寿。

《难经》云："形寒饮冷则伤肺。"阳虚体质，常稍进冷饮，或吃冰箱贮存饮料、水果即咳嗽。还不仅此，有的人稍受风寒或清晨刚将手伸出被窝，即咽痒咳嗽不止，或喷嚏连天。外感风寒，引起疾病如感冒、咳嗽，有的人合并伴脉促或结代之"心悸"（病毒性心肌炎）；有的人急发水肿（急性肾炎），或紫癜、水肿（紫癜性肾炎）；有的人导致疾病复发，或加重病情，如"咳嗽"（支气管炎）→"气喘"（肺气肿）、"哮喘"（哮喘型支气管炎）→"肺胀"（肺源性心脏病），就是反复外感风寒，逐渐加重发展而致。再如气血虚极之"虚劳亡血"证（再生障碍性贫血、溶血性贫血等），稍外感风寒，即每引致难以遏制之高热、出血，甚至终至莫救。2003年冬天，以色列一研究组对300名患者进行调查表明，温度骤降至7℃以下时，因急性心力衰竭住院人数较平时增加2~3倍（污染和降温引发心脏病，2004年11月9日《参考消息》第7版》）。寒主收引、阴凝，一旦寒邪袭表，即出现畏寒、发热，头身疼痛，此时发热是机体欲驱逐寒邪呈现出的自然现象。急当因势利导，祛风解表散寒，不可大剂寒凉强压退热，造成寒遏出现长期恶寒或低热不解。李老常以玉屏风散预防气虚感冒，治疗气虚风寒感冒常酌选参苏散、人参败毒散，治气阴两虚型疾患必用参麦饮等，皆着眼于以"正气为本"。

脾胃主运纳，主四肢肌肉，为生气之源，且"中焦受气取汁，变化而赤，是谓血"，足见气血之化生运行全赖乎此气。故有"脾病能使九窍不通"之说，病重者可进一步衍发至"有胃气则生，无胃气则死""气绝身亡"之虞，不可不慎。饮食失节，饥饱不匀，过食生冷，脾虚胃弱，在常人中、在各科疾病中并见者俯拾即是。尤其当今生活条件普遍优渥，讲究营养而"食不厌精"，嗜食荤腥炙煿、膏粱厚味和甜食，引起高血脂、高血糖与高血压"三高"症，许多人身体面临此种境况仍旧心存侥幸，我行我素，使高血压、冠心病、脂肪肝、糖尿病和肥胖症等现代"文明病"接踵而至，不少人发展为脑出血、脑梗死、心肌梗死、肝硬化、肝癌、胰腺炎、胰腺癌、痛风和肾衰等。李老多年来目睹这一幕幕不幸惨剧，殊感心痛与无奈，只好耐心奉劝人们，把住"病从口入"这一关，饮食以鲜蔬为主，宜低脂、低糖和低盐饮食，三餐食量宜减少，按7∶8∶5进食，若脾胃虚弱应每餐再适量酌减。烟酒对人有百弊而无一利，戒之为好，要"迈开腿"，安步当车，适当锻炼，持之以恒，辅以乐观豁达良好心态，必将带来健康体魄，谨遵上述，一定健康，安享幸福晚年。

对于正气虚极所致五劳七伤，有谓为虚损劳极者，多系先天不足，后天失调，治当先后天并补。张景岳云："肾为脏腑之本，十二经之根，呼吸之本，三焦之源"，故先天之本在肾；"谷入于胃，洒陈于六腑而气至，和调于五脏而血生"，故曰后天之本在脾。李老遵此精神曾分别治愈病程久远的格林—巴利综合征、胃癌术后并多处神经源性损害、胸腺瘤术后并重症肌无力等，皆有力地证明先后天并补，杂合以治是治疗诸虚百损，攻克疑难病证的第一要着。

【验案辑要】

### 肺癌术后并胸凉咳促

高某某，男，59岁，教师。2008年6月28日初诊。

主诉及病史：2004年3月因咳嗽不止两个月，发热半月，赴新疆医科大学某附属医院经支气管镜检查确诊为右肺中下叶中分化鳞癌，于3月30日行右肺中下叶切除术＋纵隔淋巴清扫术＋肺大疱切除术，未发现转移灶。术后行常规化疗结束已3年。术后出现胸凉，咳嗽，气促，虽曾服用中西药(不详)，仍迁延不愈，经友人介绍，遂来李老处诊治。

诊查：恶寒，有时背凉，乏力嗜睡，易于感冒，尤以秋冬春季更是感冒频繁，常伴以轻咳无痰或少痰，痰色白偶尔咳吐黄痰，气促较甚，口苦但不渴，纳减，舌质淡红，苔薄白，脉沉细濡。

辨证：肺脾阳虚，营卫失和，痰湿内停，胸阳不振。

治法：健脾益肺，调和营卫，温脾阳复肺阳，宽胸豁痰，以温振胸阳。方予参麦四逆汤、瓜蒌薤白半夏汤合归芪建中汤增损治之。

处方：党参、黄芪各30g，熟附子、桂枝、瓜蒌壳、薤白、半夏、当归、生姜各10g，麦冬、山萸肉、陈皮、山药各15g，大枣3枚，炙甘草3g。

7月5日二诊：服上方4剂，于胸凉了无寸效，嘱其加强信心继服7剂。

7月12日三诊：胸凉大减，仅手术刀口处尚微有凉感，气促显著好转，上方加黄精、薏苡仁各15g。后来诊数次，因症状渐减，故效不更方，按前方一直服药至11月24日，胸凉已，气促仅微作，遂去熟附子、生姜续服（2~3天服1剂）巩固疗效。1个月后胸凉又现且渐甚，曾在辨证汤方中，加用熟附子、生姜各10g。服8剂（2~3天服1剂）仅微效，加大熟附子、生姜剂量至各30g（先另煎2小时）。服7剂（2~3天服1剂），胸凉感显著减轻；再进4剂（2~3天服1剂），胸凉消失，方中虽有麦冬制燥，仍出现舌尖溃疡。遂将附、姜剂量减至各10g，2~3天服1剂，续服1剂，胸凉消失后未再出现。直至2009年10月18日来告知，病程逾6年，胸凉背时凉5载之病，已于秋末消失，冬春皆无胸背发凉。

**【按语】**

肺为华盖，主气，娇脏，"清虚之府"，朝百脉，病多化燥伤阴，治当清肺养阴。然本案术前已咳嗽不止两个月，外感风寒，郁遏肺卫，胸为肺之外护，是故术后畏寒，胸背发凉，咳嗽气促，乏力嗜睡，易于感冒，一派肺脾气虚，痰湿内停，胸阳不振之征，即阳气虚怯，卫外不固也。倘延误治疗，有可能酿致肺癌之复发，故急予参麦四逆汤益气养阴、温补阳气；归芪建中汤调营卫、补气血、温中阳；瓜蒌薤白半夏汤加陈皮、浙贝母宽胸豁痰散结；山药健脾益肾，从始至终以温扶阳气、顾护胃气为治疗大法，参以温振胸阳、宽胸豁痰，万稳而进，俾"胃气壮，则五脏六腑皆壮"（《望诊遵经》），自然"正胜邪去"，正气得复。倘不问究竟，墨守"清肺养阴"陈规，必定反增病势，其失远也！

李老有云：治病贵在首当辨明病之寒热虚实，方不致触途冥行，犯寒寒、热热、虚虚、实实之禁戒。识得此，立法遣方用药始能丝丝入扣，治病才会稳操胜券，纵然过中有所疏漏，只要无大的原则性问题，达不到上佳疗效，"虽不中，亦不远"矣！对该患者的治疗，既要治疗癌症术后并发症，同时病证结合，选用扶正、豁痰、化瘀、抗癌之党参（制散剂时易为红参、西洋参）、黄芪、薏苡仁、三七、贝母、瓜蒌壳、仙鹤草、白花蛇舌草等品皆具有不同程度的抗癌抑癌作用，以防止癌症复发与转移，二者相辅相成，未曾偏废。

## 七、标本论治，万勿轻忽

经云："知标本者，万举万当；不知标本者，是为妄行"（《素问·标本病传论》)。治病求"本"，指的什么？李老指出，历代医家站在不同角度，说法多端，如《丹溪心法》认为本于阴阳之邪；《慎斋遗书》认为本于病因病机；《景岳全书》认为本于寒热虚实证；《医宗必读》认为本于脾肾；《冯氏锦囊秘录》认为本于肾阴肾阳，等等。他却以为《医论三十篇》主张的本于致病之因，即"本病""原始病"，似较妥贴。他指出先贤一以贯之的"急则治标，缓则治本"是标本论治不可移易之通则，设若标本俱急，又当标本同治。如他治疗"慢性阻塞性肺气肿"，风寒外袭，恶寒，全身酸痛，咳喘尚不甚者，以人参败毒散轻剂即效，属风热为患银翘散乃正治之方，均可获捷效，是为"急则治标"。若为暴寒直袭引动痰饮，恶寒较甚，咳喘并作之表里俱急者，常以射干麻黄汤加味；治未获效，恶化为阳虚水泛，症见喘促、身肿、恶寒、肢冷、脉沉者，当以参麦真武合剂治之；若出现咽干口燥、咳嗽气喘、痰黄难出者，又当以千金苇茎汤合参麦鱼桔汤治之；喘促，口干，便秘，下肢水肿者，上方合《金匮》己椒苈黄汤治之，皆"标本同治"，多能应手即效，总之要在"谨守病机"，灵活变通。无外症之恢复期，则施以健脾益肾、痰瘀同治之法疏调磨荡，以"缓则治本"，假以时日，亦屡屡奏功。事实证明，临床中把握好标本论治，确是获取上乘疗效的重要前提。

格林–巴利综合征，又称急性炎症性脱髓鞘性多发神经炎，是神经系统由体液和细胞共同介导的自身免疫性疾病。临床上呈急性或亚急性发病，系以神经根、外周神经损害为主，表现为对称弛缓性肢体瘫痪，腱反射消失，面瘫，不能随意运动或伴肌肉萎缩的一种综合病征，治疗难度极大。本病属中医学"痿证""痿躄"范畴。其病因病机，《素问·痿论篇》责之"肺热叶焦"，肺燥不能输精于五脏，致五体失养，产生"皮、脉、筋、肉、骨"五痿。古贤察得"脾病者，身重，善饥，肉痿，足不收"（《素问·脏气法时论》）；"因于湿，首如裹，湿热不攘，大筋软短，小筋弛长，软短为拘，弛长为痿"（《素问·生气通天论》），从而认为湿热是痿证的主要成因。李老于本病治疗有其独到经验。

【验案辑要】

### 格林—巴利综合征

毕某某，女，67岁，2012年5月2日初诊。

主诉及病史：下肢无力，拘挛疼痛，麻木20年，加重7个月。曾在某省级医院就诊，查得下肢明显肌肉萎缩，合谷肌肉萎缩，肌电图检查示：多处肌神经功能紊乱，诊断为"格林—巴利综合征"。因久治乏效，经友人介绍，来李教授处诊治。

诊查：头身沉困，舌部发紧有僵硬感，讲话不清，腰膝酸软，上半身怕热，下肢畏寒，神情烦躁，悲观，眠差，多梦，食纳较病前减半量，小便艰涩，大便秘结，舌质淡红，苔黄厚腻干，脉细濡。尚伴有脂肪肝、胆囊炎。

辨证：脾肾两虚，心肝失调，湿浊稽滞，痰瘀互结。

治法：健脾益肾，心肝两调，芳化湿浊，豁痰化瘀。方予三仁汤增损治之。

处方：白豆蔻、半夏、菊花、竹叶、厚朴、香附、木瓜、五加皮、桃仁、怀牛膝各 10g，白术、郁金各 12g，薏苡仁、佩兰叶、丹参各 15g，滑石（布包煎）20g，木通 6g，炒枣仁（捣粗末）30g，甘草 3g。

5月25日三诊：服上方7剂，心烦减，睡眠好转，尿畅，大便爽利，舌苔稍转薄。原方加鸡血藤 30g、防风 10g，养血化络祛风。服7剂，烦除眠佳，上热下寒与下肢挛痛显著减轻，麻木好转。再进7剂，上热尽除，下肢已温，食纳明显增进。上方去防风、滑石、木通、木瓜、五加皮、怀牛膝，加全蝎 6g、蜈蚣 3条、地龙 15g、僵蚕 20g。

9月21日七诊：服上方或上方略有加减，服上方120剂，精神转佳，头身沉困已无，下肢拘挛疼痛、麻木完全消失，舌发紧僵硬感减轻至微，讲话较为清楚，时口渴较甚。

处方：北沙参、黄芪、黄精、麦冬、茯苓、熟地黄、千年健、木瓜、地龙各 15g，白术、陈皮、五加皮、怀牛膝、蝉蜕、土鳖虫各 10g，全蝎 6g，蜈蚣 3条，丹参 25g，仙鹤草、鸡血藤、薏苡仁各 30g，炒枣仁（捣粗末）20g，甘草 3g。

2013年4月20日十四诊：上方略有加减，连续或稍间断服药150剂，精神已佳，情绪稳定，挛痛麻木未再出现，眠纳、二便可，除偶尔有轻度舌发紧微僵硬感外，基本恢复健康。停药，嘱生活与食疗调养，加强语言及适度肢体功能锻炼，以冀完全康复。

【按语】

本案从病史、症状、体征、舌脉综合观之，病机极为复杂，已涉及脾肾两虚，心肝失调，又肺主气，主治节，痰浊及"肺热叶焦"之致痿，本病与肺亦攸关，即已形成五脏受累之格局，是为病之"本"。因五脏功能失调，久则导致变证丛生，诸如湿浊痰瘀互结，湿热浸淫经脉，成为病之"标"，综合为患已逾20年，其人呈现精血亏虚，坐卧少动，气血运行不畅，筋脉高度弛缓，肌肉筋骨失养，下肢乏力挛痛麻木，四肢肌肉明显萎缩。李老认为，治疗上虽然健脾益肾、心肝两调是正治大法，但初诊即面临一派湿浊痰瘀碍胃蒙窍之象，故首当侧重于芳化湿浊，豁痰化瘀，遂径投辛开苦泄之三仁汤加佩兰叶，芳化清泄久稽之湿热浊邪，且消宿痰；加酸枣仁、香附、郁金心肝两调；白术健脾利湿；丹参、桃仁、怀牛膝活血化瘀，其中丹参向有"一味丹参，功同四物"之誉称；李老习用之"下肢三味"木瓜、五加皮、怀牛膝滋补肝肾、利湿舒筋，与前述活血化瘀药相伍缓解挛痛，增强腿力功著。用药21剂，上热下寒尽除，湿浊大部已去，烦除寐安，诸症显著减轻，精神面貌大异往昔，"治痿独取阳明"大法初战告捷。

然本病究系沉痼之疾，于是三诊时去防风、滑石、木通、木瓜、五加皮、怀牛膝，加全蝎、蜈蚣、地龙、僵蚕，以疏风及搜逐经络窍隧之痰浊瘀血。用药

120 剂，获下肢挛痛、麻木消失，舌紧硬减，讲话较清楚之良效，显示"标"证大势已去。

三诊已露气阴两虚之象，故更予参麦、五味异功、地黄饮子合方进退出入，加黄芪、黄精、仙鹤草、怀牛膝，直袭病"本"，共奏补气养阴、健脾利湿、滋补肝肾之功。要之，未忘在前述虫类药基础上，复加蝉蜕、土鳖虫形成大队虫类药格局，以增强搜风剔邪、化瘀通络之效，且皆属血肉有情大补真元佳品，其中僵蚕、蝉蜕"祛喉风"，为缓解喉部肌群痉挛，启闭开音之上佳药对。诸药协同，标本兼治，守方稳进 150 剂，使如此远年衰疲性疾患，竟逐渐达至恢复脏腑、经络和四肢躯干功能之满意疗效。全案有力地说明，中医整体治疗思想，是攻克顽难大证之不二法门。

## 八、气阴两虚，多恙病机

《素问·阴阳应象大论》曰"西方生燥"。李老从多年临床实践中观察到，西北地区终年多风干燥，夏日气温高，无论哪个年龄段尤其是中老年，即令"无病"亦常有不同程度的咽干口燥、唇舌干甚至开裂、目干涩或发红。此为天候地气导致损正伤阴劫液使然，他常以玄麦甘桔汤佐以北沙参、菊花、山楂，嘱开水冲泡代茶饮甚效。

临床上上呼吸道感染、肺炎、肝炎、结核，多种急性热病，或高血压、脑动脉硬化、肺源性心脏病、冠心病等"大病"病情得到控制后之恢复期，以及各科某些病程较长的慢性疾病、消耗性疾病过程中，往往阳气和阴精同时受到损伤，呈现程度不同之气阴两虚，气血两亏，多见头晕乏力、动则气促、低热多汗、五心烦热、口燥咽干、口渴喜凉等，然随着波及脏腑之不同，所见特定性症状亦迥然有异。气阴两虚在多种疾病的发生、发展和转归中常常占据着主导地位，是多种急慢性病证的主要病机，治疗时皆急当以补气养阴为主，益以针对其他病因病机的药物。

【验案辑要】

### 主动脉瓣置换术后口干渴

沈某，男，20 岁，2012 年 2 月 27 日初诊。

主诉及病史：主动脉瓣置换体检中发现主动脉瓣中度关闭不全，主动脉瓣轻度狭窄，于 2011 年 11 月 23 日在新疆医科大学某附属医院行主动脉瓣置换术，术后失眠心悸口干 2 个月余，曾用多种中西药罔效，遂来李老处就诊。

诊查：头晕乏力，口干心烦，有时心悸，心率达 88~96 次 / 分，渴喜冷饮，睡眠极差，经常彻夜不能成寐，舌质红，苔薄黄，脉细数。

辨证：气阴两虚，心体失养。

治法：补气养阴，宁心安神。沙麦柏子养心汤加减。

处方：北沙参、柏子仁、麦芽各30g，麦冬、赤芍、丹参、陈皮各15g，瓜蒌壳12g，生地黄25g，知母、茯苓各10g，炙甘草3g。

3月21日四诊：服上方20剂，烦躁已无，睡眠颇佳，心悸显著减轻，余症均减。口干仍甚，口唇干裂，上方加黄连、菊花、郁金，嘱忌食辛辣香燥饮食。服上方20剂，诸症消失，心率76~80次/分。停药，嘱食疗调理。

【按语】

李老意见，该患心脏手术，伤及气血，气血亏虚，血不养心，气阴两伤，胃阴不足故见是症。再细加推究之，患者手术直接"伤"心，"心藏神"，神不守舍，则睡眠极差，甚至彻夜不寐。"心主火""在志为喜"，心受伤，兼之心火偏亢则心烦；伤阴劫液则口干渴，喜冷饮；"心主血"，心阴虚，心体失养则心悸动不已，心率明显增快。药用北沙参、麦冬、生地黄、知母补气养阴，益胃生津，清热凉血；柏子仁、麦芽、茯苓疏肝和胃，养心安神；如此心脏手术，直伤心血，其口干等久治不愈，表明兼有"瘀热在里"，故用赤芍、丹参凉血散瘀，除烦安神；陈皮、瓜蒌壳宽胸理气；炙甘草健脾益气，调和诸药。服上方20剂，烦躁已无，睡眠颇佳，口干仍甚，口唇干裂。虑及余热未除，故予黄连、菊花、郁金清解郁热。又服药20剂，诸症消失。本案所获佳效，为心脏手术后引发"气阴两伤证群"的治疗提供了有益思路。

## 九、痰瘀同治，攻克顽证

李老指出，症见身面四肢水肿，肥胖，多痰，咽喉异物感，胸膈满闷，气息奔迫，腹胀腹鸣，纳差便溏或便秘，或身体某些部位出现细小光滑可移动之皮下结节包块，舌苔白厚或黄厚而腻，脉细濡或细滑，多属痰饮为患；症见新久疼痛，痛有定处，跌仆损伤，中风偏瘫，或久病肢体萎废，或身体某些部位出现较大结节包块，面色黧黑，或唇舌紫暗，脉弦滑或涩滞，多为瘀血之征。病久之人或病程虽短但因气滞血瘀，导致气滞水亦滞，久之水泛为痰，盖瘀血与痰浊这两种病理产物同为阴邪，最易形成痰瘀互结之状态。

【验案辑要】

### 急性前侧壁心肌梗死

李某某，女，50岁，农民，2009年6月9日初诊。

主诉及病史：左胸闷痛、心悸、气短1个月余，5月7日突然以上症状加剧，急送某省级医院检为"急性前侧壁心肌梗死、心绞痛"。经治疗半个月好转出院，即来李老处诊治。

诊查：左胸闷痛，每日发作6~8次不等，有时夜间气憋醒来，心悸怔忡较甚，心率可达102次/分，兼头晕目花，口干心烦，渴喜冷饮，多汗，时纳稍差，便秘，舌质红，苔薄黄，脉细数。2006年曾行脑CT检查示：散在小灶性腔隙性脑梗死。

辨证：气阴两虚，胸阳不振，气滞血瘀，痰瘀互结。

治法：补气养阴，开胸散结，豁痰化瘀。方予参麦瓜蒌汤、小陷胸汤、血府逐瘀汤合剂化裁。

处方：西洋参、半夏各10g，麦冬、赤芍、丹参、全瓜蒌、陈皮、川芎、红花各15g，柏子仁、薤白各30g，黄连、三七末（冲服）、全蝎、炙甘草各6g。

11月21日四诊：服上方7剂，左胸闷痛每日仅轻微发作1~2次不等，夜间已不再气憋醒来，心悸怔忡已很轻微，口干心烦消失，汗收，食欲及精神转佳，唯头晕时甚，上方加天麻10g、葛根20g。服上方22剂，诸症消失，停药，食疗调摄。建议内服天王补心丹、通心络胶囊，常量服用1个月，以资巩固疗效。

后患者因口腔溃疡和失眠1周来诊，谓完全停汤药3个月来，仅近1个月来偶有轻度胸闷和心悸。

【按语】

心肌梗死属中医学"胸痹""心悸"范畴，《灵枢·五邪》指出："邪在心，则病心痛。"该患左胸闷痛、心悸、气短乃气滞血瘀、痰瘀互结，痹阻胸阳，阻滞心脉使然；心脉瘀阻，久则耗气伤阴，故头晕目花，口干心烦，渴喜冷饮；热结于内，热逼汗出；热结于内，耗气伤津，故见便秘，舌质红，苔薄黄，脉细数。药用西洋参、麦冬补气养阴；瓜蒌壳、薤白、半夏、陈皮开胸散结，行气导滞；赤芍、丹参、川芎、红花、三七活血化瘀；柏子仁养心安神助眠，对快速型心悸甚效；全蝎，搜逐脏腑经络窍隧之风痰，止痛功著；黄连，清热燥湿泻心火。服药一周，左胸闷痛、心悸显著好转，口干心烦消失，汗收，食欲及精神转佳，唯头晕时甚，故加天麻、葛根息肝风，平肝阳，解肌退热。计服药22剂，诸症消失。

## 十、疑难病证，杂合以治

《素问·异法方宜论》曰"圣人杂合以治，各得其所宜……得病之情，知治之大体也"，张景岳在《类经·论治论》中释为"杂合五方之治而随机应变，则各得其宜矣"。

李老谓"杂合以治"，有广狭二义。狭义言，指中医学范畴内，举凡碰到一时以单一治法难收速效的疑难病及多种慢性病证，主张以中医多种疗法进行综合治疗。以中风后遗症为例，马案脑出血，手术后即主要投予中医中药（中药汤剂内服、三七粉冲服，汤药渣煎汤夜间泡脚）、针灸、推拿和食疗等综合疗法，患者病后坚强，乐观豁达，主动配合治疗，故奏效快捷。广义论，中西医多种疗法并举治疗。恶性肿瘤死亡率最高，病势凶险，李老主张必要时先手术切除病灶，或放化疗抑杀癌细胞顿挫病势，为中医治疗赢得时间。多年前他受金元大家张元素"养正积自除"学说的启迪，参考国内外文献，以补气扶正为主，辨证与辨病结合，创"扶正消积汤"内服，有的佐以药袋蒸后外敷，辅以精神治疗和食疗，接治多例癌症患者，尽管大多死亡，但不少确乎生存质量明显提高，寿命延长，少数治愈尚健在，无症状带癌生存竟达 20~30 余年。

显然，治疗疑难病症，李老倡导中西医或中医范畴内的"杂合以治"，就是"集中优势兵力打歼灭战"，扬长避短，优势互补，藉以缩短疗程，提高疗效。

## 【验案辑要】

### 脑血管意外后遗症

马某某，男，65 岁，某军区总医院主任军医师。1999 年 3 月 6 日初诊。

主诉及病史：脑出血术后，语言不清，无行为能力 1 个月余。1 个多月前不慎在冰雪路上滑倒，头先着地，当即昏倒不省人事。急查脑 CT 诊为脑出血，乃施行开颅术，清除出血后，仍昏迷 2 周，经若干抢救治疗措施，神志苏醒，但语言不清，无行为能力。急邀李老会诊治疗。

诊查：面色发暗，形体较病前明显瘦削，头晕时痛，全身沉困乏力，左侧微有口眼歪斜，语言喃喃呐呐不清，吃饭微有漏饭，喝水微有漏水，时流口涎，行走需人搀扶，记忆力明显减退，许多平常熟悉之人，大多忘记了姓名，口干喜冷饮，心烦，睡眠差，多梦，舌质微暗，苔薄黄腻，脉细滑数。有高血压、脂肪肝史，平时偶饮酒少量，嗜烟史 40 余年，日吸 1 包半 ~2 包。

辨证：脑溢血（脑中风）后遗症。气虚血瘀，痰瘀阻络。

治法：益气活血，豁痰通络。方遣补阳还五汤加减治之。

处方：黄芪、地龙各 30g，丹参、赤芍各 15g，当归、川芎、桃仁、红花、郁金、橘红、半夏、菖蒲、远志、茯苓各 10g，三七末（冲服）6g，甘草 3g。日 1 剂，水煎服。

9 月 26 日九诊：服上方半月后，黄芪剂量加至 60g，服此方及此方间有加减方 96 剂，耐心安慰患者，说服其和家属一道，悉心配合肢体和语言功能锻炼，持时 4 个月余，各种症状及体征逐渐减轻及至消失，说话吐词嚼字较清晰，走路步态恢复正常，只是速度均稍慢些。停中药汤剂，鼓励加强食疗及生活调摄。

停药后，继续语言及肢体功能锻炼 3 个月后，语言、记忆及肢体功能完全恢复，并正常上专家门诊，毫无倦容。唯届高龄，经亲属、同事和朋友耐心劝说，后来方自行终止上专家门诊，在干部休养所安享晚年。

【按语】

李老指出，本案系脑出血后遗症，方中地龙一药凉血化瘀，大剂使用，安全无碍；丹参活血化瘀、清心凉肝；三七化瘀与止血兼备，是出血性中风首选理想药物；郁金调肝疏郁，清化热痰。即在甘温益气、活血化瘀的同时，佐以功同性异之以上清凉之品，层层严防脑出血之再度发生，患者获短期治愈康复。葛根心脑同治，引领诸药透过血脑屏障，痰瘀同治，加速包括语言功能在内的大脑功能之恢复。

本案疗效颇好，原因安在？李老认为，关键在于贯彻了"治贵及时"的首要基本原则，在严密观察下形成符合病情的理法方药，以及认真协助患者进行康复锻炼，相辅相成，未有任何偏废。从这个意义上讲，说治病是一个浩大的系统工程，殊不为过。

## 十一、动静结合，张弛有度

在中华文化和人生观、道德观熏陶下，不少人志存高远，为报效国家，夜以继日地超负荷学习、工作，人称"拼命三郎"，有的成为贡献至巨的共和国脊梁。其精神诚属可嘉，值得学习。由于不能参加体育活动，短期尚可，时间久了，长期过劳身体透支，到一定时候，疾病纷至沓来，身体状况急转直下，不少人因而过早地永远离开了他钟爱的事业，以及亲人和师友们。一个个英年早逝的噩耗，带给我们以无尽的痛惜与应有的冷静思考。

为了事业，为了正常工作、学习和生活，必须要有一个健康体魄。生命在于运动，早已成为医界和社会大众的共识。还有人主张"生命在于静"，意指在尘世喧嚣之今日，应当"心静""修内"，亦内寓至理。但李老认为，生命在于动静结合，这是养生防病和治病过程中务须实施的重大举措。俗云："文武之道，一张一弛"，亦即以二者有机结合为要，关键掌握好"度"。如对待运动，不可兴致一来，成天锻炼得汗流浃背，以致损伤正气；情绪低落时，一曝十寒，甚至摒弃运动，养尊处优。当下所谓的"文明病"如肥胖病、糖尿病等不断"攀升"，几成"社会问题"，是为"警讯"。邓颖超同志生前曾在撰著的《与疾病作斗争》一书中，谈及她平时休息时适当看书报，但坚持饭前走 1500 步，饭后走 1000 步，经过 1 年多的锻炼，靠毅力战胜了糖尿病。据此，李老一直鼓励老年人在安享晚年时，仍要贯彻"动静结合"的原则。关于休息与活动的比例，他主张 60~70 岁按 6∶4，70~80 岁按 7∶3，80~90 岁按 8∶2，90 岁以上按 9∶1 进行。活动内容和强度须按体质和基础病程度灵活掌握，活动与锻炼以不累为原则，一般在稍累前即应休息。

李老在一些疾病的治疗中，也主张适当配合运动。如腰或膝或上肢或全身关节疼痛性病变（对癌症或感染发热或兼有创面者例外）患者，在服用辨证中药煎剂 1 个小时后，可适度活动和拍打病变部位 5~15 分钟，以运动作"引子"，引导药至病所，有一定增强药力之作用。以上具体情况，还可向相关医师咨询，随时动态调整，以保安全。

尿路结石是泌尿外科常见疾病。20 世纪 80 年代以来，李老应用所创经验方"琥金通淋排石汤"颇效。为提高排石率，他从临床实践中摸索出一套辅助治疗措施：①吃核桃：药后砸核桃 2~3 个，取仁嚼服，以其入肾及滑利作用而助结石排出；②饮糖茶水、跑跳：药后 15~30 分钟，饮温糖茶水 500~1000ml；30 分钟后，开始跑步或跳跃 15~30 分钟（时间及活动强度依其体力而行）；③跑跳后拍打腰腹：手掌微屈成空心状，肾结石拍打患侧腰部，输尿管、膀胱结石拍打患侧下腹部，每次 10~15 分钟，每日 3 次（多次则更好）；④憋尿后突解：小便须待膀胱高度充盈（胀感明显），再憋尿至不可忍耐时，突然用力小便，有借助冲力引石下行之作用。每次尿至事先备好的痰盂或便盆等容器内，以观察有无结石排出，如有可以清水淘洗后以干净小瓶收贮备查。上述拍打、跑跳，有振动和松解结石的作用，与碎石机有异曲同工之妙，然而碎石机对某些患者尚有"石虽碎，排不出"之缺憾，需另用中药利尿排石。而本法集扶、化、排于一体，起到化石或推荡结石，促其下移及排出的作用，配合药物治疗，甚有助益，不可小觑。

【验案辑要】

### 肾盂结石

刘某某，女，77 岁，2010 年 3 月 11 日初诊。

主诉及病史：腰痛、尿血半个月，来我院经 B 超及腹部平片检查，均证实左肾盂有 1.2cm×0.5cm 之阳性结石，断为"左肾盂结石"。

诊查：精神萎顿，腰部胀痛，小便尿血，溺窍涩痛，心烦眠差，舌苔薄白，脉细弦数。

辨证：湿热化火，熏灼津液，砂淋为患，损伤血络。

治法：清热止血，利尿排石。

处方：金钱草、白茅根各 30g，琥珀末 6g（冲服），瞿麦、萹蓄、猪苓、茯苓、泽泻、丹参各 15g，怀牛膝、枳壳各 10g，滑石 20g，海金沙 15g，车前子 10g（另布包煎），甘草 3g。

服药 7 剂，小便畅利，涩痛消失，尿血逐日好转及至消失，腰胀痛及眠差均显著好转，精神渐振；再进 15 剂，诸症消失。服至 60 剂，持时两个半月，于 6 月 10 日复查 B 超及腹部平片，均证实左肾盂结石消失。停药，嘱其食疗调摄，平时适当多饮水，多散步。

**【按语】**

该患因老伴去世，过度悲伤，尽管在子女亲朋力劝抚慰下，接受了现实，但平时仍不愿出门，不愿活动，整天独坐家中，或睡卧床榻，以致罹患本病。治疗服药期间，因其高龄身体瘦弱，跑跳拍打乏力，较少进行，故疗程较长，服药 60 剂，持时两个半月始排出结石。反观两例同为肾结石 1 cm 以上之该病中年患者，辅助措施认真践行，排石明显加快，他如我院收发室孙某某、理发室张某某均在 1 个月内排石，皆是有力佐证。

## 十二、急腹症群，施针神速

许多以疼痛为主诉的病症，李老向来推崇针灸治疗，因其有立竿见影之捷效。他极推崇元代窦桂芳在《针灸四书》序中言："在昔孙公真人有曰：为医知药而不知针，知针而不知灸，不足以为上医。必也药与针灸三者俱通，始可与言医已矣。"主张任何中西医师，都应掌握一定的针灸治病的知识和技能，以便更好地及时解除患者病痛。

**【验案辑要】**

#### 急性肠梗阻

1960 年夏季，正读大四的李兴培参加四川省（成都中医学院）医疗队，赴大文豪苏东坡故里眉山县，在一生产大队巡回医疗。某日午夜，在睡梦中被急促敲门声惊醒，开门后，见一青年农民驾牛车前来，满脸焦急状，谓其父亲腹痛难忍已半日，请医疗队医生出诊。他二话未说，带上针灸治疗包，坐上牛车直奔患者家中。当时乡村道路泥泞，崎岖不平，走约两小时抵达后，一个 40 余岁的农民，呈膝胸位侧卧病榻，焦躁不安地大呼"痛死我啦！"询知为昨日中午吃几个煮玉米，今日黄昏开始剧烈腹痛不止，欲吐不吐，已两日未大便。腹部扪诊呈板状，拒按，按之剧痛难忍。腹部听诊：肠鸣音高亢似金属声，有气过水声。因无条件拍腹部平片，拟诊：不完全性肠梗阻。又因暂时无条件行胃肠减压，若去县医院进一步诊治，路途太遥远，深恐病情恶化。因思他的老师、针灸学泰斗、成都中医学院针灸教研室主任蒲湘澄老先生，对脘腹疼痛，常强调他应用《针灸大成》经验，穴取内关、足三里（均双侧）、中脘，疗效确凿。当即针上述穴位，采取多次提插捻转强刺激法。针 10 分钟后，肠鸣稍活跃；15 分钟后，肠鸣更活跃，腹部可见肠形（胃肠蠕动波）逐渐增多，得少量矢气，疼痛减轻；20分钟后，矢气频频，腹痛大减；28分钟时疼痛稍加重，急不可耐地要求拔针，入厕后解出多量未消化之玉米碎粒伴暗黑色水样便，腹痛完全缓解，病愈。嘱予软质饮食，多餐、少食调理之。多次随访，无复发征象。

50余年来，李老以此法成功救治多例类似患者，例如：6年前春末，消化科收住一例80岁王姓男患者，罹肠结核性腹膜炎伴腹水，经抗结核等治疗获愈。在行将出院前，晚餐吃韭菜水饺15个，2小时后，腹部急胀疼痛颇甚，不解大便。翌日腹痛更加剧烈，不能进食，喝水亦吐，欲大便而不能。经各种检查及普外科会诊意见为：不完全性肠梗阻。即行禁食禁水，胃肠减压，静脉输注抗生素和维生素等液体支持疗法均乏效，遂邀李老会诊。即嘱针灸科针内关、足三里（均双侧）、中脘，进针得气后通电麻仪（电流常量）。留针5分钟后腹鸣；15分钟后矢气，疼痛显著减轻；20分钟后出针，半小时后解黑黄色硬性大便一小块；翌日如法电针20分钟后，日大便10余次，每次均为黑黄色之块状大便少许，右下腹粪块已消大半；第3日仍如前法电针后，大便4次，性状如前，右下腹已未扪及粪块存在，病愈。嘱糜粥自养收功。随访年余，体健如初。

【按语】

2例患者皆为急性不完全性肠梗阻，来势猛骤，病情重笃。第2例患者经西医治疗罔效，其家属认为无望，已准备好寿衣等后事。可见，都不容稍事懈怠。李老遵师训，穴取内关、中脘、足三里。考内关穴，功擅宁神镇痛、疏肝和中。《针灸大成》主治"中满心胸痞胀"和"结胸里急难当"，《玉龙歌》"腹中气块痛难当"，临床用治脘腹痛和呕吐功著。其为心包经络穴，有联络和沟通与三焦经形成的表里两经的作用；又为奇经八脉交会之阴维穴，可统治胃肠、心和胸部病症。中脘，功擅健脾和胃、通降腑气。《针灸大成》：主治"腹暴胀……翻胃……心下如覆杯"，临床常常用于治疗脘腹疼痛和翻胃呕吐；其为腑之会穴，盖六腑之气皆禀于胃，又为胃之募穴，故胃病多取中脘。足三里，功擅健脾和胃、通腑化痰、升降气机。《灵枢·邪气脏腑病形》谓足三里主治"膈咽不通，食饮不下"；《灵枢·五乱》"气在肠胃者，取之足太阴阳明，不下者取足三里"；《四总穴歌》"肚腹三里留"；《针灸甲乙经》"少腹坚……善呕……五脏六腑之胀"；《针灸大成》"腹痛食不下，大便不通……腹有逆气上攻"；临床常以之治疗脘腹疼痛、腹胀腹鸣、纳差乏力等，其又为足阳明胃经下合穴，即属于六腑胃之病证的主治穴位。足见上述三穴实为治疗胃肠病证之要穴，是故《针灸大成》"腹内疼痛：内关、中脘、三里"，将三穴相须为用，渊源有自。针灸的现代实验研究显示：针刺足三里、中脘有缓解胃肠平滑肌痉挛，促进胃肠蠕动的作用；针刺足三里，能加速实验动物兔空肠顺向与逆向套叠的还纳时间，亦提供了三穴配伍应用有显著协同增效作用之佐证，观所举 2 例所获之卓越疗效即为最有力之说明。此外，必须指出的是，三穴中足三里、内关是著名的保健强身要穴，其对循环、呼吸、血液、泌尿、内分泌、免疫和神经多系统均有良性调节和保护作用，年老及体弱者选用安全稳妥。要之，仅此三穴而获此佳效，充分说明治病不在选穴过多，关键在于熟谙病机、治则，选穴构思巧妙，穴专力宏，手法熟练，自能收到佳效。特别是 2 例治绩还说明，古代医籍来自大量临床翔实经验，这也是古为今用的良好范例，予吾辈以无穷之启迪。

# 疾病、死亡与医学气象学
## ——附 1000 例死亡病例的医学气象学分析

医学气象学，是一门古老而新兴的边缘学科。医学气象学在应用气象学领域内的最早专著，首推 2000 多年前的《内经》，如《灵枢·顺气一日分为四时》："一日分为四时，朝则为春，日中为夏，日入为秋，夜半为冬。朝则人气始生……日中人气长……夕则人气衰……夜半人气入藏。"又云："百病者，多以旦慧，昼安，夕加，夜甚。"《素问·玉机真脏论》："一日一夜五分之，此所谓占死生之早暮也。"《素问·离合真邪论》："不知合之四时五行，因加相胜，释邪攻正，绝人长命。"足见我国医学在该领域内昌明之早。

近些年来，该学科领域日益为世界医学界所重视，日趋活跃，我国亦陆续有报道。为探寻疾病、死亡与医学气象学关系，李老及其团队开展了相关研究工作，发现确有一定客观规律可资遵循，这在防病治病过程中，可增加预见性，减少盲目性，及时采取因应对策，其意义之深远，显而易见。

我们从新疆医科大学第二附属医院 1965~1981 年间各科 87 个病种死亡病例中随机抽样 1000 例。谨作简要分析报告如下。

## 一、观察方法

（1）方法：按阴阳分证，标准如下。

①阴证：体温不升，面色失华，口干不渴，表情淡漠，甚或昏不知人，二便失禁，脉沉肢冷，舌苔白薄，或白而厚腻，或黑而多津。

②阳证：体温高热或低热，面色潮红，口渴喜冷饮，或出汗多，烦躁颇甚，神昏谵语，循衣摸床，或咳血，或吐血，或衄血，或便血，或尿血，大便干燥，

小便深黄，或二便闭塞，舌质鲜红或绛红，苔薄黄而干，或黄厚腻而干，或黑而多津，或光红无苔。

以上但见主要症状、舌脉即可定型，余症不必悉具。

（2）分组：阳证死于阳时，或阳气生发的后半夜（阴中之阳），为第1死亡时间组；阴证死于阴时，或阴气生发的下午（阳中之阴），为第2死亡时间组；阳证死于阴时为第3死亡时间组；阴证死于阳时为第4死亡时间组。

## 二、结果与分析

### 死亡时间与性别、年龄、民族的关系

| 组别<br>项目 | | 1 | | 2 | | 3 | | 4 | | 总计 | |
|---|---|---|---|---|---|---|---|---|---|---|---|
| | | 例数 | % | 例数 | % | 例数 | % | 例数 | % | 例数 | % |
| 性别 | 男 | 208 | 33.3 | 305 | 48.7 | 30 | 4.8 | 83 | 13.2 | 626 | 62.6 |
| | 女 | 123 | 32.9 | 184 | 49.2 | 21 | 5.6 | 46 | 12.3 | 374 | 37.4 |
| 年龄 | 成年 | 209 | 36.4 | 273 | 47.6 | 23 | 4.0 | 69 | 12.0 | 574 | 57.4 |
| | 未成年 | 122 | 28.6 | 219 | 47.4 | 23 | 5.4 | 62 | 14.6 | 426 | 42.6 |
| 民族 | 汉 | 303 | 32.6 | 457 | 49.4 | 48 | 5.2 | 119 | 12.8 | 925 | 92.5 |
| | 兄弟民族维、哈、回 | 22 | 29.3 | 40 | 53.4 | 3 | 4.0 | 10 | 13.3 | 75 | 7.5 |

（1）性别与死亡时间：男女死亡时间组间无明显差异。

（2）年龄与死亡时间：年龄大小与死亡时间组间亦无明显区别。

（3）民族与死亡时间：兄弟民族（维吾尔族、哈萨克族、回族）和汉族间死亡时间组关系亦无明显差异。

（4）死亡与季节：死于深秋、冬季、初春者604例，占60.4%。

（5）死亡与时辰：死于午后和夜间者630例，占63%。

## 三、讨论

（1）陈氏740例内科死亡病例分析，认为"节气当日死亡平均数确多于非节气当死亡数"。谢氏131例儿童病例分析，认为死亡与节气关系不明显，从而提出与陈氏商榷。谢氏病例似太少，持论是否公允，我们不加妄评。但本组1000例病例的确未看出二者有此关系。臆测节气乃适于中原地区，即黄河流域中下游。据知新疆北疆气候较中原地区要晚达40天左右，有时还更长（有的年份5

月中旬还下雪、下冰雹）；乌鲁木齐地区与中原地区时差为两个小时，日出日落时间亦与内地明显有别。显然，节气天候之于新疆，不可照搬。

（2）男与女，成年与未成年组间同死亡时间组的差异皆不明显。换言之，死亡时间不存在因男与女、成年与未成年的不同而有所差异。

（3）本组病例中，死于深秋、冬季、初春（气候多变）者计604例，占60.4%，这是由于北疆低气温时间有时可延续至5月中旬，如算到此时，死亡病例数当更高。这与气候的寒冷、阴凝与乎危重病人不易适应天气变幻之影响均很有关系。《灵枢·根结》"春夏阴气少，阳气多，秋冬阳气少，阴气多"。当"分春夏秋冬之气所在，及时调之"。《灵枢·八正神明论》"谨守其时，病可与期，失时反候，百病不治"。诸说甚是。

（4）本组病例中，兄弟民族（维、哈、回）仅75例，这与我院（前身为新疆军区生产建设兵团第一医院）性质及收治对象有一定关系，同时与兄弟民族对当地气候适应性强，体质相对佳良等因素有关。但从这些病例与死亡时间组的关系来看，其与汉族亦是相一致的，说明不存在民族不同则死亡时间不同。

（5）饶有兴味的是，本组属午后和夜间死亡者630例，占63%，符合百病"夕加夜甚"。

（6）关于为什么大多数死亡病例皆符合阳证死于阳时，阴证死于阴时的原理。《素问·生气通天论》曰："阴者藏精而起亟也，阳者卫外而为固也"；又云"阴平阳秘，精神乃治"。今阴证当阴时，两阴相搏，亦即阴气太盛，阳气不足，无由保持正常体温和生理功能，酿至"阳虚阴凝"，因而毙命。此时即使当午后，但阴气生发，助长阴凝，亦易死亡。反之阳证当阳时，两阳相搏，亦即因阳盛化气太过，即异化过程分解太甚，必使生命物质过于消耗，是为"阳亢伤阴"，则阴精耗竭，遂致生命终结，是谓阳强不能密，精气乃绝，即使时当后半夜，但阳气升发，终因病体阳气太盛，虽微阳与之相搏亦足以助长孤阳之离绝。此所谓"无阴则阳无以生，无阳则阴无以化""孤阴不生，独阳不长"，洵不诬也。这里，预示气候变化和疾病发生、发展与转归，包括患者死亡，有一定规律可循。

（7）《素问·阴阳应象大论》云"治病必求其本"。本，阴阳也！直言之，就是"以平为期"。我们认为，就养生而言，须顺应自然，"春夏养阳，秋冬养阴，以从其根"（《素问·四气调神大论》）；就治病而言，指调节阴阳偏盛偏衰，使之重归于动态平衡，病乃自愈，临床上此等例证俯拾即是。作为人民的医生，应当防治并重，探求养生之道，精究方术，协和阴阳，俾危得扶，弱益健，皆获上寿。这就是致力该课题的根本出发点与归宿。

## 四、小结

以阴阳分证解析 1000 例死亡病例,发现绝大多数患者符合阳证死于阳时,阴证死于阴时,其间不存在性别、年龄和民族的差异。鉴于北疆气候较之中原地区约晚 40 天左右,故尚未发现节气当日死亡数增加的情况。资料表明,多数患者死于深秋、冬季、初春,死于午后和夜间,预示气候变化和疾病发生、发展与死亡有一定规律可循。

### 参考文献

[1] 陈良予:死亡与节气、时辰的关系——740 例分析. 浙江中医杂志,1981(9):409.

[2] 谢必成:也谈死亡与节气、时辰的关系——兼与陈良予医师商榷. 浙江中医杂志,1981(3):107.

[3] 张德二.《内经》中的若干气象学问题,江苏中医杂志,1980(2):42.

[4] 中国科学院紫金山天文台. 1821-2020 年两百年历表简编. 北京:科学普及出版社,1965.

[5] 刘妆琛. 祖国医学的生命观(一),新中医,(5):1981.

本文在搜集和整理资料过程中,得到病案室许素琴、骆旸二同志热情协助,特致谢意。

# 扬弃中药混煎应持慎重态度

近年来个别医院或中药企业,效仿日韩等国和地区,将许多单味中药制成颗粒冲剂,提供配方,声称把每味中药制成冲剂,既能保持中药以复方为主,随时加减变化的特点,又具有西药剂量小、服用方便的长处。并谓此举可以节省中药材资源和方便患者。李老认为,开展此项工作的大胆探索精神,诚属可贵,毋庸厚非。但事实证明,将每味中药制成冲剂后再调配成方,与饮片配方后混煎,大相径庭,是故眼下不宜轻率废弃中药传统混合煎煮法。以下他掌握的几组资料及数据,为有力佐证。

(1)有学者(《湖南医学院论文集》,1959:137.)注意到治疟名方"七宝饮"中虽有常山,但其催吐作用远小于单味醋炒常山,乃序贯于该方中抽出半夏,半夏和厚朴,半夏、厚朴和槟榔,分别观察其改变常山致呕的作用。实验证明:抽出后三味时，鸽子的呕吐率自 0~20% 突增至 66.6%（$P<0.05$），遂进一步比较常山煎剂、槟榔与常山混煎、槟榔与常山分煎混服，以及分煎隔 10 分钟分服的四组呕吐率，其结果依次为 80%、20%、40%、41%，证明槟榔和常山配伍，可以减轻常山的致呕作用。

（2）石膏是含水硫酸钙，依其理化性质，难溶于水，在热水中微微溶解，但随着温度之增高，其溶解度反锐减，即有"石膏溶解度与温度成反比"之谓。然而，中医药学中诸如白虎汤、麻杏石甘汤、越婢汤、竹叶石膏汤和清瘟败毒饮等大量以石膏为主药的名方，疗效确乎翔实可靠，医界对此赞誉有加。有学者［《药学通报》，1964（4）：163.］比较研究了生石膏单味和在 17 个成方汤剂中的含量变化，并观察与一些已知成分同煎时，对其溶解度的影响。实验表明：复方汤剂中石膏含量大多数比单味石膏有所增加，石膏与一些含有机酸、鞣质、维生素等在水中同煎时，可使其溶解度增加。石膏在成方汤剂中含量增加，在治疗上有其重大意义。

（3）有学者［《新医药学杂志》，1974（4）：44.］研究了煎药后的成分分布。一般汤药的 pH 是 4~5，但有麻黄在内的方剂则酸性较强，这就使麻黄素的溶解度增加。测定 20 个含麻黄的方剂汤药，其麻黄素的溶解度并不相同。又如《伤寒论》中提出葛根汤应先煎麻黄与葛根，后入其他药。经过研究发现如此煎法则葛根中淀粉先溶于水成胶状，可以帮助麻黄素溶解，可能是成为复合物，且使麻黄素在水中稳定，不易受蒸汽等破坏。

（4）有学者［《中草药通讯》，1979（2）：45.］研究了大黄黄连泻心汤，方中黄连所含黄连素本是很苦的，但此汤液并不怎么苦。经研究证实，在煎煮中黄连中的黄连素与大黄中的鞣质样物质发生化学反应，生成一个沉淀物，因此失去苦味。而这个沉淀物中有生理活性物质，在药效学上不容忽视。

（5）有学者［《中草药通讯》，1979（2）：45.］研究牡蛎在含牡蛎方剂煎煮中的作用。共计研究 6 个方剂：小柴胡汤、大柴胡汤、乙字汤、柴胡桂枝汤、柴胡桂枝甘姜汤、柴胡加龙骨牡蛎汤，再加上柴胡桂枝汤加牡蛎。此 7 个方剂中都有柴胡，前 4 个方剂中无牡蛎，后 3 个方剂中含牡蛎。发现牡蛎的作用，主要是通过在煎煮过程中中和酸性物质，提高汤液 pH 而阻止柴胡皂苷的分解，以加强柴胡的药效。由此认为，中药有效成分在煎煮阶段的复合作用，不只是简单的协同作用或拮抗作用。足见 1700 多年前的《伤寒论》的煎药法确实很有道理。

综上所述，有力地说明中药复方煎剂，断非单味药之机械总和，乃是历经浸泡、高温加热煎煮后，各药多种生物活性成分反复作用后产生的若干化学基团的复合体，具备特殊的效用协同和毒理拮抗。因而，对中药的传统煎法孟浪扬弃，殊欠考虑。正确的态度应当是，先设定若干个代表性著名方剂，采用最现代化的实验手段，对传统复方煎煮后所获滤液，与单味药颗粒剂配制的未经煎煮的复方冲剂，分别进行化学成分提取与对比分析、药理（包括药代动力学）和毒理试验对比分析、临床观察互为对照组的疗效对比分析。只有在取得大量可靠的数据，足以证明单味药颗粒剂组合的复方冲剂，疗效超过或相当于或略差于（而非明显差于）传统复方煎煮剂，才具备有一定的推广应用价值。其间可能发展不平衡，会存在有些方剂，传统方剂优于冲剂，有的冲剂优于传统方剂，可以一一记录在案，公诸于众，成熟多少，推广多少，用于临床，疗效确凿，方不致事倍功半，甚至偾事。

再则，因为多种因素，致使中药材价格一涨再涨，患者早有不少意见，很多人已发出"看不起病""买不起药"的怨声。据知，搞成分提取制颗粒剂，较之饮片的经济成本扶摇直上，更加有形无形地明显地增加患者购药开支，谁来"买单"？这些都需认真思索，加以合理解决。从上观之，扬弃中药之传统混煎法应持慎重态度。在这方面成都中医药大学附属医院［《中医杂志》1986（5）：31-32］研制的"血宁冲剂"，保持了古方三黄泻心汤的特点和疗效，用于治疗血证吐血便血获佳效，就是一个勇于探索取得成功的例证。同时，研究将煎药器皿和方法加以改进完善，提高煎出率即生物利用度，从而惠及广大患者。

"实践是检验真理的唯一标准。"中国传统医药学，历经数千年流传迄今，历用不衰，蕴含中医理论组合的大量方剂，本身即具有极大的实践价值及科学内核。诚然，中医方剂学也绝非尽善尽美，碧玉无瑕，为顺应科学技术的迅猛发展和时代要求，仍需在认真继承的基础上，加以整理提高，进一步发扬光大，逐步达至中药及其制剂真正走向"三小"（体积小、剂量小、不良反应小）和"三效"（高效、速效、长效）等理想境界，更好地为祖国人民和全人类健康事业服务。

# 应当尽快推广"煮散"剂型

中医学治疗方法丰富多彩，有中药、针灸、推拿、气功和拔火罐等。就药物治疗而论，在辨证周详、立法正确和遣方用药精当前提下，药物剂型往往对治病疗效好坏和疗程长短起着相当重要的作用。最常用剂型有汤、丸、散、膏、丹等。据晋·皇甫谧《针灸甲乙经》考证"汤剂始于伊尹"。屈指推算，距今至少已3000年。关于汤剂作用，清·徐灵胎《医学源流论》云："盖汤者荡也，其行速，其质轻，其力易过而不留在荣卫肠胃，煮其效更速。"意即汤剂较其他剂型易吸收和奏效快捷，这也是医生常用、患者乐用汤剂防治疾病的缘由所在。

20 世纪 50 年代中期以来，我国政府采取了若干有力措施，坚定地贯彻执行毛泽东和周恩来为首的中央制定的"团结中西医""继承和发扬祖国医学遗产"的中医政策，使本已奄奄一息的中医药事业得以复苏，并获得长足发展。中医药对暴发性流感、乙型脑炎、腺病毒肺炎、钩端螺旋体病、流行性出血热、非典型肺炎、新型冠状病毒感染等危急重症与疑难病症，疗效显著，中医药在群众中享有前所未有的崇高威望，全国各地中医机构就诊者"门庭若市"。我国以上伟大成就，以及盛况，立即受到日、朝、越、新、马、泰和港澳台，以及有华人华侨的国家和地区的瞩目，"中医热""中药热"一度兴起，而这些国家和地区所用中药材，主要来自中国大陆。因此，中药用量急剧增加，一度供不应求，迄今这种势头就相当部分中药材而言，尚未见到明显减缓。而许多中草药种植生长有一定周期，大多是不可再生的资源，这在一定程度上，影响和制约了中医药事业的发展。

为减缓中药的严重紧缺势头，满足广大人民群众在防治疾病时，希望提供简便（体积小、携带方便、煎煮省时）、经济（价廉）、高效和安全的中药的强烈要求，李老热忱地建议尽快推广一种雷同于汤剂，而又不尽相同，且更富于应用价值的古老而新兴的"煮散"剂型。

## 一、"煮散"剂型源远流长

东汉名医张仲景《伤寒杂病论》中有 7 个方剂隶属"煮散"性质，如治疗瘀血证的"抵当汤"（水蛭、虻虫、大黄、桃仁），即系将方中四味药"锉如麻豆，以水五升，煮取三升，去渣，温服一升"，此时虽未将其命名为"煮散"，但委实为煮散剂型的萌芽和发端。唐代始把锉为粗末形式的汤药剂型正式命名为"煮散"，以示区别于饮片（中药生药按要求切成片状）汤剂和直接煮服细末散剂。此可见于孙思邈《备急千金要方》"续命煮散"（卷八）和"茯神煮散"（卷十三）。

迨至宋代，煮散剂型乃得以大量推广应用。当时，沈括在《梦溪笔谈》里指出："古方用汤最多，用丸散者殊少……近世用汤者殊少，应汤皆用煮散。"素负盛誉的方剂学专著《太平惠民和剂局方》（简称《局方》，初版刊行于 1080 年，后曾几经增补）共载方剂 788 个，其中汤剂方 128 个，采用煮散法 68 个；散剂方 241 个，采用煮散法 132 个；他如丸、丹和饮剂，亦有采用煮散剂型者；总计采用煮散方剂 237 个。同时代的《太平圣惠方》《圣济总录》《济生方》和《小儿药证直诀》等书皆有大量煮散记载。足见彼时防病治病中，"煮散"业已成为较常用剂型。

金元时期，战祸连绵，赤地千里，民不聊生，疾病流行。当时，被后世尊称为"金元四大家"的名医刘河间、李东垣、张子和及朱丹溪治疗疾病，多投以"煮散"剂，挽救了很多危重疑难病症，基本上克服了药源匮乏招致的困难。

颇为遗憾的是，"煮散"剂型除仅仅为极少数地区个别医者采用外，之后并没有像汤剂那样广泛地流传下来，而被众多医者渐渐淡忘，甚至被遗弃，着实令人扼腕三叹！

### 二、发掘宝藏，简便廉验

如前所述，一方面国内境外国外中药材的供应，频频告急；另一方面一些医疗科研部门进行实地考察，发现汤剂煎煮后所废弃残渣中，如茯苓、薏苡仁、葛根等饮片中心部分还是干的，党参、大枣等还有甜味，深感浪费较大。

所有这些，都促使相关医疗科研单位对中药剂型改革加以探索和研究，"煮散"剂型的研究被提到议事日程上来。卫生部中医研究院（现中国中医科学院，下同）中药研究所对 6 个常用方剂的煮散主要成分的煎出量进行测定，结果表明 1/3~1/2 量的粗末同全量饮片的煎出物相当，还发现有的主要成分煎出量还较之普通煎剂显著提高，如具有清热泻火功效、治疗急性炎症的泻心汤（大黄、黄连、黄芩）总蒽醌含量提高 1.47 倍；具有回阳救逆功效、治疗厥逆证的四逆汤（附子、干姜、甘草）总生物碱含量提高 1.27 倍。

有学者［《广东中医》，1962（5）：25.］用银翘散粗末煎服治疗感冒 1150 例，用量不到饮片的 1/4，而取得服 1 天发热普遍降低，轻症可愈，平均 2.7 天退热，其他症状迅速缓解的卓越疗效。广东省中医药研究所报道煮散的药物，利用率提高 20%~30%。卫生部中医研究院附属医院相继发现，用 1/3 饮片量的煮散，治疗胃病、痢疾和肺炎等，疗效与全量相似。广安门医院用"排石煮散"治疗输尿管结石 68 例，排石率 63.3%，有效率 79.4%，与中西医结合治疗本病，疗效接近，以人均服药 40 剂药量计算，每人可节省药材高达 300kg。

### 三、蒲氏经验，启人心扉

我国以擅治急性热病和疑难病症蜚声中外的名老中医蒲辅周（1888—1975）先生，曾感触良深地说：年轻时，读清代名医叶天士《临证指南医案》，见他用药甚轻，多年后才理解，人患病后，每每影响胃的消化功能，药多则加重胃肠道负担，更影响消化和吸收。蒲老严肃批评那种以为药味多、用量大、花钱多、疗效就好的说法，指出疗效并不与上述因素成正比。他认为药量大，超过身体承受的限度，反伤害人的正气（抗病能力）和胃气（消化功能）；倘若用得适当，药量小亦甚为有效。因而，他治慢性病，甚至某些危急或疑难病症，竭力提倡"煮散"剂型。

蒲老常以玉屏风散（《丹溪心法》）粗末 9~15g/d 煮散预防感冒和治疗老人表虚感冒，收效颇佳。已故当代名医岳美中教授曾亲睹蒲老会诊 1 例"习惯性感冒"患者，一触风寒即嚏涕不止，周身渐渐恶风，翕翕发热，尚兼其他慢性疾患。因之一旦感冒，即碍于其他病的治疗。蒲老为之先治"习惯性感冒"，开玉屏风散 270g，研成粗末，分 30 包，每包水煎，1 日两次分服。1 个月后感觉好大半。又开 1 剂继续服用。2 个月后虽冒风寒，亦毫不再发。

他会诊 1 例严重"头痛"（视交叉部蜘蛛膜炎，咽后壁囊肿，颅咽管瘤待排除）案，头痛 9 个月，以前额、两颞为甚，双目渐视物不清，似云雾状物阻碍，左目尤著，眼底检查中心视野有双颞侧缺损，咽部常有异物感，舌质淡苔中微黄腻，脉左关沉弦急，余沉细。方予养阴血、滋肝肾、清肝火之煮散剂治疗数月，症状基本消失。

再如他接诊 1 例"寒湿化热"（周期性发热）案，女，22 岁，病程半年，会诊时体温 38~41.2℃，伴腰及两膝痛，恶心纳差，食后上腹痛，心烦口苦，心悸气短，手足心热，面部及上身出汗多，偶有头痛和咽痛，舌红苔黄白腻，脉弦数，先生认为系寒湿使然，且有化热趋势，时值暑令发病之际，先投四妙丸加味治疗 1 个月，高热转低热；入秋改投五积散加味纱布包煎煮散，1 日 3 次分服，1 个月后未发热，痛减，原方续调 2 个月痊愈出院。

又如他治疗一位久治乏效的胃阳虚（胃肠功能低下）低热女患者，症见乏力嗜睡，身重，关节疼痛，口苦纳差，食不知味，大便不调，月经愆期，脉弦细数，用升阳益胃汤 3 料，煮散服用，3 个月即痊愈，仅花去 2 元钱。

此外，蒲老遣五积散（《和剂局方》）加减之煮散剂，治疗暴寒所折引致寒疫症见头身痛兼胃肠不和，急性肾炎症见腰沉重、关节痛兼胃肠不和，久虚脾泄、伤食腹痛、冷泻不止；熟料五积散（《蒲辅周医疗经验》，五积散去麻黄加人参）煮散加味治疗痛经，胃痛呕吐清水，脚气，产后关节痛和产后发热；增损双解散（《伤寒瘟疫条辨》）煮散治疗春季内蕴湿热、外感风寒、营卫失和与三焦郁滞，症见壮热烦躁、无汗头身痛、目胀口苦、胸腹痞满和不思饮食者；白薇汤（《普济本事方》）煮散治疗血厥（郁冒）因于汗出过多、血少、阳气独上和气塞不行者；麻杏苡甘汤（《金匮要略》）煮散治疗急性肾炎风湿邪气郁遏肌表，症见无汗、苔白和脉浮者；防己黄芪汤（《金匮要略》）煮散治疗风湿邪气稽滞，症见汗出恶风、苔白和脉浮者；麻黄附子细辛汤（《伤寒论》）煮散治疗急性肾炎大寒犯肾，症见腰背恶寒、四肢不温、苔白、脉浮沉均细紧或沉细弦者；理中汤（《伤寒论》）煮散治疗慢性肾炎脾肾阳虚水泛者；逍遥散（《太平惠民和剂局方》）加味煮散治疗肝胆失和、痰瘀凝滞所致何杰金病，症见颈部、腋下和腹股沟大小不等之结块者；四逆散（《伤寒论》）加味煮散治疗肝胆失调及胃肠疾患；玉真散（《外科正宗》）加蜈蚣、全蝎、僵蚕、蝉蜕煮散搜风剔邪、息风解痉治疗破伤风；当归散（《金匮要略》）煮散治疗血虚脾弱之妊娠胎动不安，亦用于气血虚弱之恶露不行；当归芍药散（《金匮要略》）煮散治疗肝脾不和之妇人腹中疼痛、胎动不安者，皆确凿有验。

蒲老将"煮散"一类的小剂量用药比喻为"轻舟速行"，不啻为真知灼见，寓意极其深刻。从上不难窥知，蒲老深研经典，穷究医理，治病极其通权达变，左右逢源，其应用煮散剂的丰富经验和翔实医案，为临床和科研提供了上佳范例。

## 四、药材加工，有所考究

煮散剂原料药之加工质量控制，是煮散剂取得良好临床疗效之关键。一般应从以下几个方面着手，规范而灵活地进行。

### （一）颗粒大小据情酌定

从研究溶质扩散原理可知，扩散物质的量与扩散物质的粒子半径成正比，亦即颗粒半径越小，浸出物质的量越多。鉴于药材粉碎成颗粒，其半径明显缩小，故浸出物可溶成分溶解度大为增加，从而大大减少药物用量和提高疗效。不过，根据药材不同的质地，应区别对待。一般说来，质地致密、坚硬的根和根茎类药材，因其溶媒（水）难于透入木质化的致密、坚硬的药材组织中，如大黄、柴胡等，粉碎为颗粒状，其大小为 1~4mm，即如火麻仁或绿豆大小为宜；而如天花粉、山药、茯苓等富含淀粉的药材，则不宜太细，以免增加药液黏度，不利于有效成分的浸出；植物全草、花、叶和质地疏松的根茎药材，因溶媒（水）易于透过薄壁细胞，故颗粒大小对有效成分的浸出影响不大，为包煎方便，粉碎为 3~5mm 为宜。

### （二）亦有例外不用颗粒

对含多量黏液质的药材，如黄柏等，含大量糖类、淀粉、胶质，而且质地黏腻，久煎有效成分才能析出来，用饮片反倒比颗粒好。这是因为取颗粒煎煮时，多量糖分、淀粉被浸出，大大地增加药液黏稠度，一则容易糊化，一则不利于其他有效成分扩散逸出。

## 五、煎服方法，至关重要

事实雄辩地证明，即令医生理、法、方、药环环相扣，药材修制颗粒合乎规范，但煎服方法失当，也必然会影响疗效，不可小觑。

### （一）煎煮器皿慎加选择

原则上以尽量不用金属器皿煎煮为好。这是由于中药有效或无效成分极其复杂，与金属器皿接触后，经高温反复煎煮，易发生若干化学变化，降低临床疗效，甚至对人体健康造成负面影响。由此足见，我们聪慧的祖先发明砂锅煎药，并沿用迄今，最富有科学内涵。其次，完好无损的搪瓷锅也较好。尽量不用钢精锅，避免使用铁锅，尤其不能采用不粘锅或铜锅煎药。

### （二）药物包煎避免焦化

煮散颗粒细小，直接煎煮，有的沉淀锅底，则易于糊化、焦化，采用纱布包煎，则能消除这个弊端，药液质量遂有可靠保障。

### （三）温水浸泡很有必要

质地坚硬者，事先温水浸泡 30~60 分钟，使药材组织疏松；至开始煎煮时，溶媒（水）已冷却，加温过程，亦即各种有效成分之溶解析出的过程，以及各种化学成分相互作用，产生若干新的具有生物活性的化学基团。切勿以鲜开水或烫水泡药，以免令不少中药颗粒外的诸如淀粉、蛋白质、胶质凝固，反而有碍于其他有效成分的析出。同样道理，以暖水瓶或保温杯加鲜开水浸泡中药取用，也是殊欠考虑的做法。

### （四）煎煮次数两次足矣

有人用单相因素法，研究甘草和焦山楂煎煮次数对药液质量的影响，结果发现，当两次煎液的得量为 1：4 时（即加 4 份水，浓煎过滤得 1 份煎液），总煎出率均可达到 70%~90%；从薄层层析图谱观察到，第二煎所含化学成分，与第一煎大致相同而略少，含量略低，只留下少量极性小在水中溶解度小的成分。说明中药煮散剂取两次煎液，混匀分温热服，较为合情合理。

## （五）煎煮时间灵活掌握

开始煎煮，用武（猛）火，待沸腾 3~5 分钟后，改文（小）火维持，15 分钟后即可过滤取液，如是共两次。唯动物贝壳、矿物药和其他质地异常坚硬的药材，可采取先煎 1 小时，再入他药的方法。滋补性药物煎煮时间，从沸腾起算，可延长半小时或稍长时间。治疗感冒的解表药，因含有多量挥发性成分，则不宜久煎。对有热溶冷析成分者，如槐花所含的芦丁，应在煎煮规定时间刚到立即过滤取液，否则煎剂冷却（或不注意保温）后过滤，冷析成分易于被悉数滤除，降低临床疗效。虽是个别情况，也不可大意。

综合上述，"煮散"剂之优越性已昭然若揭。如此极富战略意义的成果，如此简便、经济、高效和安全的剂型，我们不予尽速推广，更待何时！但是，这毕竟是一件关乎人民身体健康的大事情，为慎重起见，真诚希望，在国家有关部门主持下，敦请中国中医科学院和北京中医药大学牵头，由全国有实力的中医药科研、教学、医疗单位和企业组成大型的"全国中药煮散剂科研协作组"。课题任务及时间，落实到单位到人。在统一的方法和标准前提下，总课题下设若干子课题，每个子课题不妨由 3~5 个单位共同承担，再做些扎实的进一步完善工作，如临床方面的重复验证工作，甚至扩大到药化、药理（包括药代动力学）和毒理方面的与传统用量煎法的对比分析，找出规律性的东西，以及不相一致的原因，并予以圆满解决。当获得昭示成功的大量有说服力数据之时，就是大力推广"煮散"制剂之日。

将这一极具战略意义的举措，尽快加以实施，无疑对方便患者，节省药源，减缓中药材紧缺势头，大幅度减少国家和人民的沉重经济负担，建立和巩固农村合作医疗，发展和巩固医疗保险事业，促进社会安定团结，以及让中医药更好地进一步走向世界，都具有现实而深远的意义。


# 日本重拾"辨证论治"

中医在国际上首度遭遇"信任危机"——日本发生的"小柴胡汤"事件，已经过去 10 余年。对于该事件，中、日中西医学界都有着若干浅评，仁智互见。我们认为，这绝不是一个孤立事件，该事件的发生，有其时代背景和衍化出来的深层次原因，通过反向思维，事件也带给我们应有的思考、启迪与教益。

## 一、日本汉方医学的兴起

汉唐以降，中医学东渐，相继不断传入日、朝、越等国家和地区。日本汉方医学泰斗汤本求真在《皇汉医学》丛书中言："长女以疫痢殇，恨医之无术……始发愤学中医，经十有八年，其间流传四方，穷困备至，未尝稍易其志，用力既久，胜于今日之新法矣……信医圣张仲景遗训，为古方学派。"《类聚方广义》："张仲景为千古用方之鼻祖……其文简明严正，条理井然，宽猛之治，和攻之法，无不周悉赅备。若能精究其意，推广其义，则万病之治，易如反掌矣。"日本医学博士和田正系为其师《伤寒论阶梯》序："我们身为医师者，经常遇到疑难病证踌躇莫决，或虽诊断明确而无良好疗法，或治疗而越时重发，但此种情况下，往往易为汉方医学处方所奏效。此种事例，颇不鲜见"。"《伤寒论》不论古今中外均指为唯一之医道遵循……能作为治疗万病的原理"，他称赞其师"毕生致力于《伤寒论》之笃学者……别无旁求。其对《伤寒论》之解释，为西医学之最高成就"。足见日本医界有识之士，初始学习中医之切入点乃是从经典着手，其态度之诚恳，起点之高，学习之深入，心得之丰富，俱足以令人叹服。经多代人对中医典籍之深研实践，诞生了后世派、古方派、折中派和考证学派等，先后还有如《太素经集注》《医心方》《医籍考》和《汉方诊疗之实际》等大量汉方医学书籍问世。至二战以前，汉方医学在日本处于主导地位。

## 二、日本汉方医学的挫折及再起

日本作为二战和珍珠港事件发动者，无条件投降前，遭到以美国为首的盟军的惩罚性狂轰滥炸（包括投向广岛、长崎的原子弹），日本列岛大部分城市几为一片焦土。相继有以联军总司令麦克·阿瑟为首的美国军队进驻。在美国绥靖政策的卵翼下，战败国日本一切唯美国马首是瞻。麦氏作为胜利者，趾高气扬，颐指气使，什么都管。在医疗卫生领域，麦氏公然信口雌黄地指责"中医不科学""针灸是野蛮术"，虽未直颁"取缔中医"之令，确是践行"取缔中医"之实。日本汉方医学自此开始一蹶不振，急速掉入低谷，即从往昔主流医学，沦为不被政府承认的民间非正统医学。

中华人民共和国成立后，我国中医事业得以复苏。特别是 20 世纪 60 年代中期，毛泽东、周恩来亲自果断地制定了"团结中西医"和"继承、整理和发扬祖国医学遗产"的中医政策，相继有真才实学的中医工作者被聘入各级医院，卫生部中医研究院成立，北京、成都、上海和广州四所中医学院成立，中医工作者被遴选为各级人民代表和政协委员。中医界感动了！其焕发出巨大潜能，在预防、医疗、教学和科研方面成就巨大，显示出无比的生命力。如中医在治疗梅毒、麻风、淋病、急腹症、急性传染病（暴发性流感、小儿麻疹肺炎、小儿腺病毒肺炎、乙脑、流脑、钩端螺旋体病、流行性出血热、伤寒、痢疾、急性黄疸型肝炎）等危急疑难病症等方面，都获得了优异治绩，这对东邻日本无疑是一个不小的震撼。

日本汉方医学界德高望重的大塚敬节、矢数道明等，联合政界若干有影响人物，面对我国中医药界所取得的若干重大成就，多次向日本有关当局苦苦谏言，直陈利弊得失。日本政府遂逐渐放宽对汉方医学界本不应有的限制，汉方医学得以重生，步入新的发展时期。大塚敬节在弥留之际，还谆嘱其弟子们：现在我们向中国学习中医，10年后叫中国向我们学习。其决心与气势之大，不难想见。

### 三、"小柴胡汤"事件"应运"发生

重生后的日本汉方医学界，"赶""超"中国心切，决定首先主攻中药与方剂。他们购置最现代化的实验设备和方法，对中药粗提或精提后进行药理毒理实验。中医方剂仅部分开展现代实验手段研究。但正式生产汉方制剂500余种之多，而其中仲景经方即达200种以上，且一般都是原方原量使用，不得更易。由此不难窥知，日本汉方医学界，对经方功效是何等肯定，对仲景学说是何等虔诚！

小柴胡汤，在日本应用之广，可谓家喻户晓。为应付大量需要，20世纪80年代日本以其原料药来源方便，在我国大连专门设厂生产该产品。然而好景不长，说来易，做起来难。

沸沸扬扬的"小柴胡汤"事件，终于在日本发生。日本、中国先后不断有这类报道及浅评，见诸报刊或其他媒体，迄今人们每每对之"旧事重提"，"文外余波"似断非断，藕断丝连，常常在我国业界人士心海里激起阵阵涟漪，伴随着隐隐疼痛。

疗效是硬道理。"小柴胡汤"怎么了？"中医"怎么了？

### 四、"辨证论治"是中医学活的灵魂

"小柴胡汤"事件，矛头直指中医，使之首度遭遇信任危机。溯流穷源，其实这是二战后，日本汉方医学界率用简约对号入座的"汤证疗法"的必然结果。其理安在？唯一正确的答案是仲景早在《伤寒论》中的申言：中医治病必须"凭脉，辨证，施治"和"观其脉证，知犯何逆，随证治之"。设若有悖，轻则罔效，重则为祸惨烈。仅此而已，岂有他哉！

小柴胡汤，药虽七味，其汤证病机含义却相当深邃。众所周知，外感病邪来

犯，一般皆是按照由表入里之传变规律进行。然而仲景从大量宗族和乡里疫病治疗中，悟出由太阳（表）→阳明（里）传变层次间，还横亘着一个"少阳"半表半里层次。少阳证之确立，乃是仲景洞察力之敏锐，独具慧眼处，实补八纲辨证之未逮，该方遂成为仲景传世名方之一。其适应证候群皆为外邪侵犯少阳，入阴或出阳，正邪交争，化火伤阴，迫胃扰肝，或壅遏气机，因而呈现往来寒热、胸胁苦满、默默不欲饮食及口苦、咽干、目眩、作呕等症者。仲景于论中曾有"但见一证便是"之语，即指上述症状而言。须知，仲景在本方之末，明白无误地设有七种加减法：如太少合病，本方合桂枝汤用之；和阳明并病，予大柴胡汤表里双解；误汗而致邪遏不停，柴胡桂枝干姜汤温化宣达；误下热结阳明而少阳仍不解，柴胡芒硝汤和解通结；胸中有热，胃内邪踞，腹痛欲吐，黄连汤清上温下；误下邪陷，滞碍枢机，腹满烦惊，柴胡龙牡汤和解镇惊、扶正驱邪。规矩何其森严、贴切及灵动！是故纯恃小柴胡汤"打遍天下"，万病皆用，独缺加减，不偾事者，几稀矣！我国各地都有应用小柴胡汤化裁治愈大量感染性疾患和急危难症的报道，是辨证论治思想指导下取得的若干成果。

显然，发展中医和中医治病，万万不能"急功近利"，盖"欲速则不达"也！

## 五、日本汉方医学勃兴已崭露曙光

日本医师星野惠津夫在《所谓汉方药的不良反应》中谓，用某（未具名）汉方16个月，分别出现不良反应如感冒样症状，皮疹，口腔炎，消化道症状（纳差、呕恶、便秘、下痢、腹痛），休克前期症状，或原有症状加重，这些症状的出现，急性病在服药数十分钟后，慢性病则在一至数日后。经仔细观察，多属误治。因为往往"更方后"，以前未见症状和原有症状皆消失。是为"小柴胡汤"事件根由之生动诠释。

我国20世纪80年代初起，中医、中西医结合又进入新的发展时期，日本迅即恢复与中国交流中医学术，同中国中医研究院西苑医院共探血瘀证及其治疗等。实践反复证明：死（固定）方焉能治活病？实缘疗效迟滞或罔效而顿悟：应重新向中国学习辨证论治。日本《汉证》杂志第12卷6、7期合刊，特辑发表长篇研究蒲辅周先生临床经验文章；不断延请中国名老中医专家、教授讲学及会诊；派留学生赴中国中医院校学习，攻读学位；频繁来华参加学术会议；中日或多国合办学术研讨会，等等。其举措和意蕴实发人深省。

"辨证论治"是中医的精髓，亦即优势。日本正郑重地再拾起她。中国，怎么办？

# 从西瓜抗癌说开去

1996年初秋的一天，我院耳鼻喉科主任医师李超仁教授，告诉我一件食西瓜治愈鼻咽癌的实例。1995年夏天，一位60余岁的女患者因鼻衄及咽干口燥，在其家人陪同下来院就诊。当时检见：鼻咽部有一菜花状肿物，触之出血。诊断：鼻咽癌。其时，患者年老体弱，病已进入晚期，本人及家属均不同意手术或放化疗，遂嘱回家调理。适值炎夏，酷热难当，汗流不止，烦渴较盛，不思饮食，家人乃购西瓜，频频与食，不拘时量。自食西瓜之后不久，暑热得解，烦渴消失，鼻衄未作，食纳渐增，精神日振，鼻咽部不适减轻及至消失，眠纳二便正常。因询：西瓜何以能抗癌？

考"西瓜"，原产非洲，后来通过古丝路，经西亚、波斯（现伊朗），沿阿富汗进入新疆。五代（906~960年）时期，由新疆传入内地，成为人们颇喜欢食用之夏令果品，有"瓜果之王"的誉称。元代方夔《食西瓜》"缕缕花衫沾垂碧，痕痕丹血捣肤红，香浮笑语牙生水，凉入衣襟骨有风"之诗句，成为吟咏西瓜形象和甘凉香甜之千古绝唱。其性味甘寒，功擅清热解暑、生津止渴和通利小便。元代《日用本草》："消暑热，解烦渴，宽中下气，利小水，治血痢。"《饮膳正要》："主消渴，治心烦，解酒毒。"《丹溪心法》："治口疮甚者，用西瓜浆水徐徐饮之。"《滇南本草》："治一切痰涌气滞。"《食物本草》："疗喉痹。"《本经逢原》："能解太阳、阳明中暍及热病大渴，故有'天生白虎汤'之称。"均为后世治疗口腔炎、鼻咽炎甚至鼻咽癌提供了理论依据和临床经验。西瓜既然有如此众多的保健医疗功效，然用于温热病伤津劫液之诸"五汁"方，如《温病条辨》"五汁饮"和《重订通俗伤寒论》"五汁一枝煎"，及用于阴虚火旺的《杂病源流犀烛》"五汁膏"均未纳入西瓜，不能不说为一大憾事。

西瓜的现代研究证实，其含有大量生物活性成分，如葡萄糖、果糖、蔗糖、苹果酸、磷酸、果胶、蛋白酶、蛋白质、天门冬氨酸、瓜氨酸、谷氨酸、赖氨酸、丝氨酸、丙氨酸、缬氨酸、亮氨酸、脯氨酸、酪氨酸、胱氨酸、谷氨酰胺、苯丙胺酸、精氨酸、维生素、钙、钾、铁、镁、锌、硒、锰、铜等，营养极其丰富，可以满足人们多方面的生理功能需求，从而维持正常生命活动。我国很多地方流传着"暑天半个瓜，药物不用抓"的谚语，就是它上佳功效的真实写照。其中许多成分，都有直接间接的抗癌抑癌作用。

尤其值得一提的是，西瓜尚富含谷胱甘肽、番茄红素及胡萝卜素，皆为自由基拮抗剂，有良好之防癌抗癌功能。番茄红素比西红柿中含量高三成以上，其抗自由基活性较 β、胡萝卜素高两倍多。资料表明，番茄红素缺乏，易患胰腺癌、直肠癌、膀胱癌、前列腺癌、肺癌与子宫癌等，经常摄食，则有较好的防治作用。据晚近资料披露，西红柿经加水适量煮沸须臾，其所含维生素 C 有部分受到破坏，但番茄红素却大幅度增加。同理，为达到防癌抗癌目的，不妨改变一下西瓜吃法，即西瓜去皮后捣碎取汁，置锅中蒸数分钟再吃，有异曲同工之妙。又，余亦念及，吾国北方地区，特别是新疆地区属长日照省区，夏季每天酷热时间较长，可能番茄红素含量已经较高，故上述女患者病情出现峰回路转，虽属意料之外，但却在情理之中。再则，西瓜中化学成分很多，其中不少具有不同程度的抗癌抑癌作用，究竟是单一成分在该例中起到关键作用，还是多种成分的协同作用产生的综合效应，有待进一步研究。笔者目前倾向于后者。

西医学认定，部分（全部则证据不足）肿瘤是一类自限性疾病。国内外（国外更多）资料表明，一些人一生中在某一阶段曾患过"微小癌"，后来却"不药而愈"，肿块杳无踪迹。个别医学家推论，很多人都患过微小癌，仅仅靠机体抵抗力，即自然疗能治愈癌症，而自己始终未予察觉罢了。上述女患者究竟是自然疗能获愈，还是长期进食西瓜的结果？笔者浅见，后者可能性较大。尽管没有大量临床数据以为佐证，但她确诊为鼻咽癌后，未行手术及放化疗，仅仅食用西瓜，却是不争的事实。如前列述，西瓜中所含化学成分何其多也！就凭借那么多的化学成分，组成构思精巧的"西瓜方"，本身就是一张不折不扣的"大复方"。"食疗"功效，万万不可小觑！

笔者近 30 余年来接治大量癌症患者，食疗虽亦推崇，但对西瓜仅泛泛言之。自李超仁教授翔实介绍上述治迹后，余常刻意给患者举荐食用西瓜。因有实例，患者深信不疑，乐于食用，持之以恒，证实确有辅助治疗之良好作用。

余沉思良久，即令上述女患者鼻咽癌确系西瓜"治"愈，亦仅一珍贵之"个案"罢了，仅此而已。若将"一得之愚"，孟浪地上升为"普遍真理"，以偏概全，贻误患者，罪莫大焉！忆及昔有"盛"极一时的"鸡血疗法""卤碱疗法"等治百病；"吃茄子就能治癌症"等深刻教训，切不可肆意夸大西瓜抗癌作用，衍生出"西瓜治百病""西瓜抗癌特效"，在医林中又徒增一起令举凡有科学态度者所不齿的、令人捧腹的笑料。是故，余以为，以中西医对西瓜的古今研究成果为基础，西瓜成功治愈 1 例鼻咽癌为借鉴，将西瓜仅仅作为癌症患者的一项食疗内容，则可以提倡。

"水能载舟，亦能覆舟"。西瓜虽为有益健康之佳品，但对于脾虚胃弱、中焦虚寒者，食用西瓜又当列为禁忌，或改为"冷瓜热吃法"，且不得过量，可保无虞。笔者在享誉世界的"瓜果之乡"新疆工作瞬逾 60 载，每年接诊过度食用瓜果导致胃肠罹病者甚众，且各种年龄段皆有，其中又以老人、小孩及平素即有消化系统疾患者居多，必须引起警觉，断非杞人忧天。

教学经验

# 为中医药大学学制、师资及课程安排进一言

当下，固步自封，闭目塞听，株守一家之言，在中医界已经没有多少市场。作为我国一名首届中医六年制大学生，经 60 年医疗、教学、科研和社会实践等历练，我感慨良多。

历届党中央领导全力支持中医工作，近几年提出"守正创新"，中医事业不断发生可喜变化，成就斐然。就培养新型中医人才而言，我们已经有了众多优越条件，有相对完整的教学体系，《内经》《伤寒论》《金匮要略》《中医各家学说》与主要临床各科教材，相对完备，水平不断提高，老师们亦积累了若干教学经验，为国内外培养了大量中医人才。时代的发展，要求我们把步子迈得更大更快些，教材、教学工作均须更上一层楼。以《中医各家学说》为例，教学内容应当展示学术源流、流派、各式人物及其成就，悉数著录，亦即"亮家底"，使学生通晓诸家学术特点、临床优势，起到"聚沙成塔""集腋成裘"以厚积薄发的巨大作用。理论与临床实践的强化，应齐头并进，从而为培养出更多更好的中医英才奠定坚实基础。但教材中，诸如现代著名医家张锡纯、蒲辅周等相当多的医家缺如，幸有安徽中医学院张笑平教授，以敏锐的洞察力感悟到此缺憾当填补，与南京中医药大学徐荣庆教授诸君通力合作，历尽艰辛，广收博采写成《现代中医各家学说》，应当额手称庆。为把事情办得更加理想，经过多方考虑，再作如下建议。

## 一、恢复中医本科六年制学制

中医本科中西医课程大致为 6∶4，要培养出现代中医人才，西医课占比合理，但相形之下，中医学浩瀚渊深，所涉猎内容极为丰富，学制短了，造成很多课程只能走马观花，远远达不到培养目标。我们那时六年制都深感紧张，而今少了 1 年，中医教学课时"砍了又砍"，显而易见，影响教学质量至巨。对此，我深有体会。

我担任新疆中医药学会副会长（两届）兼学术工作委员会主任委员（三届）多年，曾负责大量《新疆中医药》杂志来稿的审改工作，前些年在审阅编纂成都中医药大学首届毕业校友论文著述巨著《医道传承录（上、下两册）》时，我深感我们那时相当重视经典，临床中虚心跟师学习，不断总结，在社会实践中（青川三个月余"灭梅"，绵阳、眉山各一月余巡回医疗）也很认真，不怕苦，不怕累，

充分发挥"一根针（针灸）""一把草（中草药）"的作用，颇有成效。真正体会到中医经典伟大，中医药（包括针灸、推拿）对临床中的很多病证有肯定疗效，党的教育方针和中医政策无比正确。

我们经历过本科六年制，后又延长半年的时间，深感有此必要。为什么今天不能恢复六年制学制？联想到我先后在教学实习中，两次跟随过的时任成都中医学院附属医院的黄德彰副院长，他可是华西协和大学八年制毕业生，又多年自学中医，可谓中西兼通的大专家，看病用中西两种观点解释病情和中药药理，简略不繁冗。足见：人才，时间（学制），是对孪生亲兄弟！

## 二、开设"中医疫病学"与"中药现代药理学"

这是顺应我国与世界卫生事业急需，当尽快编写教材，纳入教学计划。

## 三、精心安排，合理调整各科教学时数，提高教学质量

《内经》《伤寒论》《金匮要略》《中药学》《中医各家学说》与主要临床各科教学时数，如果增加1年时间，中医课时有了较大调整和增加的空间，切不可再停留在72学时"蜻蜓点水"了。

## 四、酌情举办经常性学术讲座

学校应保持高度敏锐的洞察力，对当代中医与社科或自然科学有关临界学科互渗取得的新成就，安排时间，定向组织讲座，以扩大学生知识面，有助于激发他们的创新思维。

## 五、建设一支又红又专的教师队伍

中医人才成长相当不易，教师退休制度应从实际出发研拟。愚意，只要学验俱丰，得到省内国内中医界普遍认同，身体能胜任日常工作者，征得本人同意，就可以一直工作下去。每校多几个终身教授，实属自然，亦是重用人才，显示教师队伍水平高的具体体现，一举多得。国内外高校，普遍以拥有众多高水平师资队伍而引以为荣，也因此常能吸引青年学者的注意，成为竞相争考硕士、博士的热门专业及学校。

革新鼎故，知行合一，始终是中医事业不断前进的动力！

# 试论高等医药院校"中医学"课程设置

我先后承担过西医院校、中医学院、西学中班、中医学会经典著作高级讲习班、急症提高班和写作讲习班、中医药发展战略讲座主讲任务，但最难讲的是西医院校《中医学》。

高等医学院校《中医学》课程设置，一直存在"存"与"废"两种针锋相对意见，课时一压再压，使师生在教与学时都感困难。鉴于此，愿就该课程设置、教材和教学方法等问题谈谈个人的看法，兹综合如下，提供讨论，以冀丰富医学生的知识结构。

## 一、"中医学"课程设置的必要性

是否设置"中医学"课程，是近些年来高等医药院校内颇有争议的热点问题之一。一种观点认为，世界已进入信息爆炸时代，医学业已步入研究微观分子水平，研究超微结构的亚细胞水平，而中医学则是一门古老而传统的经验科学，似无必要再行开设。另一种观点承认，中国传统医学是门重要科学，但继承研究的事应是中医院校的任务，西医院校以取消为好。

尽管如此，"不约而同"的行动还是来了，西医院校普遍打着"教改"的招牌，"心照不宣"地将"中医学"的教学内容与课时大量删减。教材系统性与完整性受到较大割裂和破坏，老师教起来非常吃力；学生学习其他功课已经很辛苦，再在这极有这限的时间内学习艰涩难懂的"中医学"，对所学内容无法消化，以致产生厌烦进而漠然的情绪。

关乎此，我曾多次借由参加全国性或国际学术会议期间，抽暇与兄弟院校有关同道交流中谈及，发现竟有如此的"不约而同"感。这确是一个带有普遍意义的重要问题。

问题衍发迄今，竟有个别院校以"从实际出发"为由，干脆完全砍掉即撤销"中医学"课程者，也有曾经取消、后又恢复开设"中医学"课者。高等医学院校"中医学"课程究竟该不该撤销？我肯定地回答是：非但不该撤销，而且要着力加强。原因如下。

### （一）"中国医药学是一个伟大的宝库"

中国传统医学是我们聪慧的祖先3000年来防病治病经验基础上升华出的、

有着迥别于西医学的较为完整的理论体系，迄今仍然有效地指导着人们防病治病，中医对许多常见病、多发病、急性病和疑难病症都有着确凿疗效。20世纪50年代中期以来，中医药在治疗疟疾、细菌性痢疾、急性肝炎、猩红热、白喉、乙型脑炎、腺病毒肺炎、钩端螺旋体病、流行性出血热、非典型肺炎和新冠肺炎等急性传染病；治疗淋病、梅毒、艾滋病、麻风和肿瘤；治疗急性阑尾炎、肠梗阻、胰腺炎和宫外孕等急腹症；治疗蛇咬伤、痔漏和骨折；以及中医基础研究和中药方剂学研究方面取得了若干突破性新进展，很多方面取得了优于西医药的佳效。针灸和推拿等非药物疗法在中医理论指导下，防病治病，立竿见影，深受欢迎。都有力地说明伟大领袖毛泽东"中国医药学是一个伟大的宝库，应当努力发掘，加以提高"的论断，是颠扑不破的真理。

### （二）国际"中医热"带给我们的反思

20世纪70年代初期，尼克松访华先遣人员、《纽约时报》资深记者詹姆斯·赖斯顿在北京突发阑尾炎，尼克松总统与随员黑格将军亲睹针刺麻醉下成功进行外科大手术，但手术后产生肠胀气，苦无理想药解除，群医束手焦急之时，经人建议针灸治疗，不到半小时满腹胀痛竟完全消失，令他们惊叹不已。回国后，尼克松总统等撰文、演讲，对中医推崇备至，震惊世界，导致新一波"中医热"和"针灸热"在世界范围内再度兴起。其原因是：由于西医学对一些疑难病症束手无策，而中医治疗效果卓著；化学合成药物引发的诸如中毒、过敏、致畸变和致癌变等可怕毒性及不良反应，使人们惊呼要"回归大自然"，乐于选择安全、经济、简便和高效的中医药治疗；现代新药研制难度大、耗资巨，而使用周期却明显缩短；细胞病理学、单一病因论相对片面，单纯依赖实验室检验报告亦未免不合时宜，而中医"证"的概念和多路多极整体调控却与现代最新医学模式合辙；各国均有不小的学习"中医热"，竞相翻译包括《内经》等经典著作在内的中医书籍。

美国在二战刚结束之时，还竭力诽谤中医"不科学"，针灸是"野蛮术"。而今美国许多州都设有中医针灸院校，针灸执业者逾万人；政府还拨出巨款声言要研究每种植物的化学成分和药理作用；美国"中华医学中心"主办了《国际中华医学杂志》；1984年7月连续3天在洛杉矶召开的"中华医学国际学术大会"有154个国家卫生部和医学界代表、10个美国和外国针灸组织、400个美国医院和医学会代表参加，可谓盛况空前。

据一位美国科学家提供的信息：全世界直接间接应用中医药、针灸的人数占世界总人口的1/3；100多个国家和地区正开展中医药、针灸和针刺麻醉临床与科研；30 多个国家成立了中医药、针灸和针刺麻醉医、教、研机构；用 10 余种文字出版的中医、针灸学术刊物达 60 种以上；联合国世界卫生组织（WHO）为协调研究传统医学，特设立"传统医学处"，下有 17 个研究中心，中国即占到 5 个。

面对世界范围的"中医热"，对中医药、针灸研究已有相当成就的东邻日本医学界呼吁"确立中国医学教育研究体制，是日本医学界的燃眉之急"，并向政府进言"国际上对中国医药学的研究日新月异，而日本却相形落后，因此充实中国医药学的基础研究，系统的建立学术研究体系，是当务之急"。日本执政的自民党于 1984 年 3 月成立"汉方振兴议员联盟"，成员均为政界显要人物，前首相中曾根康弘亲任名誉会长。他们声言：要把中医变为"东洋医学"，10 年后要中国向他们学习，语言中充满了自信，对中国则是一个重大挑战。

以上简括的罗列，清晰地提出了这样的问题：若中医真不科学，能受到"价值观念至上"的西方政界、学术界和民众的青睐么！日本和西方国家中医执业者，大多先毕业于西医院校并工作相当时间，然后开始学习中医、研究中医，从事中医工作。中华人民共和国成立后，特别是改革开放以来，来我国留学生中学习中医者，一直雄踞自然科学留学生的首位。我国是中医的发祥地即"宗主国"，在世界各国已开始热络研究、重视中医的今天，我们反而要大"砍"中医课时，甚至个别院校竟然敢于废除或曾经取消中医课程，令人费解！中医学之于中国，有如"近水楼台"，理应"先得月"？无论从哪个角度讲，开设"中医学"课程，完全有必要。

## 二、"中医学"课程教材、课时和教学方法

高等医药院校"中医学"教材的编写，讲授内容的增减，最低限度课时的确定，是应该首先解决的重要问题。如何改进教学方法，以期学生在较少的课时中，学到尽可能多的中医药知识，奠定好学习中医学的初步基础，是开设"中医学"课程的出发点和根本要求。

### （一）教材编写

对医学专业学生来说，中医史部分既要全面又要简略，特别是中医学的"世界之最"应重点介绍，以激发学生民族自豪感，增强学好中医学的信心。基础理论部分，可在全国高等医药院校统编教材《中医学》框架内适当增减，重点介绍阴阳学说及其应用，六淫、七情等学说与致病特点，八纲、气血和脏腑概念及其辨证，至于六经辨证、营卫气血辨证和三焦辨证可提纲式带过；中药方剂重点放在常用方药上；临床各科应介绍常见病、多发病和严重危害健康的疾病。同时结

合专业特点，引入中医或中西医结合最新进展，予以选材、备课和讲授。如临床医学系宜重点介绍中医治疗肝炎、呼吸系和心脑血管疾病；预防医学系除讲授一些重大疾病外，还应重点介绍中医对如矽肺、铅中毒等职业病的治疗进展。

## （二）教学课时

以每学期 18 周，每周 6 学时，两学期共 216 学时为最起码课时。现今把中医学课时一减再减，只有 72 学时（有的更低）。之所以出现中医课"教师不愿教，学生不愿学"的窘况，与课时"砍"得过多，老师教学时不得不把中医理论掐头去尾、割裂肢解，很多内容连"蜻蜓点水"也谈不上，使中医学失去系统性、完整性有很大关系。而学生，则苦于中医学从名词术语，到基本理论、临床各科，都是全新甚至艰涩难懂的概念，由于课时太少，只好囫囵吞枣，"食古不化"，结果不但学不好，反而挫伤了学习积极性。

试想，能否有人能办到，在 72 学时，甚至 144 学时内，把西医院校的解剖、组胚、生理、生化、微生物、病理生理、病理解剖、内科诊断学、外科总论，直至临床各科教材的"重要内容"，按照教材的系统性和完整性讲授完毕，让具有高中毕业文化程度但毫无医学知识的人听懂记牢？恐怕无人能办得到！

## （三）教学方法

### 1. 在开阔学生知识视野中，把"爱国主义"教育贯穿于教学始终

教学既要照顾到教材内容，又不应受其束缚。如在开讲时，首先介绍"传统医学"概念，板书罗列出世界传统医学（亚洲、阿拉伯、欧美、非洲和南美洲）五大系统，而中国传统医学则隶属于亚洲系统的第 1 分支，其下包括中医、维吾尔医、蒙医、藏医、壮医、傣医、苗医和彝医等。进而指出，世界上传统医学大部分早因西医之长足进步而消亡，仅存少数亦濒临泯灭边缘，唯独中医学仍然生机勃勃，究其原因与中医有比较系统的理论体系，治病疗效卓越有关。

学习"中医学"，重温中医的辉煌历史，古今成就，最容易激发医学生的爱国主义情怀和作为中国人的自豪感与使命感。应当因势利导，在有关重要内容的表述讲授中，加以适当与西医学的对比提示，让爱国主义思想教育在潜移默化中进行。

### 2. 重要中医基础理论概念要"言简意赅"，务令学生弄懂

"阴""阳"概念和阴阳学说，是任何学习中医者务必跨越的"鸿沟"与"深涧"，首先应当弄懂。否则，会成为学习的"拦路虎"。笔者以《素问·阴阳应象大论》"水火者，阴阳之征兆也"作为一个公式推导，进而以明亮与晦暗、温热

与寒冷、躁动与安静等进行启发式教学，举一反三，务求学生完全明白："阴阳者，天地之道也，万物之纲纪，生杀之父母""阴阳者，数之十，推之可百；数之可百，推之可千；数之可千，推之可万；万之大，不可胜数"，以致无穷。多么富于哲理，又是那么浅显明白，学生因之豁然开朗。

**3. 模拟即"比类取象"的思维方法较之神创论和巫医是一大进步**

五行学说，在一定程度上反映了事物和现象、脏腑器官间的一些内在联系。对五行学说的存、废虽有争议，但它是学习中医不可回避的内容。古贤用模拟即"比类取象"的思维方法，将将自然界纷繁复杂的万事万物，归纳为木、火、土、金、水五种基本元素即五行的属性，它们之间存在着生克制化。这在古代使医学冲破神创论的藩篱，较之巫医是一种根本质变性的飞跃。在今天，应客观看待这些基础理论，用其精华，并在大量医、教、研的实践基础上加以整理提高，甚至形成反映事物本质的新的中医基础理论架构。

**4. 强调中医"辨证论治"**

讲授临床时，要反复强调辨证论治的优越性——因人、因地、因时和因证制宜。唯其如此，治疗方才有极大针对性，疗效始佳，这是中医治病的精髓。舍此，一味追求"一个效方，统治百病"，则要堕入"废医存药"的覆辙，甚至导致中国传统医学的消亡。

重要疾病的分型论治，宜删繁就简，即只须罗列出主要类型，各型主症、主舌、主脉，便于学生记忆和掌握。否则分型过多，列证过于庞杂，学生就可能"望证兴叹"，无所适从，难于记忆，结果适得其反。

**5. 参酌"辨病论治"**

在重点讲授中医传统理论的同时，可以适当介绍一些现代科学方法（如分子生物学、中药与微量元素、免疫学、血液流变学、时间生物学、医学气象学和电镜等）研究中医学的成果，如北京的中医活血化瘀治则研究，上海中医肾和肾开窍于耳的研究，广州中医脾的研究，天津中药治疗急腹症研究，多学科研究中医的累累硕果表明，中医治病原理远比我们想象的要复杂得多，学问很深奥。限于现代科学技术，远远未达到尽善尽美的程度，例如迄今很多疾病连现代病因还弄不清楚，西医束手乏策，中医治疗即令效佳，但尚无法圆满阐明现代治病原理。介绍现代研究成果，不可内容过多过详，否则喧宾夺主，冲淡中医学内容。

重点讲授的疾病中，除辨证论治外，还可以重点介绍一些行之有效的单验方和针灸推拿治疗方法，供学生"现炒现卖"，或毕业后随时查阅及使用。

**6. 少而精，慢节奏，多重复，勤小结，不断强化学生记忆**

中医名词术语古奥难懂，对医学生来说，是陌生而全新的概念，教学进度不宜太快，太快"欲速则不达"。这是既往中医教学收效不大的原因之一。教学内容定位宜少而精，基本概念宜多板书，讲授节奏应慢，后续教学内容涉及前面的中医名词术语和基础理论再扼要复述讲解和对比。每个单元讲毕进行小结时，再扼要复述讲解本单元，甚至有关的前面所学重要内容，必要时辅以提问或小测验，了解学生掌握情况，并经常征询学生意见，不断改进教学方法。这样，多次反复地讲解，不断强化学生记忆，久之则"读书百遍，其义自见"，就会产生"熟读唐诗三百首，不会吟诗也会吟"的"天然"效应。

### 7. 加强直观教学和教学见习

上课时，常配以直观教学，如舌苔图谱、中药标本和针灸经络穴位挂图，能够帮助学生增强记忆，应予采纳并逐渐充实、完善。如将教学时正生长旺盛的马齿苋、蒲公英、车前子、萹蓄、槐花、红柳（西河柳）、香菜、索索葡萄、桑叶、菊花、小蓟、大蓟等采撷后带至课堂，介绍其性味、功效和临床应用，学生们会辨认，记得牢，用得上，学习热情明显提高。

中医临床课授毕，辅以若干次见习，了解中医看病的程序及如何进行临床思维；针灸部分结束后辅以 2~4 次见习，从持针扎缚得很紧的纸或布团，锻炼进针与运（行）针，过渡到消毒后自扎或相互扎针，体会针感与疗效，对巩固所学知识亦颇有必要。

### 8. 西医院校学生能够学好"中医学"

主讲多届医学生"中医学"课程相当部分内容以来，深刻地体会到大部分医学生愿意学好该课。多数学生课堂专注听讲、抄写笔记，课后复习用功，经常提出一些经过深思熟虑的问题。期中、期末成绩多数优秀。即使民族班学习成绩也并不差，例如预防医学系第六届民族班期末考试优秀 18 人（62.1%），良好 9 人（31%），及格 2 人（6.9%）。一些已工作的学生谈及"中医学"时，认为工作或临床中"好像多了一只眼睛"，应用中医药和针灸治疗某些疾病，提高了疗效，初步尝到了"甜头"。

但是，也必须承认，学习内容大打折扣，"热炒热卖"后，考试成绩虽然尚称满意，但少数学生经过一个暑假后，大多又"还"给老师了，令人惋惜。但是，不要紧，起码他们许多重要内容学过了，具备了自学和查找《中医学》相关内容的能力，为今后工作奠定了良好基础。

总而言之，在总结经验教训的基础上，面对现实，冷静思考，编好教材，适当增加现有课时，不断改进教学方法，"中医学"课程的教学工作就可望收到预期效果，就能培养出一批深谙古今中外医学成果的新型医科大学生。

# 中医界应掀起学习研究《黄帝内经》热潮

某日逛新华书店，发现新书架上，直挺挺地摆放着大精装本，封面底色深蓝，书名《黄帝内经章句索引》，任应秋主编，与书脊下方"人民卫生出版社"皆由庄重烫金的印刷体制版，放眼望去，很是大气，朗然，协调。书末，附正误表六页，列有 160 条左右正误内容。看得出，鸿篇巨制，工程浩大，再拆版重排版印刷，难乎其难，只能如斯，不得已而为之矣。自 1987 年以来，我的手边多了这本"大部头"工具书。

## 一、为什么购买《黄帝内经章句索引》

新疆中医药学会举办学习《内经》高级讲习班，学员多为副主任医师和高年主治医师，个别还是主任医师。我承担 6 个章节的讲课任务。特别是我担任新疆中医药学会副会长兼学术委员会主任，负责了《新疆中医药》杂志大量稿件的审阅加工工作，此书所发挥的作用实在太大了！既往，一些作者漫不经心，图方便，经常引用《内经》经文，不参看原作，而是从间接的书刊文章中照抄照引，常致错误，遗漏不少。造成"以讹传讹"者，彼彼皆是。正所谓"文章天下事，得失寸心知"，每当看到想到这种景况，可谓五味杂陈，很不是滋味。写文章，著书立说，应实事求是，一是一，二是二，要经得住推敲，经得住时间与空间的检验，对得起读者。

该书 1514 千字，1602 页，1986 年 12 月第 1 版第 1 次印刷，印刷 2050 册，每本书价 25.10 元。那时我的工资不高，两个孩子都在自费上大学。踌躇良久，一咬牙，买了。省吃俭用吧。

## 二、回忆大学阶段学习《黄帝内经》，浮光掠影，得失参半

因是首届，知道《内经》是门重要课程。教材尚无，老师自编。那时给我们上内经课的老师都是四川名老中医，李斯炽院长主讲"病机十九条"，深入浅出，引人入胜。后有医经大家吴櫂仙老师（在全国政协会上向毛主席献"子午流注环周图"）与我们讲《医经生理学》《医经病理学》，洋洋洒洒数十万言，内容太多，讲不完，把讲义发给大家，嘱咐自学。后继老师缺乏教学经验，基本上照本宣科。这是由于该专业课处于初创阶段，也是当时中西医课程穿插套排的结果。西医课程很多，内容丰富，需抓紧时间学习，因为要准备每节课老师的提问，这就

冲淡和挤占了中医课的学习时间（之后几年情况大多如斯）。中医课时偏少，严重影响教学质量，现在立即纠正，有利今后，功莫大焉。

### 三、结合临床学习《内经》，任应秋整理《内经》功高盖世

我都是挤占夜休和节假日，结合临床学习《内经》，多次穿插进行。尤其在《内经》高级讲习班上承担六个章节授课期间，我对《内经》的重要内容进行了深入学习，不断强化理解和记忆，收获颇丰。但就整部《内经》而言，尚差之远矣！

《内经》内容极其丰富，涉及众多学科，平时医教研涉猎的《内经》以外，闲置者、未开掘者尚多，这些深埋的"富矿"应当设法开发利用。渊深浩瀚，如何学习、整理、研究和应用？古代如张介宾皓首穷经，写成《类经》分门别类揲庶，未离乎以经解经；明代李念莪著《内经知要》执简驭繁，意在普及。后有乾隆甲申夏日《内经知要讲义》（石印本翻印，上海锦章书局，1955）亦是以经解经之著。道路安在？

任应秋教授学验俱丰，著作等身。他在《黄帝内经索引》前言中指出，常见引用者，往往相互抄袭，辗转讹谬，闹出不少笑话。为把《黄帝内经》研究引向深入，方便检索，他亲自担纲主编，及门弟子 11 人协编，检字 1766 个，44000余条。中医界著作如此庞大的索引，还属首创。

注：（1）任老是我尊敬的师长，他早年重庆工作，后调京，从未谋面。1975年夏初，我去西苑医院进修不久，一日在王文鼎老前辈家中，与王老谈兴正隆之际，任老赴山西巡回医疗，行前与王老辞行，经王老介绍有幸结识，寒暄须臾。

（2）1984年秋，余在长沙参加全国中医内科学会科研方法会后，应王永炎会长之邀，乘机赴京完善会议文件。夜间，得知任老不幸辞世的噩耗，巨星陨落，悲从中来。向为中医事业操劳一生功高盖世的任老致敬！特此追记。

### 四、龙伯坚先生传递东西方医学巨擘成就失真警讯

某日，在新华书店购得龙伯坚《黄帝内经概论》（上海科学技术出版社 .1984）。中华人民共和国成立后，龙伯坚先生专门从事中国医学史研究，历经 12 年夜以继日的辛劳，完成 48 卷（《素问集解》24 卷，《灵枢集解》24 卷），围绕诸如书名、成书年代，多维度考据了若干内容及其在历史上复杂甚至细微演变。

该书将《黄帝内经》与希波克拉底（公元前 460~ 公元前 355）著作进行比较：《希波克拉底文集》成书年代与《黄帝内经》差不多，其内容一如《内经》，非一人手笔，而是希氏文章汇聚其学生及其他人的著作写成，将这两部代表东西

方两大文明古国，最早最完备的医学经典文献主要内容，进行比较，是一件很有意义的事情。不信鬼神的唯物论观点，将人按解剖学观点分类，季节、环境、体质与疾病的关系，述病、论急性病、判断预后、治疗原则、疗愈机制、食疗，等等，两者有相同或类似观点，但对血液循环的发现，脉搏的观察，健康人的呼吸测定脉搏速度，疾病按五脏分类，预防思想，针刺疗法，都是希氏著作中所没有的，理论体系的完备性也不如中医。只是，希氏所讲外科，《黄帝内经》仅提及痈疽，大部分没有，希氏所讲的医师道德品行部分，《内经》中没有谈到。但是总的说来，凡希氏重要贡献，《黄帝内经》中大部分已有了。换言之可得到这样的结论，东方医学现存最早最完备的一部古典科学文献，与差不多同时代的西方医学现存最早最完备的一部古典科学文献成就相比，只有过之，而无不及。

文化传播没有国界，《希波克拉底文集》通过福斯（Castius Focs）40 年研究整理于 1595 年出版，为现存最好一部拉丁文译本，很多国家竞相翻译，有英、法、德、俄译本出版，有些国家就有好几个译本，可谓盛况空前。近些年来，中医药已走向世界进行传播，发展势头与收效良好。由于多方面原因，《黄帝内经》英文版由维斯（Ilza Vcith）翻译，1948 年出版，只译了前 34 篇，既不完备，错漏亦多；日文本曾传田中左吉卫翻译，迄今未见；《灵枢》更无外文译本。必须立即抓紧繁重的《内经》语译工作，尽快向世界推介《内经》，展示中华文化及古代中医取得的上述成就。

## 五、沿着秦伯未开创的学习研究《内经》的道路继续前进

综合前述，《内经》不愧为中国古代的"百科全书"，堪称"中医学活水源头""取之不尽，用之不竭的宝库"。

及至民国，秦伯未（1901~1970）写成《内经学讲义》（1932）、《内经病机十九条之研究》（1934）等著作。《秦氏内经学》（1934）：摘取《内经》精要原文，首次按西医学分类方法，摘编内容，分为生理学、解剖学、诊断学、治疗学、方剂学五部分，在释义中融中西医学术内涵。《内经类证》（1939）：中华人民共和国成立后不久秦氏授意，由其高徒余瀛鳌重订、编纂，共分 44 个病类，311 种病证，每一类病证均写有按语，让读者容易理解。《读内经记》（1936）：为秦氏研究《内经》札记，其中有关文字讨论 38 条，训诂研究 57 条，句读商榷 3 条。20 世纪五六十年代，秦氏将《内经知要浅解》予以通俗阐释，语译部分力求信、达、雅，而于"体会""应用"致意尤深，"浅解"多能撷取前贤论注予以补正、发挥，是书被誉为秦氏探析《内经知要》学术精髓之力作。

之所以不惜篇幅，如数家珍地征引秦老研究《黄帝内经》之若干心血之作，

旨在垂范吾辈。秦老是著名的中医泰斗、卫生部顾问，学验俱丰，研究《内经》成就斐然，他的治学精神、研究成果深值吾辈学习、继承和发扬光大。

《内经》文字古奥难懂，用当代贴切的语言语译，就显得十分必要。因于对内和对外的需要，必须将语译《内经》（包括汉语和俄、英、法、德、日、朝语等主要语种），摆上议事与工作日程，立即实施。

宏伟的中医事业，始终得到历届党中央的坚定支持，习近平主席鼓励中医，守正创新，成绩斐然。为了做好《内经》的学习、研究、整理和发扬工作，建议由国家中医药管理局主管，中国中医科学院牵头，组织国内有实力的医教研单位，成立"《内经》研究"大型科研协作组。人员一定要由学术上的精兵强将组成，制订实施计划，落实到具体单位和人员，分阶段定期检查。好的表扬、奖励，不好的应严肃问责，以保证计划的严格实施。此项大型科研课题，关系到祖国的荣誉，《内经》研究成果，对外公开发表，向全世界史学、医学、卫生、药学、科技、文化、教育、体育和考古等各有关部门及人士广泛推介。从而使《内经》在世界医学史上占据他应有的崇高地位。那时，我们就可以毫无愧色地，理直气壮地永远结束"言必称希腊"。为此，建议中医药大学中医本科恢复六年制学制，以增加《黄帝内经》《中医各家学说》和《中医疫病学》等重要学科的课时，夯实中医基础，为培养更多的"铁杆中医"，为中医事业储备更多的英才。

空谈误国，实干兴邦。千里之行，始于足下！

# 中医科研命题与设计及成果论文撰写雏见

中医学，即中国传统医药学（包括民族医药在内，下同），是中国人民的一份极其珍贵的文化遗产，它对我国人民的生存和繁衍，以及对世界医学的发展，都做出了不可磨灭的贡献。为振兴中医事业，更好地继承、整理和发扬祖国传统医学，使之真正做到"四个面向"，中医科研工作必须尽快跟上去，而这首先必须建立自身的思路与方法学。准此精神，谨对科研命题、设计及成果论文撰写，作如下设想。

## 一、准备工作

（1）全面继承，以中医经典著作引路，旁及各家学说，从源到流地全面继承。

（2）着手已故及健在名老中医学术思想、临床经验、医话和医论的收集整理工作。

（3）勤奋学习，躬身实践，善于思考，培养自己捕捉科研苗头的能力。只要做科研"有心人"，可谓"处处留心皆科研"（苗头、项目）。

（4）针对课题主攻方向或初步设想，通过系统文献回顾（即"查新"），把握该课题在国内外科研进展（包括历史和现状）及趋势，如此方能居高临下，避免重复，选准课题及主攻方向，以保证其科学性、先进性与实用性。

（5）充分评估本单位，或课题组，或本人，完成该项科研任务的技术力量、病种病例、药物供应和基础研究设备等优越条件和困难，如有困难，经过最大努力能予完成，或经过兄弟单位或他人协作可资完成。

## 二、命题要求及原则

**1. 基本要求：实践性、科学性、先进性**

（1）中医文献的整理研究，要忠实于原著，若有不同版本，应进行比较互勘，择善而从。

（2）对名老中医（包括老药工）学术思想、学术经验的整理，要不违背其初衷，切忌任意拔高或压低，要原原本本地整理。

（3）临床研究必须自始至终突出中医特点，贯彻并逐步完善病名、病因、病机、病位、证候、病性、病势、论治（包括立法、遣方和用药），与调摄一体化，即系列化原则。

（4）新颖而有普遍意义，即使是老题目，关键要有新意即独到见解，这样才能常选常新，位居前沿。

**2. 内容及原则**

（1）中医古今文献的整理研究。

（2）古代医家及近代名老中医学术思想与学术经验的整理。

（3）临床研究。

①创新性选题：指从未有人涉猎的领域，或内容包括中医药本身，或多学科研究中医药。

②改进或完善前人方法。

③重复前人方法，以论证前人经验或结论。

④某病某环节有特殊可取处，取该横断面为内容，加以报道和阐述。

⑤辨证治误及失败病例讨论分析，以期增加今后工作的预见性，减少盲目性，不断提高临床疗效。

⑥命题转移：原选课题，鉴于种种因素归于失败，但细究在某些或某个方面有突破，或有可喜苗头，即可行素材回收，撷其所需，转移命题。

⑦对有一技之长，或确在某病或某病某环节上有独到见解或经验的民间医师经验总结整理。

⑧民间祖传秘方、单验方，经临床验证疗效确凿者。

（4）老药技师（工）独到经验发掘与研究。鼓励其办学习班或带徒培养，将其炮制、加工经验全部学到手，并用文字详为记述，以资传承宏扬。

### 三、课题设计（重点指临床科研）

（1）明确主攻方向：一般说来，一项科研不可能解决所有问题，而是力争在某一两个问题上求得突破。如肾小球性肾炎，有分别主攻水肿、蛋白尿和尿毒症之别。

（2）诊断标准（病例选择）：以中医"四诊"为主要手段的症状和体征（症状、舌、脉及腹诊等）为主要依据，如果采用西医病名，则应将西医学有关检查指标附上。这丝毫无损于中医辨证论治原则，且对研究中医疗效机制有所裨益，并行不悖。

（3）疗效标准：可采用全国性中医权威学术机构讨论制定的计分法。如开题系西医诊断，可采用全国统一标准；若无全国统一标准，宜采纳大多数公认的标准。疗效一般分级为痊愈、显效、好转、无效、恶化，亦可将"痊愈"作"缓解"，其余分级称谓同上。

（4）设对照组：有条件者，最好这样做。一般可采用自身前后或中西药双盲对照，在取得疗效的基础上，可选二三个兄弟单位进行交叉验证，以提高课题成果科学性和可信性。

### 四、成果论文撰写

### （一）意义

科研成果是通过科研著作或成果论文为其主要形式体现出来的。从这个意义上说，纵然某名医满腹奇才、经验宏富，或某项科研业已取得突破性的成就，甚至有可能引起相邻学科或整个生命学科的变革，数据和结果极其鼓舞人心，但倘若这些资料仅仅记录在笔记本上，锁于抽屉，不加以提炼加工，使之系统化，条理化，整理成体现学术价值的论文及时发表，而让该项科研成果束之高阁，藏而不露，实际上导致成果不复存在。成果论文，就是借助文字总结经验，将感性认识的实践研究结果，上升到理性认识高度，获得同行专家的评审和认同，从而起到相互交流经验和推动中医学术向前发展的巨大作用。

## （二）目的

（1）向领导机关汇报。

（2）向学术界和兄弟单位、甚至向国外交流和推介，让科技成果尽快转化为生产力。

（3）繁荣学术，不埋没科研人员的劳动。

## （三）方法和要求（这里重点谈成果论文）

### 1. 题目

要求能概括课题成果的主旨即性质与内容，文字不得过长，使人有繁冗琐碎之感，亦不可过短而言不尽意，字数控制在10~14字为宜。要求做到醒目、具体、简练和准确而吸引人，但又不得大言失实或引起误解。题目应体现出工作的阶段性，如"初步观察""进一步观察""总结"等，关键词应尽量前置。内容过多，文中可设分标题，分标题数字、词性应尽可能一致。

### 2. 署名

表明责任，即作者参与科研全过程，或参与部分工作，能对有关问题负学术和道义责任，并对有关质询能做出满意的答辩。署名可以是集体，也可以是个人。但要防止将集体成果写为个人，个人成果标以集体。署名的顺序，应以所负学术责任大小和参与工作量多少为准。避免将根本未参加科研的领导或专家学者署为作者，装点门面。

### 3. 提要

与总结相类似，近年来学术界普遍将提要置于引言之前。这段文字在于介绍此项科研课题急欲解决之问题和工作简要内容与结论，便于领导机关和成果鉴定组成员在很短的时间里，即可大致了解该科研项目的梗概。

### 4. 引言

即前言、序言、导言、绪言。头一句就应简捷明快、开门见山地提出问题。要以前人的工作（历史和现状）来说明命题的目的，并有工作范围简介，阐述命题价值和意义，使读者阅后顿生欲罢不能、不忍释手之感。叙述客观，有分寸，引言须紧扣文题，严防走题，字数在4000~5000字论文者，引言300~500字为宜。引言末一般附以发自内心的谦词，如"望前辈和同道指正"等，但切忌过多、过长。

### 5. 正文

① 文章铺陈：各项内容分门别类序贯排列。

② 药名：写常用名，不可以符号代字，不乱用同音字代替，不可在一篇科研文章中将一味药前后标以两种称谓；不得将二三种药物缩写为一种。

③ 理、法、方、药要融为一体，切不可自相矛盾，对有矛盾处，不掩饰，要客观地分析造成矛盾的缘由。不可强求一致，肆意更改原始资料。

④ 疗效：既要重视总体疗效，更要着眼于个别疗效，这样有可能发现更多的有规律的东西。有关数据应做统计学处理，以说明科研结果的先进程度，即价值的大小。

"千淘万漉虽辛苦，吹尽狂沙始到金"。学术文章，文字宜直白，力避过多修饰语堆砌。"文不厌改"，当深思熟虑，反复修改删润，犹花园草木剪去多余枝蔓，反倒赏心悦目。学术文章达到如此境界，就是把"干货"径直奉献给读者，是有责任感的体现。

### 6. 讨论

指从理论上对临床实践所获之结果加以客观分析与综合，既有广度又有深度地丰富和提高对疗效结果的认识，为科研的结果—结论—问题的解决，提供理论上的依据，内容一般包括：

①从国内外治疗本病的历史和现状，对比与本课题的观点、结果的异同，说明该课题成果的先进性及可取点。

②对临床疗效原理作出富于新意的圆满解释。

③从处方、选药、病程和分型分析对疗效的影响，以说明一些共性理论或推论展望某种可能性。

④足以说明和肯定本文观点和结果的其他领域研究成果（如方药及其机制）。

⑤已显露苗头者应予肯定。

⑥科研工作中的教训，尚待解决的问题，应实事求是地在讨论中，作出充分的说明，取得主动，亦是为下一步研究工作的开展，奠定良好基础，即留下伏笔。

讨论一节允许研究者思维开阔、纵横驰骋，但必须围绕课题主旨，将正面、反面应该讲的话讲完。不过当力戒不着边际的夸夸其谈。所引证资料（论据、论证）应选取最有影响、最公允持平者。此节乃成果论文之主体部分之一，万万不可小觑。

### 7. 结语

又谓之"结论"，一般阶段性成果论文用"小结"，最后成果论文用"结语"。近年来，有人主张文首有"提要"者，可不再于文末写结语。结语主要简略回顾为完成该项科研课题所做工作，如分型、论治和疗效等，用最简明扼要的结语形式提炼出来。必要时，可附重要数据，增强论文的说服力。

### 8. 参考文献

表示作者为说明题旨以及研究工作中某一重要环节或细节，征引之正、反各方面资料。参考文献在选题前业已给予作者以启示，成文后又经反复取舍敲定，是完成科研工作必不可少者。须知，所引文献应是与论文直接有关，而且比较重要者，一般以 10~15 个为限。参考文献的作者姓名要列出，以示对原作者辛勤劳动的尊重。参考文献的书写，宜采用世界通用的温哥华格式。

论文撰就后，应加强核对，特别是临床用药及疗效要准确无误，对词不达意和言未尽意处当一一敲定，即使一个标点符号亦不能放过。历经反复核对无误，始算完成全部（或阶段性）科研工作。

注：本文系受中华中医药学会内科学会主任委员王永炎院士之邀，为 1984 年在长沙召开的全国中医内科科研方法研讨会所撰学术文件《中医内科科研命题、设计及成果论文撰写初步设想》。大会宣读，提供讨论。发表时改为现在的题目，个别内容有订正与调整。